Health Education

健康教育

编著 叶本兰

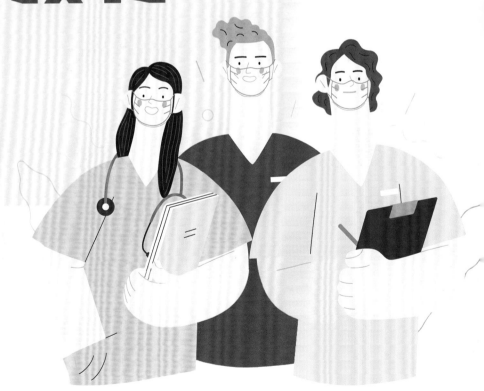

厦门大学出版社 国家一级出版社
XIAMEN UNIVERSITY PRESS 全国百佳图书出版单位

图书在版编目（CIP）数据

健康教育 / 叶本兰编著. -- 厦门：厦门大学出版社，2023.11

ISBN 978-7-5615-8892-5

Ⅰ．①健… Ⅱ．①叶… Ⅲ．①健康教育 Ⅳ．①R193

中国版本图书馆CIP数据核字(2022)第240632号

出 版 人　郑文礼

责任编辑　睦　蔚　黄雅君

美术编辑　张雨秋

技术编辑　许克华

出版发行　厦门大学出版社

社　　址　厦门市软件园二期望海路 39 号

邮政编码　361008

总　　机　0592-2181111　0592-2181406(传真)

营销中心　0592-2184458　0592-2181365

网　　址　http://www.xmupress.com

邮　　箱　xmup@xmupress.com

印　　刷　厦门市竞成印刷有限公司

开本　　787 mm×1 092 mm　1/16

印张　　22

插页　　1

字数　　430 千字

版次　　2023 年 11 月第 1 版

印次　　2023 年 11 月第 1 次印刷

定价　　68.00 元

厦门大学出版社
微信二维码

厦门大学出版社
微博二维码

前　言

习近平总书记强调"把人民健康放在优先发展的战略地位",因为"没有全民健康,就没有全面小康"。而全民健康仅仅靠医学院的教育、靠医生做保障,是远远不够的。而且,医学教育与健康教育是两个不同的范畴,健康教育的目的是保持健康不生病,是预防疾病;而医学的对象恰恰是疾病,不健康了、得病了才需要治病。在现行的条件下,人们在未病时除了体检一般不去医院,因此,维护健康的重任往往落在每个人自己的肩上。可见,健康教育对每一个人都是非常重要的,在全面建成小康社会的当前具有实际应用意义。

《健康教育》正是在"全民健康"的背景下,为满足普通高等院校进行健康教育的需要而编写的教材。全书分为四篇:第一篇以"健康的理念"为主题,介绍对健康与亚健康的认识、健康的评价标准、影响健康的因素;第二篇以"健康的身体"为主题,介绍人体各系统的功能与常见疾病的预防;第三篇以"健康的心理"为主题,介绍心理健康、心理与生理之间的关系,以及常见心理不健康的预防;第四篇以"健康的生活"为主题,介绍健康的生活方式及其管理。

本书的特点是在理念上"以人为本",将"人"作为一个整体,以生理学与心理学相关知识为核心,介绍正常人体的功能、常见疾病的预防,并对维护个人的身心健康进行指导。全书图文并茂,文字精练,逻辑清晰,参考了许多专家编写的专业论著,具有较强的可读性与实用性。在此,向本书参考和引用的著作及其作者致以诚挚的感谢！由于时间和水平有限,本书难免存在错漏之处,恳请广大读者批评、指正！

叶本兰

2023 年 2 月

目　录

第一篇　健康的理念

第二篇　健康的身体

第三篇　健康的心理

第四篇　健康的生活

健康的理念

习近平总书记强调"把人民健康放在优先发展的战略地位",因为"没有全民健康,就没有全面小康"。而全民健康仅仅靠医学院的教育、靠医生做保障,是远远不够的。而且,医学教育与健康教育是两个不同的范畴,健康教育的目的是保持健康不生病,是预防疾病;而医学的对象恰恰是疾病,不健康了、得病了才需要治病。在现行的条件下,人们在未病时除了体检一般不去医院,因此,维护健康的重任往往落在每个人自己的肩上。可见,健康教育对每一个人都是非常重要的,在全面建成小康社会的当前具有实际应用意义。

第一章

对健康的认识

第一节　健康的概念

一、健康的含义

关于"健康"，世界卫生组织（World Health Organization，WHO）将其描述为："健康的个体和群体能满足其生存的期望，能适应各种环境的改变。健康是生活的来源，而不是生活的目的。健康是从解剖、生理和心理相结合的状态出发来考虑的，能发挥自己在家庭、单位和社会中的价值；能处理来自生理、生物、心理和社会各方面的应激；能避免各种疾病的危险和过早死亡。健康是人类与物理、生物和社会环境的平衡；是各种功能活动的和谐。"一个健康的人，首先要各器官各系统发育良好，功能正常，体格健壮，精力充沛，同时还要有良好的劳动效能，与社会和谐相处并具有处理各种危险因素及应激的能力，具体包括体魄健全、精力充沛、处事乐观、应变力强、能吃能睡、体重适当、眼睛明亮、牙齿整洁、头发光亮、走路轻松等。健康是动态的，不同年龄段可以有不同的要求；健康是相对的，从健康到不健康有许多移行的过程。《辞海》（网络版）中提出：人的精神状态、自我调节和社会适应能力是健康的基础。可见，健康是指个体在社会环境生存过程中保持着一种良好的身心状态。

二、对健康的认识过程

（一）现代人们对健康的认知

人们对健康的认知有一个过程，随着社会的进步以及科学技术的发展，人们对健康的认识也越来越全面。

早期对健康的认识主要集中在身体的功能方面，健康被视为人的身体处于正常功能的一种状态。当这种正常的功能状态被破坏后,人体感受到了各种不适的症状,就是机体"生病"了。因此,传统的健康观是"无病即健康",往往简单地认为健康就是没有身体疾病。这是一种把人体视作一个生物个体,基于解剖、生理角度的对健康的粗浅的认识。与这种认识相对应的是对"疾病"的认识,认为疾病就是身体功能的异常,医学的任务就是纠正这种身体功能的异常。这种局限于人体各系统生理功能的认知模式,后来被称为"生物-医学模式"。

随着社会的进步以及医学的发展,人们认识到人的社会属性与个体的生物属性有着密切的关系,人的心理状态对身体的功能也有显著的影响,甚至人们所处的社会环境也会对人体产生重大影响,这种认知模式被称为"生物-心理-社会医学模式"。基于这种模式,对健康的认识转变为:"健康"不仅指一个人身体没有出现疾病或虚弱现象,更是指一个人生理上、心理上和社会上的完好状态。换言之,健康包括两个方面的内容:一方面,机体的各系统、脏器无疾病,且身体形态发育良好,体形匀称,人体各系统的生理功能良好,身体活动能力和劳动能力较好;另一方面,机体对疾病的抵抗能力较强,能够适应环境变化,对各种生理刺激、心理刺激等因素有良好的抵抗力。因此,健康包括身体健康和心理健康。

世界卫生组织(WHO)于1946年6月22日在纽约举办世界卫生大会,61个国家共同签署的《世界卫生组织组织法》序言中这样描述健康:健康不仅是消除疾病或虚弱,还是体格、精神与社会之完全健康的状态。1948年,WHO提出了一个目标更高的定义,描述健康为一种"生理的、心理的和社会的幸福安宁状态,而不只是没有疾病或身体虚弱而已"。这个提法将健康与社会联系起来,而不仅仅是身体上没有疾病和虚弱,因为在理论上有一些新颖而受到当时一些人的欢迎,但也因为其表达模糊,内容过于宽泛,不易被解释和衡量等而遭受批评。批评者认为这个定义意境过高且不切实际,而且健康非静止的状态,个体难以达到全面的幸福安宁的状态。健康状态是随个人所处的内、外环境而变动的,具有不停适应、调整的能力,并朝向更完美的境界靠拢,因此,难以对健康下一个确切定义。此外,因个人环境、背景不同,故对不同的人来说,健康的意义也不同。因此,之后的很长一段时间内,这个定义被认为是一个不切实际的理想描述而被搁置,大多数关于健康的讨论依然回到了实用性较强的"生物-医学模式"的范畴。

随着动态的、发展的认识观的进一步深入,人们理解到,"健康"如同"疾病"一样都是一种状态转变,是一个动态的过程,而不是一种固定的状态,因此,1984年WHO进一步修订了"健康"的定义:个人或群体能够实现愿望、满足需求以及改变或应对环境的程度。因此,健康包括身体健康、心理健康、心灵健康、社会健康、智力健康、道德健康、环境健康等多个方面的内容,这几个方面还综合反映了一个人处理压力、获得技能、维持人际关系等的能力。所以,健康被认为是日常生活的资源,而不是生活的目标。这个概念具有积极的意义,包含了保持稳态和从伤害中恢复的能力,强调了社会和个人资源以及身体能力。这也为健康的教育与指导、学习与提升等方面提供了更多的可行性。

(二)传统中医理论中的健康概念

在中国,人们对健康的认识历史悠久,并在预防疾病、维护健康方面有着广泛且相对深入的认识。先人们将这些认识不断地深入,并逐渐形成了一套相对完整的理论体系,成为中国传统医学中的一个重要部分,也是中华传统文化的一部分。

《黄帝内经》在开篇部分《素问·上古天真论》中即明确地阐述了健康的概念,认为一个健康的人必须在天时、人事、精神方面保持适当的、有层次的协调。按照《黄帝内经》的观点,我们通常所说的"健康人"只能算是"常人",而一个真正健康的人,应该符合以下三个条件:

(1)合天时:"处天地之和,从八风之理""法于阴阳,和于术数"。

(2)合人事:"适嗜欲于世俗之间,无恚嗔之心,行不欲离于世,被服章,举不欲观于俗,外不劳形于事,内无思想之患,以恬愉为务,以自得为功"。

(3)养肾惜精:"志闲而少欲,心安而不惧,形劳而不倦""恬淡虚无,真气从之,精神内守,病安从来"。

由此可见,中国传统医学通过长期的医学与文化的积累,在天时、地理、物候、阴阳、五行等自然科学和哲学理论基础等方面融会贯通,形成了高度科学的医学与健康体系。千百年来,中国传统医学一直在为中华民族的健康保驾护航,人们基于此而形成了养生、保健的良好健康传统与社会文化。2019年由新型冠状病毒引起的全世界广泛传播的疫情,让人们普遍加强了对健康的重视。而且,在中国全民脱贫奔小康的时代背景下,健康教育更加突显出非常重要的现实意义,"没有全民的健康,就没有全民的小康"。因此,进行全民健康教育具有非常重要的意义,这也是笔者编撰本书的目的。

第二节　评价健康的标准

由于健康描述的是个体在社会环境生存过程中保持的一种良好的身心状态,因此,评价个体健康与否的标准至少应该包括生理健康与心理健康两个方面。

一、生理健康

人们通常所说的生理健康是指身体发育正常没有残障,且机体的各个系统、器官没有疾病,这是健康最明显的一个方面。

(一)身体发育正常

个体发育是否正常需要从胚胎时期开始关注。因此,孕妇需要定期到医院进行检查,以便及时了解胎儿的发育情况,根据胎儿的发育情况调整自己的饮食,以便合理地为胎儿提供生长发育所需的营养素。

婴儿出生后,各个年龄阶段的生长发育速度是不一样的。在婴儿期,需关注的发育指标主要包括:

(1)体重:体重的增长是骨骼发育的重要指标之一。新生儿期会有暂时性的生理性体重减轻现象,出生后 1 周至 10 天可恢复到出生时的水平,之后体重以每天 30 g 的速度迅速增长。如果每天增长速度低于 20 g 则需分析母乳是否不足。

(2)身长:婴儿出生时身长一般在 50 cm 左右,出生后的前 3 个月增长较快,满月时可增加 5~6 cm。身长的增长速度比体重的增长慢一些。

(3)头围、胸围:头围的大小可在一定程度上反映脑与颅骨的发育程度。婴儿刚刚出生时头围一般为 34 cm 左右,出生后的半年内头部发育较快,头围可增加 8~10 cm,一周岁时可增加 11~12 cm。但是,婴儿的头颅增长并非越大越好,头部过大或过小都要及时到医院进行检查,以便尽早发现异常情况并及时纠正。此外,对婴幼儿还需关注其囟门闭合的情况。周岁以内的婴儿由于其头盖骨尚未发育好,头部各块骨头之间尚有裂缝,在头顶部前中央的地方有一块菱形间隙,此为前囟;在顶骨和枕骨交接处的间隙称为后囟。后囟一般在出生时已经闭合,最晚在出生后 2~4 个月闭合;而前囟在婴儿出生后数月才随着头颅的生长而逐渐闭合,其闭合的情况在一定程度上反映了颅骨的骨化过程。因此,前囟闭合过早或过晚都是不正常的现象。

(4)胸围:胸围可反映婴儿胸廓生长发育的情况。

(5)视觉、听觉:随着时间的增长,婴儿能逐渐对周围活动的物体和大人的笑脸有所反应,对声音也开始有了初步的辨别能力,如果比同龄的孩子反应迟钝则应该及时到医院进行检查。

对于大一些的幼儿,除了关注身高、体重、头围、胸围等的发育情况外,还需注意智力发育、骨骼发育、牙齿发育等情况。对于青春期孩子,还需关注其性发育、体型体态的塑造等。

(二)器官功能正常

人体是由呼吸、循环、消化、泌尿、生殖、神经、内分泌、免疫等系统,以及由骨骼、肌肉等组成的躯体运动系统等共同构成的复杂生命体系。每个系统都由多个器官、多种不同的细胞通过复杂的结构组成。因此,人体的结构与功能以及功能的调节都非常复杂。只有当所有的器官、系统的结构与功能都维持在正常的状态时,机体才能呈现健康的状态。

定期体检可以及时发现人体器官的一些结构或功能的改变,而且当发生一些微小的病变时人往往还感受不到不适,通过体检有可能发现。随着检测技术的不断发展,检查微小变化的灵敏度也越来越高,可以更及时地提醒人们对出现的病变进行早期处理,更好地维持身体健康。因此,我们提倡在有条件的情况下,尽可能地按照规定进行常规体检,这是提醒人们及时维护身体健康的一个重要手段。关于人体各系统、器官的结构与功能,维持功能正常的调节机制,以及常见疾病的预防,将在第二篇中按系统进行介绍。

二、心理健康

心理健康是指一种持续且积极发展的心理状态。良好的心理状态可以引导个体在生活中以及社会活动中做出良好的适应反应,并且充分发挥其身心潜能。评价人的生理健康有特定的标准,同样,评价人的心理健康也是有标准的。但是,评价人的心理健康的标准不如评价生理健康的标准具体,而且心理健康的不同角度有不同的含义,其评价标准也有所不同,通常包括以下几个方面。

(一)智力正常

智力正常是人正常生活的最基本的心理健康条件,良好的智力水平是一切社会人学业成功、事业有成的最基本的心理基础。通常用 IQ 值来表示人的智商。

(二)情绪健康

通常情况下,情绪稳定、心情愉快是情绪健康的标志。而客观事物的变化往往会引起人们相应的情绪变化,正常人的情绪变化与其诱因相适应,产生适度的情绪变化。对一定的刺激反应过激或淡漠,都是情绪不良的状态。

（三）社会适应性好

较好的社会适应性主要包括：①具有较好的适应自然环境的能力；②能建立积极而和谐的人际关系，能适应周围的人际关系；③具有较好的处理和应对家庭、学校与社会生活的能力。

其他还包括意志标准、注意力集中、人格健全等多个方面评价指标，详细内容将在第三篇中进行介绍。

第三节 影响健康的因素

由于个体的生长经历了精子和卵子组成受精卵，受精卵分裂分化成胚胎，胚胎发育成完整的个体并出生，个体在长辈的抚养下长大并在社会环境中成熟，因此，遗传因素、抚养方式、环境因素、生活方式等都会影响个体的健康状况。此外，当机体受到疾病侵害时，是否能够得到及时的、有效的救治，也直接影响其康复的情况，从而对其后续的健康水平起到决定性的影响。

一、生物遗传因素

个体的生长与遗传因素关系密切，但是，不同指标与遗传的密切程度有所不同。例如，种族的遗传特征是非常明显的，包括肤色、发色、眼色、发质、鼻型等；有些遗传倾向较为明显，包括长相、常染色体显性遗传病等；有些遗传倾向会受到其他因素的影响，如身高、体重受父母基因的影响，但后天抚养过程中的营养与锻炼对身高、体重也有明显的影响；有些遗传因素对个体的影响明显，如糖尿病、高血压等疾病的发生有明显的家族性、遗传性，若一个人的家族中有罹患这类疾病的亲属，则其往往被称为该疾病发生的高危人群，但高危人群也并不一定都会发生该疾病，个体的生活方式与生活环境也对其有着显著的影响。这类人群通过健康教育获取相关知识来指导自己的生活与工作，可以很大程度上降低这些有遗传倾向的疾病的发病概率。

然而，依然有一部分疾病受遗传物质所控制，如先天愚型、色盲、血友病等。这类遗传性疾病的特点是先天性、终身性、家族聚集性。终身性意味着依当前的技术水平尚缺乏有效的治疗措施，一旦发生，则病情难以彻底纠正或根治，因为根本的原因在于患者自身携带致病基因，且目前尚无法修正。有些医学研究机构在这方面有一些突破，如敲除实验动物的致病基因，可获得一定的改善。但是，由于机体是一个非常复杂的系统,因此对敲除某基因后的综合作用、后续风险等方面还有很多问题需要探讨。由于遗传性疾病可在胚胎期间通过检查早期发现,因此,在怀孕期间按照规定进行产前检查,可以及时发现一些严重的遗传性疾病并终止妊娠,做到优生优育。

二、营养与生活环境因素

个体的生长离不开空气和每天摄取的营养物质。当摄取的食物在种类、质量、数量方面不能满足个体生长的需求时,便会导致营养不良,甚至引发疾病。营养物质的影响主要体现在生理功能方面,如在生长发育期缺钙会引发佝偻病,缺碘会引发甲状腺肿大,摄取不洁净食物会引发肠道细菌感染、寄生虫感染等。

同样,生长环境中的不良因素也会引起各类相应的疾病。这些不良因素包括:生物性危险因素,如细菌、真菌、病毒、寄生虫等;物理性危险因素,如噪声、振动、电离辐射等;化学性危险因素,如农药、废气、污水等。

三、社会环境因素

社会环境因素的影响比较复杂,它们的影响更多地体现在心理健康方面。这些影响因素包括个体的家庭状况、生活工作的大环境等方面的因素,如家庭关系、居住条件、工作紧张程度、经济收入、文化教育、就业状况、各类生活事件等,都有可能对个体产生影响。家庭因素,尤其是幼年时期的原生家庭的教养方式,对个体的心理健康发展影响甚大。这些因素造成的心理健康上的不良影响突出地表现为在工作、生活上不能与其他人进行较好的沟通或配合,不能良好地处理生活中发生的各种情况。

四、行为与生活方式因素

行为与生活方式因素主要是个体自身的行为、自己养成的生活习惯等,可对自身的健康状况造成影响。这些因素与其所处的社会环境有一定的关系,但是,更主要的是个体自己的选择与决定带来的影响。例如抽烟,人们都知道这是一种不良的生活习惯,但若当事人放纵自己养成抽烟的习惯,长此以往就会对自身的呼吸系统产生影响,甚至导致呼吸系统疾病;再如暴饮暴食,除了会导致肥胖而影响体型外,还可引起高血糖、高血脂、高血压等一系列健康问题。因此,这类由自身行为与生活方式引起的健康危险因素,也被称为自创性危险因素,它们与常见的慢性疾病或社会性疾病密切相关。常见的不良行为生活方式主要有吸烟、酗酒、熬夜、毒物滥用、不合理饮食、缺乏锻炼等。

五、医疗卫生服务因素

医疗卫生服务因素主要指医疗条件与卫生防疫系统。如果当地的医疗卫生服务条件好,在罹患疾病时能够得到及时、有效的治疗,则患者不仅能够较快较好地康复,也不容易遗留后遗症,对后续的身体健康影响较小甚至无影响。相反,倘若当地医疗卫生服务条件差,患病后不能得到及时有效的治疗,则患者不易康复,或者病情迁延不愈,或者发展成慢性持久性疾病,出现严重的后遗症甚至恶变,危及生命。

卫生防疫系统的建立健全对突发性、暴发性、流行性疾病的防控非常重要。2019年年末以来暴发的全球性新型冠状病毒肺炎疫情,使我们亲身体会到了在灾难性的病毒感染大流行中,卫生防疫系统所起的作用及其重要性。

第一节　亚健康的概念

　　随着人类社会的进步,生活压力增大,生活方式与环境因素的变化使得"亚健康状态"越来越受到人们的重视,甚至被称为 21 世纪人类头号大敌。资料显示,WHO 的一项全球调查结果表明,全世界人群中,真正的健康状态者仅占群体的 5% 左右,处于疾病状态者约占 20%,而剩余的 75% 均处于亚健康状态。而且,非病非健康的亚健康状态是一种处于健康与疾病之间的临界状态,很大程度上是慢性疾病的潜伏期。因此,了解亚健康及其相关的知识,以及针对亚健康群体及时实施健康管理,都是十分必要的。

一、亚健康的含义

(一)亚健康的概念

　　现代医学长期以来按照是否患有疾病,将人群分为健康人与患者两类。健康人即没有患病的人,患者是患有某种或多种疾病的人。每一种疾病都有其明确的诊断标准,符合诊断标准的人则为患者。但是,人体是一个非常庞大且复杂的组织机构,其所处的健康状态是个动态的过程,不可能简单地分割为健康与疾病两个类别。在健康和符合诊断标准的患病状态之间,有一个渐变的过程,即在健康状态与疾病状态之间有一个缓冲状态,这个中间的状态就是人们通常所说的亚健康状态。

(二)亚健康的表现

　　健康的标准是相对的,对不同年龄段有不同的要求。例如,血压为 130 mmHg 对一个 70 岁的老年人来说可以算是正常状态,但是,对一个 20 岁的年轻人来说则是偏高状态。同时,健康的状态是动态的,从健康到不健康有许多移行的过程,而不是突然从健康切换为患病。《辞海》中解释"亚健康"为"次健康状态""第三状态"。因此,亚健康状态的人可能表现出情绪低落、忧郁、烦躁、焦虑、失眠、精神不振、疲劳、乏力、活动时气短、出汗、腰酸腿疼、易感冒,甚至出现心悸、心律不齐等症状,但是,这些表现又够不上确切疾病的临床诊断标准。

亚健康是一个范围很大、种类繁多、边界模糊的集合,表现各异,人们经过归纳总结,根据亚健康状态所呈现出来的表现,将其分为以下三个类型。

1. 身体亚健康状态

身体亚健康状态主要表现为躯体不适的症状,如疲劳、乏力、活动时气短、心悸、出汗、腰酸腿疼、易感冒、疼痛、睡眠障碍等。

2. 精神亚健康状态

处于精神亚健康状态的人往往并没有明显的躯体不适症状,其主要表现为专注力和记忆力减退、情绪低落、抑郁、不安、焦虑、烦躁甚至恐惧等。

3. 人际交往亚健康状态

处于人际交往亚健康状态的人通常在独处时并没有明显的不适感,也没有明显的躯体不适症状或精神不稳定状态,但是,当其与他人交往时则出现人际交往障碍,主要表现为适应力下降,无法正确维持人际交往和社会关系。

上述这三种状态中的任何一种如果持续时间超过 3 个月,而且排除了其他疾病或诱因的影响,则可判断为身体、心理或人际交往处于亚健康状态。这些表现都达不到疾病的诊断标准,但是也不能称之为健康。事实上,近些年的研究结果表明,处于亚健康状态的人,其血液生化指标水平与健康群体的指标水平之间存在着显著差异,虽然其变化够不上疾病的诊断标准。在这些指标中,糖类、脂类代谢水平异常最为明显,极有可能发生糖类、脂类代谢紊乱,发生心血管事件的风险也比健康人更高。肝、肾功能指标水平也表现出一定程度的异常。这些异常变化使得亚健康者更容易发生心脑血管疾病、呼吸及消化系统疾病和代谢性疾病,也更容易罹患肿瘤。

二、对亚健康的认识过程

(一)国外对亚健康的认识

现代西医学是随着现代科学技术手段的发展而发展起来的,因此,很长一段时间以来,在医学领域里人们更加关注的是对疾病的诊断与治疗。随着技术水平的不断提高,对疾病的诊断精度也在不断提高,但是,对没有达到诊断标准的健康状态的甄别并没有引起足够的重视。直到 20 世纪 80 年代，一些学者在生物-心理-社会医学模式观点的基础上提出了健康与疾病之间存在着"第三状态"，并将其称为"亚健康状态"，也称为灰色状态、病前状态、亚临床期、临床前期、潜病期等。其特点是由身心不协调产生各种不良反应，包括无症状或症状感觉轻微但已有潜在的病理信息，如无明确原因的疲劳、虚弱、活力降低、对事物的兴趣下降，以及出现各种疾病的病前症状等。由此，将以解剖学、生理学、实验医学等为基础的现代西医学引入了一个新的认识阶段，在为人类健康服务的道路上迈进了一大步，也对以预防为主的新健康观赋予了更加实际的现代意义，是现代西医学领域的一个重大发展。

需要了解的是，亚健康过程有着较大的时空跨度，而人们对它的研究也还不够深入，许多问题还有待于进一步探索。而且，由于人们在年龄、免疫力、适应能力、人际关系、家庭环境、社会文化层次等方面存在较大的个体差异，因此，亚健康状态的表现也颇为错综复杂。其中，慢性疲劳综合征、神经衰弱、肥胖症、信息过剩综合征等常被认为是亚健康的典型表现。但也有学者对其持不同的观点，认为不能将其混为一谈。

1. 慢性疲劳综合征

美国最早对慢性疲劳综合征（chronic fatigue syndrome，CFS）开展研究。1988年，美国疾病预防控制中心正式命名了"慢性疲劳综合征"，并确定了其定义。1994年，由美国牵头，澳大利亚、英国等国家研究者共同组成的国际慢性疲劳综合征研究组对慢性疲劳综合征的诊断标准进行了修订，将慢性疲劳综合征定义为：经临床评定的、不能解释的、持续或反复发作的 6 个月或更长时间的慢性疲劳。并且，该疲劳是新发的或有明确的开始的、经休息后不能明显得到缓解，而且导致了工作、学习、社交或个人活动能力较以前明显下降。有些学者认为，亚健康与慢性疲劳综合征是需要区别开来的不同概念；而有些学者则认为没有必要将其区别开来，因为它们都是以慢性疲劳为主要特征的一组躯体、心理症状的表现。

慢性疲劳综合征的诊断标准为：

（1）通过临床评定的不能解释的、持续或反复发作的慢性疲劳，这种疲劳是非先天性的，是新发的或有明确的发病时间，但不是由当前正在从事的劳动引起的；经过休息不能明显缓解；当事人的学习能力、职业能力、社交能力及个人生活等方面较之前显著降低。

（2）在疲劳症状出现的同时或者之后，在以下症状中同时出现 4 项或更多，且所出现的症状至少连续 6 个月持续存在或反复发作：①短期记忆力或集中注意力明显下降；②睡眠后不能恢复精力；③头痛，但发作类型、方式及严重程度与以往不同；④咽痛；⑤肌肉疼痛；⑥多处关节疼痛，但不伴有红肿；⑦颈部或腋下淋巴结肿大；⑧运动后不适持续超过 24 小时。

2. 神经衰弱

神经衰弱是指一种神经系统虚弱而无器质性损害的功能性障碍。一般认为,该状态的出现与当事人的个体素质和人格有非常密切的关系。人际关系与工作生活环境过度紧张、长期的心理冲突与精神创伤引起的负性情感体验等不良的社会与心理因素是引起神经衰弱的主要原因。主要表现为情绪不良、肌肉紧张性疼痛、睡眠障碍三个方面。

3. 肥胖症

肥胖早期属于亚健康状态。发生年龄越小、肥胖史越长的肥胖者在成年后发生糖尿病、高脂血症、高血压、冠状动脉粥样硬化性心脏病(冠心病)的可能性也越大。欧美发达国家儿童肥胖率为 6%~15%,我国的儿童肥胖率也逐年增加。有资料显示,自 1990 年起,上海市大、中、小学生的肥胖率以平均每年 0.78% 的速率递增。这是一个非常严峻的状况,提醒我们应该加强健康教育,控制青少年肥胖的水平与比例。

4. 信息过剩综合征

信息过剩综合征是指大脑长期大量接受和处理信息而导致大脑皮层活动抑制所致的各种病症的总称,其表现因人而异,通常分为以下几种类型:

(1)信息干扰:大脑中可能同时储存着大量的同类信息,但是,大脑对各种信息虽然接触多却不善于分析和处理,引起思绪混乱、判断力下降、行动犹豫不决、言语迟疑,并可伴有心慌、多疑、易怒、冷漠等现象。

(2)信息消化不良:大量信息在短时间内输入大脑而来不及消化,久而久之则会出现头昏脑涨、注意力分散、烦躁不安、思维和判断能力下降、忧虑恍惚、精神抑郁、偏头痛,以及神经性呕吐、厌食等消化系统功能紊乱,还可导致心跳加快、心律不齐、血压升高,甚至紧张性休克等。

(3)信息恐惧:知识更新过快使得人们被动地拼命学习新的知识,有些人因此而顾虑重重、失眠健忘、惶恐不安、食欲不振、心悸气短,甚至会消极地躲避学习。国际劳工组织曾发表一份报告,揭示在英国和美国,由于新技术的应用加剧了工作场所的竞争,因此工人的压力不断增大,一些工人甚至出现多种精神健康问题,其中约 10% 的工人因信息过量而情绪低落。该报告还指出过快的技术革命使得英、美等发达国家的工人的工作压力与信息技术革命紧密相关,不少工人患有与工作有关的精神健康问题或有严重的情绪低落问题。

(二)中国传统医学对亚健康的认识

中国传统医学对亚健康的认识比现代医学对亚健康的认识要早得多。在 2000 多年前的《黄帝内经》中已明确地提出了"治未病"的原则,其含义与当今的纠正亚健康完全一致,只是使用了不同的词语表述而已。千百年来,中国普通民众中也广泛地流传着养身保健的健康文化。

当代不少中医学者也在不断地研究和更新亚健康的评价方法或诊断标准。2007年,中华中医药学会发布了《亚健康中医临床指南》,从中医的角度对亚健康的概念、常见临床表现、诊断标准等进行了明确描述,产生了较为广泛的影响。《亚健康中医临床指南》指出:亚健康是指人体处于健康和疾病之间的一种状态。处于亚健康状态者,不能达到健康的标准,表现为一定时间内的活力降低、功能和适应能力减退的症状,但不符合现代医学有关疾病的临床或亚临床诊断标准。

传统的中医用四诊八纲方法和理论来描述健康状态的偏离度。其中,以阴阳为总纲,以八纲(阴、阳、表、里、寒、热、虚、实)为辨证施治的核心,由阴阳、表里、寒热、虚实组成四对纲领。在此基础上,通过证候分类和病因分证,确立治疗的立法和方药的选择。由此通过理法方药进行调整,对亚健康实施纠偏调理。

《中医药通报》刊登了一篇题为"亚健康状态的中医辨识探析"的文章,对亚健康状态从虚实、寒热、过敏三个方面进行讨论,根据八纲辨证和脏腑辨证理论,总结出了15种亚健康状态,主要包括气虚、血虚、津亏、精虚、气滞、血瘀、痰湿、风寒、寒湿、虚寒、风热、脏热(包括肺热、肝火、心火、胃火、大肠火)、湿热(包括脾胃湿热、肝胆湿热、大肠湿热、膀胱湿热、湿热痹症)、虚热、过敏。文章中详细地介绍了具体的辨识方法,总结出亚健康状态多为机体气血运行不畅、阴阳失调、脏腑功能出现障碍所致。亚健康状态的中医辨识充分体现了中医强调的"未病先防""既病防变"的治未病思想的理论精髓。

(三)认识亚健康的重要性

亚健康状态是处于健康与疾病之间的临界状态,而且是在不断变化发展的,既可向健康状态转化,也可向疾病状态转化。而其究竟向哪方面转化,取决于个体的自我保健措施和机体自身的免疫力水平。通常情况下,向疾病状态转化是亚健康状态的自发过程,亚健康在很大程度上是慢性疾病的潜伏期。而促进亚健康向健康状态转化则需要采取自觉的防范措施,加强自我保健,包括合理调整膳食结构、改善生活方式等。因此,正确地认识到亚健康的重要性,对促进健康、预防疾病是非常重要的。

亚健康状态在经济发达、社会竞争激烈的国家和地区的人群中普遍存在,处于亚健康状态的人数一直呈上升趋势。有关的文献资料显示,过度疲劳的症状与因素有27种,有其中7项以上者为过度疲劳的高危者,有10项以上者则随时可能发生过劳死。"过劳死"一词最早出现于日本20世纪70—80年代的经济繁荣时期,它被定义为:由过度的工作负担(诱因)导致高血压等基础性疾病恶化,进而引发脑血管或心血管疾病等急性循环器官障碍,使患者陷入死亡状态。过劳死的主要原因是工作节奏加快,精神压力增大,长期超负荷工作,超过人的体力、脑力所能承受的限度,积劳成疾。因此,过劳死原本并不是一个医学病名,而属于社会医学范畴。日本有关疲劳的专题调查研究表明,感到"非常疲劳"的人比例高达60%,其中,工作量大、家务重、精神紧张者占44%,且有不少人说不出原因。另一项对13000名在职员工的调查证实,上班族的疲劳感似乎更强烈,72%的上班族表示一上班就觉得十分疲劳,75%的上班族常感到精力不支或头疼、头晕,其主要原因是"人际关系紧张"、"晋升太慢"或"要学习的东西太多"等。社会学家认为,一个民族过分疲劳会影响其国力。他们强调,日本的自杀率、离婚率和暴力犯罪率居高不下与民众普遍又持续的疲劳感相关。

中国的亚健康问题也不容乐观。有关资料显示,中国处于亚健康状态的人数已达全国总人口的一半以上。中年人是亚健康的高发人群,而中年人还是生产的主力军,是家庭的脊梁,是社会的支柱。由此可见,亚健康问题是涉及民生和国力的大事情。

亚健康概念的提出是现代人注重健康、重视在疾病前防范其发生及发展的健康新思维的充分体现,已成为医学界研究的热点之一。虽然亚健康的症状表现是医学领域的问题,但从整体看,它与社会环境、经济文化、心理因素及自身体质密不可分。因此,关注健康与亚健康问题,对人民生活水平的提高和国家、社会的经济发展有着极其深远的影响。近年来,我国十分关注全民健康,关注健康中国建设,多次从战略全局的高度予以通盘考虑、精心谋划。《中国共产党第十八届中央委员会第五次全体会议公报》的发布,标志着"健康中国建设"正式上升为国家战略。而《"健康中国2030"规划纲要》的发布则标志着健康中国建设正式进入实施阶段,健康促进工作引起党中央、国务院的高度重视。《健康中国行动(2019—2030年)》的出台则将健康促进工作细化为15项重大专项行动。

第二节　亚健康的形成因素

健康与亚健康是处于变化发展中的,对不同年龄段的人群有不同的要求。健康与亚健康是相对的,从健康到亚健康有许多移行的过程,也受许多因素的影响。

一、亚健康产生的原因

从中医的整体观来看,亚健康状态是在先天禀赋和后天获得的基础上形成的个体固有的特性,是人与自然、社会关系失调的结果。因此,造成亚健康的因素主要有两个方面:一方面,饮食不合理、缺乏运动、作息不规律、睡眠不足、精神紧张、心理压力大、长期情绪不良等可导致亚健康状态;另一方面,现代的快节奏社会生活,繁多的社会信息刺激,可使人的交感神经长期处于亢奋状态而导致自主神经系统功能失调,进而引起亚健康状态。但目前医学界的认识并不完全一致,多数专家认为以下几个方面是造成亚健康状态的主要原因。

(一)社会环境因素

由于当前经济快速发展,人们的工作、生活节奏明显加快,社会竞争日益激烈,生活的日益复杂化和多变性等社会环境因素的影响使得人们长期生活在精神紧张之中,处于高压环境之下,久而久之,就会对身心产生负面影响,容易引起心理失衡。如果这种现象得不到及时调整与纠偏,则会导致亚健康,严重时甚至会引起疾病。

(二)不合理的饮食结构

在当前生活快节奏的状态下,尤其是外卖十分便捷的新生活方式的引导下,人们,尤其是现在的年轻人在饮食上已经发生了显著的变化,高盐、高热量、高脂肪饮食习惯导致高血糖、高血脂、高血黏度、高血压、体重超标者日益增多,且日益年轻化。有些人因为压力过大而以美食解压,过多进食;还有些人为了追求时尚,追求美而不适当地节食减肥,进而引起营养摄入不足或搭配不当……这些都会导致身体健康出现问题。另外,加工食品中的添加剂过多、人工饲养家禽的饲料添加剂过多等问题,最终也会转嫁到消费者身上,影响消费者的身体健康。

(三)不健康的生活方式

不健康的生活方式包括缺乏运动、吸烟、酗酒、熬夜等不良生活方式,不规律的就餐节奏,不科学的饮食方式,节食、偏食、暴饮暴食等不良饮食习惯,长期伏案的单一身体姿势,长期从事高强度的工作,长期处于精神紧张的状态,滥用保健品等,这些也是导致亚健康的主要原因。当前,很多年轻人熬夜成瘾,作息严重不规律,睡眠严重不足,这些也是影响健康的常见因素。

(四)环境污染

随着科技进步、工业发展等,环境污染日趋严重,包括大气污染、噪声污染、水污染、光污染、磁污染等,均可导致人们的亚健康状态。

此外,个体的体质差异、遗传等因素,如不良情绪与性格、人体衰老、手术恢复期、遗传病等对亚健康的形成也起到非常重要的作用。

二、亚健康的研究进展

由于群体的亚健康状态会给个人和社会带来很大的负面影响,因此,自从 20 世纪 80 年代亚健康的概念被提出来之后,国际上就开始对亚健康状态进行研究,并将其普遍视作"关心人类身心运动"的重要部分。很多国家对其进行动态追踪,积极关注。其中,西方国家对亚健康问题的研究较多地应用现代科技手段从现代医学领域查找原因,在细菌感染、免疫系统抑制、内分泌代谢失调等方面的探索较多。但是,由于亚健康状态涉及医学、心理学、社会学、哲学等多个学科,而且其对社会、经济的稳定与发展影响重大,因此,过于局限于应用新技术探讨机体的功能,会轻视亚健康问题形成的社会心理、环境因素和生活方式因素的影响,从而在制订干预对策上过于强调单纯的医学手段治疗而难以达到理想的效果。近年来,对亚健康状态的研究已经逐渐成为一个多学科交叉的前沿的、综合性的有关人类健康的领域,并受到整个社会的广泛关注。但是,相对于有关健康的其他领域的研究,亚健康问题的研究尚在起步阶段,还面临着不少需要进一步探索的问题,其中最突出的问题有以下几点。

(一)导致亚健康状态的确切机制尚需探讨

许多因素都可以诱发亚健康状态,但是,它们的诱导机制涉及多方面,且相互之间的关联复杂。例如,对于与亚健康状态相关的慢性疲劳综合征的成因有多种解释,有研究者认为与病毒感染有关,但是都未能找到确切的致病因子加以证实;有研究者认为与内分泌系统功能、免疫系统功能失调有关。

(二)标准未统一

由于亚健康状态的类型繁多,表现各异,因此对其进行准确判断比较困难。例如,对于慢性疲劳综合征,美国、澳大利亚、英国、日本先后制订了诊断标准,但是,各国的诊断标准有一定的区别。如美国的诊断标准认为只要日常活动减少一半以上即可确诊为慢性疲劳综合征,而英国和澳大利亚的诊断标准则强调必须是严重的疲劳才能确诊为慢性疲劳综合征;其他诊断方面也存在着许多分歧。国内也缺乏明确的诊断标准。

(三)治疗上缺乏针对性

亚健康状态会严重影响患者的生命质量。由于导致亚健康状态的原因一直未能彻底阐明,因此在制订治疗方案时也缺乏针对性,目前较多地采用对症治疗的手段。例如,睡眠不良的人可运用安眠药来缓解症状,但是,这不能从根本上解决问题,长期服药还会发生不良反应。在传统医学领域,虽然人们结合表、里、寒、热、虚、实、阴、阳八纲辨证和脏腑辨证的相关理论建立了亚健康状态的中医辨识理论体系,帮助人们鉴别和管理自己的健康状态,取得了很好的成效,但是,这套体系目前应用的范围有限,有待进一步发展和推广。

三、亚健康的管理对策

对全民进行亚健康的健康管理,使广大民众充分了解亚健康的表现、影响因素以及预防措施,提高民众对身体健康的自我管理意识与能力,对提高整个国家国民的身体素质、促进国家的经济发展是非常重要的。在健康管理过程中,需要始终坚持以人民的健康为中心,倡导科学的生活方式,通过多种方式对亚健康群体实施有效的健康管理对策,重视以预防为主的干预手段,促使亚健康状态向健康状态转化。

(一)进行健康宣教

进行健康宣教是提高广大民众对亚健康的认知水平的有效途径。由于亚健康状态缺乏明显的临床表现和异常体征,而且目前还没有统一的特异性检测手段,加上人们对亚健康的认知不够,因此人们很容易忽略自身的亚健康状态问题而错过行之有效的健康调整阶段,放任亚健康状态最终恶化为疾病状态,给个人带来痛苦与经济损失,给社会带来负担。所以,通过进行亚健康知识的教育与宣传,可提高整个社会对亚健康状态的认识和了解,使人们自觉地对不健康行为进行自我调整,将大多数疾病状态阻断在萌芽状态。

(二)建立健康信息检测系统

建立、健全针对全社会民众的健康信息监测系统,对全社会民众的健康状况进行检测与分类管理,可以更加有效地对亚健康群体进行健康干预与指导,实现目标性管理。然而,全面地建立社会民众的健康信息检测系统是一项十分庞大的工作,需要有关部门竭诚协作与支持。具体需要采取的综合措施包括定期的健康体检、系统的综合问卷调查、定期回访等多种形式,逐步建立并完善民众的个人健康档案信息库,并对影响健康的相关危险因素进行及时的分析汇总,掌握个体健康状态的动态变化;并根据不同的群体及常见病的流行趋势,有针对性地开展健康教育与健康咨询活动,提高民众对亚健康的认知水平,以及对疾病的预防干预能力,从而促进整个社会健康状况的提升。

(三)针对亚健康成因实施健康管理措施

影响健康的因素种类繁多、类别广泛,因此针对亚健康成因所实施的健康管理措施也各不相同。以下几个方面的措施需要特别重视。

1. 加强心理建设

亚健康与心理失衡有着密切的关系,保持健康良好的心理状态,不断提高心理素质对身体健康有良好的作用。因此,针对心理压力大或者有其他相关心理健康危险因素的人群,需要引导其树立正确的人生观、价值观以及生活观,保持积极、乐观向上的心态和稳定、健康的情绪;培养健康和正面的个人兴趣与爱好;正确对待生活工作中的负面情绪与压力,保持较好的心态。

2. 改善生活习惯

倡导健康的生活方式,克服不良的生活习惯,如不吸烟,不酗酒,作息规律,适度休息,避免过劳,坚持适度的体育活动,控制体重等,都是行之有效的健康管理措施。特别是在当前信息爆炸的时代,每天大量的信息与压力冲击着人们,不少人养成了不健康的生活方式,如昼夜颠倒、缺乏运动等,甚至"宅"到以虚拟的网络空间作为生活的主体。这些都是直接诱发亚健康状态甚至疾病的因素,必须改正不良的生活方式和工作方式,倡导健康的生活行为与休闲文化,并根据自己的身体情况选择合适的运动方式,进行有计划、有规律、有针对性的、适度的体育锻炼。

3. 健康节制饮食

吃什么、吃多少、怎么吃,是直接影响健康的重要因素之一。因此,指导人们合理膳食,制订科学的饮食计划是重要的也是必要的,包括:调整合适的饮食结构,注意营养均衡;保持良好的饮食规律,按时定量就餐;避免过饱与过度节食,戒除不良嗜好。

4. 定期体检随访

应定期进行健康体检,加强对常见病的随访监测。对亚健康高危人群进行重点监测,促进亚健康状态向健康方向过渡,预防亚健康状态向疾病状态发展。针对与亚健康关系密切的常见疾病,如高血糖、高血脂、高血压、脂肪肝、高尿酸、结石等,进行有针对性的健康教育和追踪随访,制订个性化的健康指导方案,促进其向健康方面发展。

5. 引导全民健身

树立健康思维,提倡全民健身,提升国民体质,这些举措不仅关乎民众的健康,影响国民经济,也是一个国家的物质和精神文明程度的标志。我国自古以来就有强身健体的传统文化,而且中医学的"治未病"理念早已深入人心,这些都应得到充分的传承与发扬,为解决民众的亚健康问题做出贡献。

第 二 篇

健康的身体

本篇以"健康的身体"为主题，介绍人体几个主要系统的结构与功能、不同器官系统之间的功能联系及其相关的基础理论，并对身体各部分功能调节机制的相关基础知识进行讲解，以便读者在日常维护身体健康时有正确的理论知识作为指导，更好地进行自我健康管理。

心血管系统由心脏和血管组成，形成一个封闭的循环管道，因此，心血管系统也被称为"循环系统"。心脏有节律地跳动，推动血液在心血管系统中按照一定的方向周而复始地流动。血液在沿着血管向前流动的过程中，将氧气、营养物质、血浆中的各种调节蛋白等运送到全身的器官和组织；同时，也将组织代谢的废物运送到排泄器官以排出体外，从而维持整个机体的正常生命活动。血液循环功能一旦出现障碍，就会造成机体重要器官因缺血、缺氧而受到损害，严重时甚至危及生命。本章从心血管系统的解剖学、生理学角度介绍心血管功能的基础知识，并从功能调节的角度解释一些心血管系统常见疾病的发生机制和预防手段。

第一节　心血管系统的结构与功能

一、心血管系统的结构

（一）心血管系统的组成

心血管系统由心脏和血管组成（图 3-1-1）。心脏通过收缩与舒张推动血液在血管中循环流动，是血液循环的动力器官，因此，心脏做功也被形象地称为"心脏的泵血功能"。血管包括动脉、静脉和毛细血管，它们分布于全身。血液在心脏泵血功能的推动下，沿着血管抵达全身的各个器官、组织，为各组织、细胞维持正常的生理功能提供物质基础，这个功能在传统医学中常被描述为"濡养"机体。

（二）血液循环过程

图 3-1-1（a）为心血管在全身分布的示意图，（b）为血液在心血管内循环途径的示意图。心脏是推动血液循环的动力，分为心房与心室，心房与心室又各分为左、右两侧，即心脏有四个腔，分别为左心房、左心室、右心房、右心室（图 3-1-2）。左、右侧心脏同步地收缩与舒张，但是，心房与心室的收缩与舒张是不同步的。

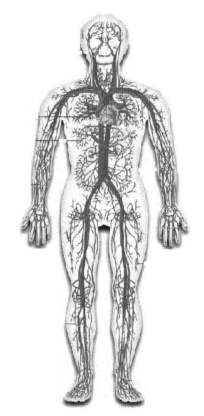

（a）全身血管分布

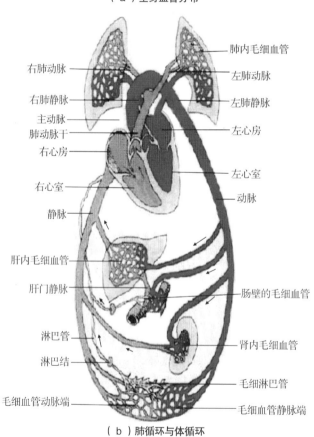

右肺动脉

右肺静脉

主动脉

肺动脉干

右心房

右心室

静脉

肝内毛细血管

肝门静脉

淋巴管

淋巴结

毛细血管动脉端

肺内毛细血管

左肺动脉

左肺静脉

左心房

左心室

动脉

肠壁的毛细血管

肾内毛细血管

毛细淋巴管

毛细血管静脉端

（b）肺循环与体循环

图 3-1-1　心血管系统的组成

血液在心血管中运行的途径(图 3-1-1):心脏收缩时,从左心室射出的血进入主动脉;继续流入各级动脉分支,抵达全身各系统、器官、组织,并在各组织的毛细血管内与组织液进行物质交换;动脉血中的氧气与各种营养物质被组织细胞摄取,同时,组织细胞把代谢产物二氧化碳、乳酸等释放入毛细血管,然后汇入静脉;各级静脉最终汇合,进入右心房,再由右心房流入右心室。这个从左心室射血最终流入右心室的途径被称为体循环。

与左心室同步收缩的右心室把血液射入肺动脉,经左、右两侧肺动脉逐级分支进入肺内的毛细血管;肺内毛细血管在肺的呼吸功能的配合下(详见第四章),吸入氧气,排出二氧化碳;然后汇入肺静脉,流入左心房,再由左心房进入左心室。这个从右心室射血最终流入左心室的途径被称为肺循环。

从上述的过程可以看出,由左心室射血始发的体循环与由右心室射血始发的肺循环是相互延续的过程,共同构成了一个密闭的循环通路。

需要注意的是,对于血管,人们把从心室发出的、经过不断分支最终抵达毛细血管的部分称为动脉,从左心室射出的血液流入主动脉,从右心室射出的血液流入肺动脉。对于血液,人们把含氧量高的血液称为动脉血,含氧量低的血液称为静脉血。而血液流经肺内毛细血管时与呼吸系统的功能相配合,进入血液的氧含量升高;血液流经组织的毛细血管时,氧气被组织细胞摄取利用而血氧含量降低。因此,对体循环来说,动脉里的血是动脉血,其在流经毛细血管时组织细胞摄取氧气,故流至静脉里的是静脉血,体循环的静脉血流入右心房,与右心室射血的肺循环相延续。但是,对肺循环来说,从右心室射出的流经肺动脉的血液是由体循环的静脉流回至右心房的含氧量低的静脉血,而从肺静脉流回左心房的血液是在肺内通过呼吸而含氧量高的动脉血。换言之,并非动脉里流经的血液就是动脉血,而静脉里流经的就是静脉血。在体循环中,动脉里流经的血液是动脉血,而静脉里流经的是静脉血;而在肺循环中,肺动脉里流经的血液是静脉血,而肺静脉里流经的是动脉血。

二、心脏的结构与功能

(一)心脏的解剖

1. 心脏的形态结构

心脏是心血管系统的动力器官,位于胸腔的纵隔,在左、右肺脏之间,与食管、迷走神经和胸主动脉相邻,其上方连接出入心脏的大血管(升主动脉、肺动脉干和上腔静脉),如图 3-1-2 所示;其下方与膈肌相邻。心脏主要由心肌组成,外周被心包包裹。

心脏的质量在中国成年男性为(284±50)g,女性约为(258±49)g,且可因年龄、身高、体重、体力活动等因素不同而有差异。

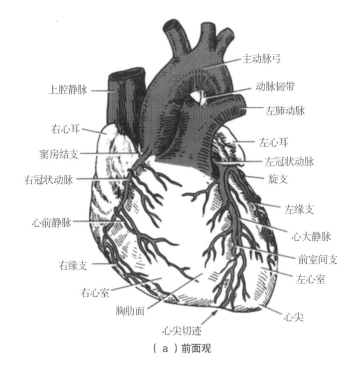

主动脉弓

动脉韧带

左肺动脉

左心耳

左冠状动脉

旋支

左缘支

心大静脉

前室间支

左心室

心尖

上腔静脉

右心耳

窦房结支

右冠状动脉

心前静脉

右缘支

右心室

胸肋面

心尖切迹

（a）前面观

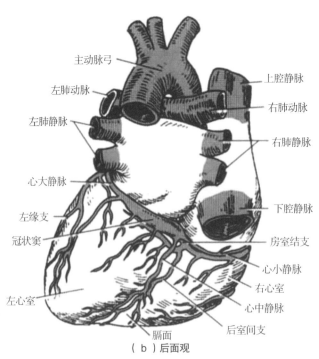

主动脉弓

左肺动脉

左肺静脉

心大静脉

左缘支

冠状窦

左心室

上腔静脉

右肺动脉

右肺静脉

下腔静脉

房室结支

心小静脉

右心室

心中静脉

后室间支

膈面

（b）后面观

图 3-1-2　心脏的外形和血管示意

如前所述,心脏分为左心房、左心室、右心房和右心室 4 个腔。同侧的心房、心室经房室口相通,但左心与右心并不相通。左、右心房之间由房间隔分开,而左、右心室之间由室间隔分开。同侧房、室相通处称为房室口,房室口有瓣膜,称为房室瓣,瓣膜由心房向心室单向开放。左、右心室收缩射血,分别进入主动脉与肺动脉,在动脉口处也有瓣膜,称为动脉瓣,瓣膜由心室向动脉单向开放。这些单向开放的瓣膜像阀门一样,在血液顺流时开启,血液逆流时关闭,保证血液的定向流动(图 3-1-1)。当一些疾病累及瓣膜,使瓣膜的开放和/或关闭功能发生障碍时,将会严重影响心血管的功能,严重时可危及生命。

心脏和出入心脏的大血管根部的表面被纤维组织包绕,称为心包膜。心包膜分为脏层、壁层两层。脏层紧贴于心肌的表面,即心外膜,其在出入心脏的大血管根部移行为壁层。脏、壁两层之间的潜在性腔隙称为心包腔,心包腔内含有少量浆液,起润滑作用,以减少心脏跳动时的摩擦,同时也可防止心脏过度扩张,保持心脏中血液容量的相对恒定。此外,心包膜还可作为一种屏障,防止与邻近组织的感染相互波及。当心包浆膜发生炎症时,可因为炎性渗出而积聚过多渗出液,从而压迫心脏,影响心脏的充盈和泵血功能。倘若炎症渗出时间过久,则易发生纤维化,使心包膜形成纤维瘢痕,导致心包增厚、收缩,从而限制心脏的收缩与舒张功能,进而引起血流动力学障碍和心功能不全。

2. 心脏的血液循环

心脏是血液循环的动力器官,但是,只有在心肌组织自身也得到良好的血液供应时才能维持心脏功能正常。心脏自身的血液循环称为冠状循环,如图 3-1-3 所示,由左、右冠状动脉供血,其静脉血绝大部分经冠状窦汇入右心房,少部分直接流入右心房。

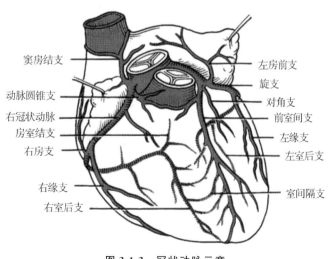

窦房结支
动脉圆锥支
右冠状动脉
房室结支
右房支
右缘支
右室后支

左房前支
旋支
对角支
前室间支
左缘支
左室后支
室间隔支

图 3-1-3　冠状动脉示意

一般来说,左冠状动脉较右冠状动脉粗,起始于主动脉左窦,其主干很短,向左下斜行;右冠状动脉起于主动脉右窦,行于右心耳与肺动脉干之间,再沿冠状沟右行,绕心右缘至膈面的冠状沟内。左、右冠状动脉均进一步分支,为其分布的心肌组织提供血液。尽管心脏质量仅占体重的 0.5% 左右,但冠脉血流总量却占总心排血量的 4%~5%。可见,心肌组织的耗氧量较大。冠状循环非常重要,一旦冠状循环功能出现障碍,心肌组织的血液供应就会受到影响,进而影响心脏的泵血功能,情况严重时可危及生命。

冠状动脉最常见的疾病是冠状动脉粥样硬化性病变。动脉内膜形成粥样硬化斑块,造成动脉管腔狭窄,甚至阻塞,导致该动脉分布区域的心肌组织缺血或坏死,称为冠状动脉粥样硬化性心脏病,简称冠心病。心脏传导系统的血液供应障碍可导致心律失常,详见心血管常见疾病预防部分。

3. 心脏的神经支配

心脏受到交感神经、副交感神经和感觉神经的支配。这些神经释放相应的神经递质,各类神经递质与其相应的受体结合,从而调节心脏的功能。这些神经主要包括心交感神经、副交感神经,还有感觉神经,其中,传导痛觉的传入纤维与交感神经同行,上传至脊髓胸 1~胸 5 节段的后角灰质;而传导压力和牵张等感觉的传入纤维随迷走神经至延髓孤束核。交感神经与副交感神经对心血管系统功能起到重要的调节作用。例如,人在紧张的时候心率会加快,详见下一节。

(二)心脏组织的生理学特性

1. 心肌细胞的分类

心脏不同细胞的组织学特点、生理特性以及功能并非完全相同,可以大致分为工作细胞和自律细胞两个类别。这两类心肌细胞互相配合,执行不同的功能,共同完成心脏有节律性地收缩与舒张的整体活动。

(1)工作细胞:执行收缩与舒张功能的普通的心肌细胞,包括心房肌细胞和心室肌细胞。这类细胞含有丰富的肌原纤维,有较强的收缩性。心脏依赖工作细胞的收缩与舒张来完成泵血功能。这类细胞也有较强的传导性,能把接收到的兴奋迅速传导至整个心肌组织,使整个心室或心房组织同步收缩与舒张。但是,这类细胞的自动产生节律性兴奋的特性通常没表现出来,详见后述。

(2)自律细胞:一些特殊分化的心肌细胞,主要包括窦房结的 P 细胞和浦肯野细胞,它们组成心脏的特殊传导系统(图 3-1-4)。这类细胞的肌原纤维含量少,因此其收缩性能基本丧失。但是,它们具有自动产生节律性兴奋的能力,故称为自律细胞。其中,窦房结的P细胞的自律性最强,因此窦房结成为心脏跳动的起搏点,正常的心律则称为窦性心律。自律细胞也具有较强的兴奋性和传导性,能产生兴奋,并把兴奋迅速传导到整个心脏,控制心脏的节律性收缩活动,详见后述。

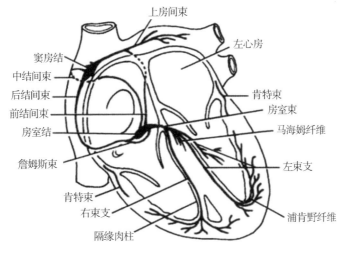

图 3-1-4 心脏的特殊传导系统示意

此外,还有一类位于结区的特殊传导系统细胞,它们不表现出自律性与收缩功能,但保留了较低的传导性,是传导系统中的非自律细胞。

图 3-1-4 中加黑的部分即由上述自律细胞与非自律细胞构成心脏内的特殊传导系统,包括窦房结、结间束、房室交界(房室结区)、浦肯野纤维等。

2. 心肌细胞的生理学特性

心脏从胚胎形成起就开始跳动,不受个人意愿控制,自发地、有规律地、不间断地跳动,直到生命结束,这是由心肌细胞自身的特性所决定的。心肌细胞的这些特性分别指兴奋性、自律性、传导性和收缩性。心肌细胞的这 4 个特性共同决定着心脏的活动,实现心脏的泵血功能。

(1)兴奋性:细胞对刺激发生反应的能力或特性。当细胞受到一定强度的相应刺激时,就会发生相应的反应,这种反应的状态称为兴奋。换言之,兴奋是细胞接受刺激后,由功能相对静止状态变为显著活跃状态的过程。例如,神经细胞兴奋会发放电冲动,肌肉细胞兴奋则引起收缩,腺体细胞兴奋会激发分泌功能等。而产生兴奋的能力则用兴奋性的高低来描述。从生物电学角度看,当细胞兴奋时,可以在细胞膜上记录到电位变化,这种细胞膜电位变化在生理学上称为动作电位。因此,在探讨细胞兴奋性的特点时,通常从细胞的动作电位的角度进行分析。

在详细讨论心肌细胞的兴奋性之前,先了解一些有关细胞电位活动的基本概念。细胞的电活动也称为生物电。细胞在静息状态(指细胞未受到有效刺激时)下,细胞膜

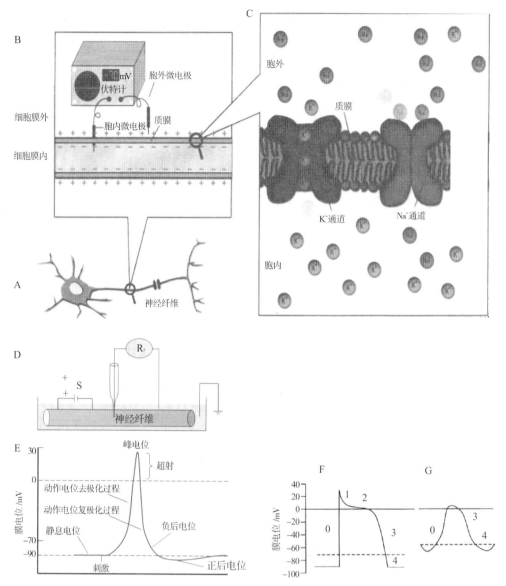

内、外之间有一个相对稳定的电位差,称为跨细胞膜的静息电位。当细胞受到一次有效刺激时,在静息电位基础上产生一次迅速而短暂的电位波动,这个波动的电位称为动作电位,如图3-1-5所示。

注:A—神经细胞模式;B—将微电极分别放置在细胞膜的内、外两侧;C—细胞膜两侧的离子浓度不一致,且细胞在静息与受刺激的状态下膜上的离子通道活动状态不一致;D—记录到的膜电位也不一样;E—神经细胞的静息电位与动作电位;F—心室肌细胞动作电位模式;G—窦房结细胞动作电位模式

图 3-1-5　细胞膜电位示意

细胞膜电位的产生有两个基本前提:①细胞膜内、外的离子分布不一致;②细胞膜

上的各种离子通道活动各有其特点。就阳离子分布而言,细胞膜内主要是钾离子,细胞膜外主要是钠离子,细胞在静息状态下钾离子通道开放而钠离子通道不开放,细胞内的钾离子在其浓度差势能的驱动下向细胞外流动,外流的钾离子因带有阳性电荷而阻止后续的钾离子进一步外流。因此,最终驱动钾离子外流的浓度势能与阻止钾离子继续外流的电势差会达到势能的平衡(还有一些其他因素的参与,这里不详细讨论),使钾离子的净移动趋于零,膜电位处于一个稳定的状态,即静息电位。换言之,钾离子的外流使得细胞膜内的电位低于膜外,以膜外电位为参考电位的话,则膜内电位为负值,如图 3-1-5 中 E 所示静息电位为 -90 mV。

当细胞受到一个有效刺激(也称为阈上刺激)时,膜上的钠离子通道开放,细胞膜外的钠离子向细胞内流动,细胞内电位升高为正值,如图 3-1-5 中 E 所示的动作电位去极化过程。但是,钠离子通道并非一直开放,当钠离子通道再次关闭时,钠离子内流停止而钾离子继续向细胞外流动,则细胞膜内的电位再次下降到原来的静息电位水平,如图 3-1-5 中 E 所示的动作电位复极化过程。这种由细胞受到刺激后产生的电位变化称为细胞的动作电位。图 3-1-5 中显示的去极化过程与复极化过程在正电位方向形成一个尖锐的峰,称为"超射"。细胞产生的动作电位会迅速在组织中传导并引起一系列的功能活动,如心肌组织兴奋后发生收缩,也就是通常所说的心脏搏动、心跳。因此,人们往往以动作电位的出现作为组织细胞产生兴奋的标志。

心肌细胞的动作电位比较复杂。心室肌细胞的动作电位如图 3-1-5 中 F 所示,图中 F 的 4 期对应的是 E 中的静息电位阶段,F 的 0 期与 E 中的去极化过程大致相似,但是,复极化过程在 F 中呈现出 1、2、3 期不同的阶段,也就是说,心肌细胞动作电位的复极化期比较复杂,这是由心肌细胞膜上的离子通道分布的特殊性决定的。如图3-1-6所示,图下方的箭头显示心室肌细胞动作电位 0、1、2、3、4 期分别对应的离子通道活动。心肌细胞动作电位比较突出的特点是:在复极化过程的 2 期,带正电荷的钾离子外流的同时,存在着同样带正电荷的钙离子内流,从而使膜电位维持在接近 0 mV 的水平,直到钙离子通道再次关闭。因此,心肌细胞动作电位的 2 期也常被称为平台期。这个平台期的存在使得心肌细胞动作电位的复极化时期延长,这对心脏的泵血功能非常重要(详见心脏的收缩功能部分)。另外,图 3-1-6 显示,钙离子通道的阻断剂作为药物应用可以影响心肌细胞的动作电位,影响细胞的兴奋性,因为心肌组织兴奋后出现的反应是收缩,也就是通常所说的心脏跳动。

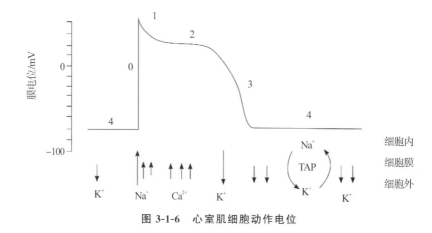

图 3-1-6　心室肌细胞动作电位

然而,各类细胞由于其细胞膜上分布的离子通道类型有差异,因此其细胞的动作电位也有所不同,如图 3-1-7 显示的心脏各部分细胞动作电位。比较窦房结细胞的动作电位与心室肌细胞的动作电位(图 3-1-5 和图 3-1-7)可以看出,窦房结细胞的动作电位有以下几个特点:

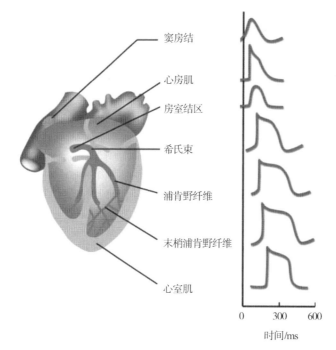

图 3-1-7　心脏各部分细胞动作电位

①最大复极电位(-70 mV)和阈电位(-40 mV)均小于心室肌细胞的静息电位和阈电位。

②0 期去极化速率慢,幅度低。

③没有明显的超射。

④复极 1 期和 2 期过程不明显,整个动作电位表现为 0 期、3 期和 4 期三个时相。

⑤4 期没有稳定的静息电位,可进行自动去极化。

图 3-1-7 显示,心脏不同细胞动作电位的 4 期有不同程度的自动去极化,其中,窦房结的 4 期自动去极化速率最大(图中 4 期线段上升的斜率比其他细胞大),而且其阈电位值小,因此,在 4 期自动去极化的过程中,窦房结细胞膜电位率先到达阈电位而激活钠离子通道,从而自发地产生一个新的动作电位。动作电位一旦产生即可沿着心脏内的特殊传导系统(图 3-1-4 中加黑部分)迅速地传遍整个心脏的所有细胞。由此可以理解为什么心脏可以不受人的意识控制而自发地跳动,且心跳的起搏点在窦房结;还可了解到心脏的细胞具有自律性和传导性。

(2)自律性:心肌在没有外来刺激的情况下,通过其本身的内在变化而自动地发生节律性的兴奋。在心脏所有的自律细胞中,窦房结 P 细胞的 4 期自动去极化速度最快,因而自律性最高,从而成为控制心脏兴奋、产生收缩活动的起搏点。

(3)传导性:心肌细胞和神经细胞一样具有传导兴奋的能力或特性,即某一处发生兴奋而产生的动作电位可以沿着细胞膜进行扩散,并能由一条肌纤维扩散到其他相邻的肌纤维。

心脏内兴奋的传导是通过特殊传导系统有序进行的。正常情况下,窦房结发出的兴奋通过心房肌传导到整个右心房和左心房,并沿着由心房肌构成的优势传导通路迅速传到房室交界区,再经房室束、左束支、右束支、浦肯野纤维网迅速传导至心室肌细胞,从而引起整个心室肌兴奋。但是,不同类型细胞的兴奋传导速度差异较大,尤其是房室交界处的传导速度很慢,从而使兴奋在由心房传至心室的过程中出现一个时间延搁,即房-室延搁。房-室延搁的存在使得在心房收缩完毕之后心室才收缩,也就是说,心房和心室的收缩不会同时发生,这有利于心脏泵血(详细机制见心脏的泵血功能部分)。

(4)收缩性:心肌细胞兴奋时可发生收缩。心脏收缩与骨骼肌的收缩区别显著。例如,当我们提一桶水上楼梯时,手臂的肌肉需要持续性地收缩才能提起水桶,这种一连串的收缩产生的复合效应称为强直收缩。心肌细胞的收缩不会发生收缩复合,即不发生强直收缩。换句话说,心肌细胞的收缩呈现的是收缩与舒张交替进行,称为心脏的搏动或者心跳。心脏每次收缩把充盈在心室、心房内的血液射入主动脉,然后心脏舒张,使得从静脉回流的血液充盈到心脏,以备下次收缩时射血,如此往复。正因为如此,心脏才能推动血液循环。那么,为什么心肌细胞的收缩会呈现如此的特性呢?

首先,心肌细胞的动作电位有以下几个重要的基本特点:

①心脏收缩由细胞兴奋引起,即细胞产生动作电位引起细胞收缩。

②心肌细胞动作电位 0 期由钠离子通道开放,钠离子迅速由细胞外流入细胞内而产生。

③细胞膜上钠离子通道的开放与关闭受细胞膜电位的控制,生理学称之为电压依赖性离子通道,只有当膜电位处于其开放敏感电位时,通道才允许钠离子内流产生动作电位。

心室肌细胞动作电位的 2 期时程相对较长,如图 3-1-5 中 F 所示,因此,细胞膜电位有比较长的时间段不在钠离子通道开放的敏感范围,这段时间称为有效不应期,见图 3-1-8。换言之,心室肌细胞的有效不应期比较长,当细胞处于有效不应期时,其对新的刺激不产生反应,不出现新的动作电位,也就不会引起收缩,直到有效不应期之后才会对新的刺激产生反应。因此,心肌的收缩是收缩与舒张交替进行的"搏动",而不出现强直收缩。心肌细胞收缩的这个特性对其完成维持血液在心血管中的循环功能是非常重要的前提。

若机体的健康状况不良影响到细胞膜上离子通道的功能,则可进一步影响心肌细胞的正常搏动,甚至可能引发心律失常。

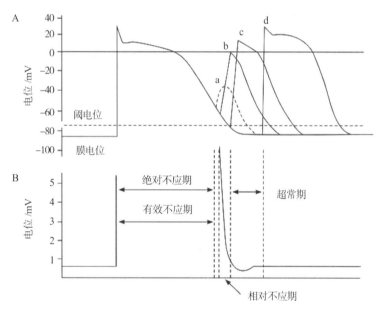

图 3-1-8　心室肌细胞在一次兴奋过程中的兴奋性变化

(三)心脏的功能与功能的评价

1. 心脏泵血的过程与机制

(1)心动周期:心脏一次跳动起始到下一次跳动起始的过程,包括心脏的收缩期和舒张期。在收缩期时,心脏将心腔内的血液射入动脉;在舒张期时,血液充盈心脏,为下一次收缩射血做准备。心动周期的时长与心率的快慢成反比。心率指每分钟心脏跳动的次数,心动周期越短则心率越快,正常成年人的心率为 60～100 次/分。例如,一个心动周期约为0.8 s,则心率为60 s除以0.8 s,即 75 次/分。

在一个心动周期中,左心与右心的收缩与舒张活动是同步的,但是心房与心室的收缩与舒张活动并不同步,这源于心脏在传导兴奋的过程中存在房-室延搁。以一个心动周期约为0.8 s为例,心脏的活动次序是(图 3-1-9):窦房结产生的自动节律性兴奋向整个心脏传导,左、右心房同步先收缩,持续约0.1 s,然后左、右心房同步舒张,持续约0.7 s;在左、右心房由收缩转为舒张时,左、右心室开始同步收缩,持续约0.3 s;之后,左、右心室同步舒张,持续约0.5 s。换言之,心房收缩时,心室尚处于舒张状态;心房收缩结束之后,心室才开始收缩。而在心室处于舒张的前0.4 s时,心房也处于舒张状态,因此这段时期称为全心舒张期。

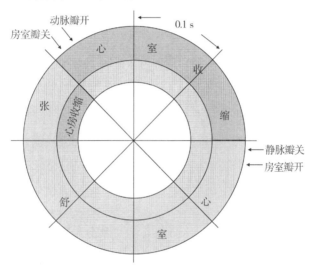

图 3-1-9　心动周期中心房、心室活动的顺序与时间关系示意

(2)心脏的泵血过程:心肌细胞的收缩与舒张引起心房、心室腔内压力变化,而心腔内压力的变化还同时引起心脏瓣膜向单一方向开放与关闭,这些变化共同控制着心脏射血以及血液向心腔内充盈的过程。图 3-1-10 以左心室为例描述了在一个心动周期中心脏泵血的过程及其机制。右心的泵血过程与左心同步,但是,右心室壁的心肌组织比左心室的心肌组织薄,因此,右心室的收缩引起的室内压升高的值比左心室低。

①心室收缩期:包括等容收缩期和射血期。射血期又包括快速射血期和减慢射血期。

(A)等容收缩期:心室肌开始收缩引起心室内的压力迅速升高。当室内压高于房内压但仍低于主动脉压时,室内压推动房室瓣关闭,而主动脉瓣仍处于关闭状态。此时心室腔为一个封闭的腔室,腔内的容积不变,而心室肌的收缩使室内压迅速升高,因此这段时期被称为等容收缩期。如果发生心肌收缩力减弱或主动脉压升高,可使等容收缩期延长。如果存在房室瓣关闭不全的病变,心室内的血液会在肌肉收缩产生的压力下反流入心房。

(B)射血期:当心室肌继续收缩至室内压超过主动脉压时,主动脉瓣开放,血液射入主动脉,此为射血期。射血的动力受到心室肌的收缩状态与血液流入主动脉两方面的影响,因此,此过程中室内压的变化如图 3-1-10 所示。随着室内压的变化,心室的射血速度也发生变化。射血期可分为快速射血期和减慢射血期。

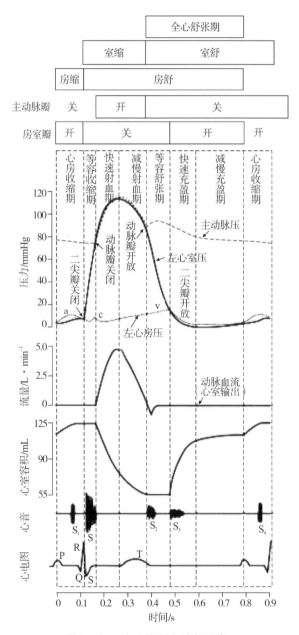

图 3-1-10　左心室泵血过程示意

（a）快速射血期：在射血的前段时期，心室射入主动脉的血液流速快，射血量多。此期从心室射入主动脉的血液量约占心室总射血量的 2/3。

（b）减慢射血期：在射血的后段时期，心室收缩强度减弱，射血速度也逐渐减慢，直到心室肌开始舒张。

②心室舒张期：包括等容舒张期和心室充盈期。心室充盈期又包括快速充盈期、减慢充盈期和心房收缩期。

（A）等容舒张期：心室肌收缩结束后进入舒张状态，室内压也随之下降。当室内压降至低于主动脉压但仍高于心房内压时，主动脉内血液的压力向心室方向推动主动脉瓣关闭，而房室瓣仍处于关闭状态。此时心室腔再次成为一个封闭的腔室，即心室内容积不变而心室肌在舒张，故此期称为等容舒张期。在此期，心室内压力迅速下降。

（B）心室充盈期：当心室肌进一步舒张，至心室内压力低于心房内压力时，血流冲开房室瓣，使血液从心房流入心室，心室开始充盈。心室充盈期包括快速充盈期、减慢充盈期和心房收缩期。

（a）快速充盈期：由于心室舒张前段时期心室内压明显低于心房内压，心房和大静脉内的血液快速流入心室，故此期称为快速充盈期。此期流入心室的血液量为总充盈量的 2/3 左右。

（b）减慢充盈期：随着心室的充盈，心房与心室的压力差逐渐减小，血液从心房流入心室的速度也随之减慢，故此期称为减慢充盈期。

（c）心房收缩期：在心室舒张期的最后一段时期，心房开始下一轮收缩。心房收缩将心房内的血液顺着压力差挤入心室，使心室得以进一步充盈，此期称为心房收缩期。

上述的心脏泵血过程由心肌细胞的收缩与舒张引起心房、心室腔内压力的变化配合着房室瓣和主动脉瓣的单一方向的开放与关闭而完成。倘若瓣膜病变，出现开放狭窄或者关闭不全，则会引起射血或充盈过程障碍，或者血液反流，最终导致心脏功能障碍。

（3）心音：从上述的心脏泵血过程可知，在一个心动周期中，心脏泵血过程中发生的机械性活动包括心脏的收缩、瓣膜的开放与关闭、血液流速的改变所形成的湍流，以及血液流动撞击心血管壁引起的机械振动等，而振动可发出声音。将听诊器放在胸部的某些部位，就可以听到通过心脏周围组织传递至胸壁的这些声音，称为心音。如果用传感装置将这些机械振动转换成电信号记录下来，则为心音图。

在一个心动周期中产生的上述一系列振动的频率和强度不尽相同，有其特定的规律，因此，心音是否正常可以在一定程度上揭示心脏泵血过程是否正常。

正常心脏在一个心动周期过程中可产生 4 个心音（图 3-1-10），从心室肌收缩开始,按出现的顺序依次称为第一、第二、第三和第四心音。但通常用听诊器只能听到第一心音和第二心音,第三心音只在少数健康儿童和青年人中偶尔可听到,而第四心音往往听不到,仅被记录在心音图上。因此,第一心音与第二心音常被用作体检与诊断的辅助检查。这两个心音的主要特点与区别归纳为表3-1-1。

表 3-1-1　第一心音与第二心音的比较

	第一心音	第二心音
特点	音调低,持续时间长	音调高,持续时间短
主要成因	房室瓣关闭,血流撞击大动脉壁;大血管内的湍流	主动脉瓣关闭,肺动脉瓣关闭
最佳听诊部位	左锁骨中线第五肋间	第二肋间胸骨左右缘
生理意义	标志心室收缩开始	标志心室舒张开始
临床意义	心室肌收缩力大小;房室瓣的功能	动脉压高低;动脉瓣的功能

2. 心脏的功能评价

在临床诊断和平时的健康体检中,均需要判定心脏的功能是否正常。通常可以用以下的指标来评价心脏的功能。

(1)心脏的输出量:每分输出量常被简称为心排血量,即在无特别强调"每搏"的情况下提到的心排血量通常是指每分心排血量。例如,一个健康的成人心脏的每搏输出量约为70 mL,心率约为75 次/分,则其心排血量约为5 L/min。正常情况下,心排血量可因人的性别、年龄、个体大小等不同而在一定的范围内有差异,在不同的运动状态下可有显著差异。如前所述,心脏分为左心和右心:

①左心室射血进入主动脉,血液经过各级小动脉分支进入毛细血管,再通过各级静脉汇合至上、下腔静脉,进而回到右心房,这个过程称为体循环。流入右心房的血液再经右心房室口流入右心室。

②在左心室射血的同时,右心室收缩将血液射入肺动脉,在肺内逐级分支进入肺内的毛细血管,然后经过肺内的各级静脉汇合至肺静脉,最终流入左心房,这个过程称为肺循环。流入左心房的血液再经左心房室口流入左心室,继而再次进入体循环。

③体循环与肺循环首尾相接,构成一个闭合的循环系统。

④左心室与右心室射血量一样多。

因此,我们从心脏收缩泵血的角度来衡量心脏的功能时,用一侧心室射血量来衡量,即一侧心室一次收缩所射出的血液量称为每搏输出量。而一侧心室每分钟收缩所射出的血液量称为每分输出量,即每分输出量为每搏输出量与心率的乘积。

(2)心指数:心脏的每搏输出量以及每分输出量固然可以准确地描述心脏射血量的多少,但是,如果作为指标来评价心脏的功能却有一定的局限性,因为不同身材的个体其心脏的大小有所区别。例如,身高 1.9 m 的大个子与身高 1.5 m 的同龄人两者的器官大小的区别肉眼可见,即便两人心脏功能都很好,心脏形态大者在舒张期充盈的血液量多,收缩期射血量也多。因此,在进行心脏功能检测时,若仅采用心排血量作为评定指标显然是不全面的。然而,身材高大者的体表面积也大。资料表明,机体在安静状态下的心排血量与体表面积成正比。因此,可以按单位体表面积(m²)计算心排血量,称为心指数。例如,一个中等身材成年人安静时心排血量为 5~6 L/min,其体表面积为1.6~1.7 m²,则心指数为 3.0~3.5 L/(min·m²)。而身材高(或矮)的人,其心排血量较大(或较小),同时,其体表面积也较大(或较小),因此其正常的心指数也为 3.0~3.5 L/(min·m²)。

(3)心脏的射血分数:心脏在收缩射血时,并非将心室内充盈的血液全部排出到血管中,而是将其中的一部分射入血管,在收缩期结束时,仍有一部分血液剩余在心室内,而每搏心排血量为心室舒张末期容积和收缩末期容积之差,人们把搏出量占心室舒张末期容积的百分比称为射血分数。例如,某正常成年人在安静状态下,左心室舒张末期容积约为125 mL,收缩末期容积约为55 mL,二者之差即搏出量约70 mL。不难理解,射血分数可以反映心室射血的效率,当心脏射血功能减弱时,射血分数会下降。上述成年人的射血分数为56%。正常成年人的射血分数为55%~65%。射血分数下降,则提示心室收缩功能减退或心室腔异常增大。

(4)心脏的做功量:血液在血管内流动时形成一定的血压,而心脏收缩需要克服动脉血压这个阻力才能将血液射入动脉。也就是说,心脏射血是一个克服动脉阻力做功的过程。而且在血压不同的情况下,心脏射出相同的血液量所做的功是不同的。因此,在评价心脏功能时,心脏做功的大小比前述几个指标更具优势。

心室一次收缩射血所做的功称为每搏功,简称搏功,包括:①心脏收缩射血克服动脉血压的阻力所释放的机械能;②心肌收缩推动血液向前流动的血流动能。心脏做功的计算公式为式(3-1-1)。

$$每搏功=搏出量×心动周期中心室压力差+血流动能 \quad (3-1-1)$$

而机体在安静状态下,血流动能在左心室每搏功中所占比例很小,通常可忽略不计。因此,左心室做功的计算公式被简化为式(3-1-2)。

$$每搏功=搏出量×心动周期中左心室压力差 \quad (3-1-2)$$

在一个心动周期中,左心室压力差为左心室在射血期的内压与在舒张末期的内压之差。因此,左心室做功的计算公式可被转化为式(3-1-3)。

$$每搏功=搏出量×(射血期左心室内压-左心室舒张末期内压) \quad (3-1-3)$$

但是,射血期左心室内压在不断地变化,而动脉血压可以比较简单方便地测定,故在实际应用中通常用平均动脉血压代替射血期左心室内压,以左心房平均压代替左心室舒张末期压力。因此,左心室每搏功可以用式(3-1-4)表示。

$$每搏功 = 搏出量 \times (平均动脉压 - 心房压) \qquad (3-1-4)$$

将每分钟心室收缩射血所做的功称为每分功,其计算如式(3-1-5)所示。

$$每分功 = 每搏功 \times 心率 \qquad (3-1-5)$$

在正常情况下,左、右心室的输出量基本相等,但由于平均肺动脉压显著低于平均主动脉压,因此右心室做功量显著低于左心室做功量。

(5)心脏泵血功能的储备:心脏的泵血功能并不是固定的,而是根据人体当下所处的活动状况而发生相应的变化,这种心排血量随机体代谢需要而增加的能力称为泵功能储备或心力储备。例如,在剧烈运动时心跳加速,这时心率的增加量就动用了心率的储备量。同样地,心排血量也有一定的储备,在运动时心脏的输出量也有所增加。例如,一名健康成年人在静息状态下心率为75次/分,每搏输出量约70 mL,此时,其每分心排血量约为5 L(70 mL×75次/分)。当其做剧烈体力活动时,心率可高达180次/分,每搏输出量也显著增加,此时的每分心排血量甚至可达25~30 L,为静息时的5~6倍。可以看出,健康人有相当大的心力储备。某些心功能储备显著下降的患者,在安静状况下,其心排血量与健康人可能没有明显差别,尚能满足其在静息状态下的代谢所需;然而在剧烈运动时,其心排血量却不能相应地增加来满足运动所需。因此,心脏储备功能下降时,人的活动会受到限制。而对于训练有素的运动员,其心脏功能储备则显著提高。

3. 影响心脏泵血功能的因素

(1)心室肌收缩的充盈负荷。心脏收缩将心室内的血液射入主动脉,推动血液循环,因此,心室在舒张期的充盈状况直接影响到心室收缩的泵血量。可以想象,若一个心脏在舒张期时没有充盈足够的血液,即便收缩的力度再强,也没有足够的血液可以泵出。例如受伤后大出血的人,因为血液大量丧失,回流入心脏的血量不足,即心室在舒张期充盈不足,继而收缩期泵血也随之减少,所以会发生循环系统功能障碍。

在生理范围内,心室的充盈越饱满,心室肌的收缩力越强,这个规律是德国生理学家 Frank 和英国生理学家 Starling 最早发现并公布的,因此被称为 Frank-Starling 定律。生理学中称这个定律为异长自身调节,该调节机制是由构成心室肌细胞的肌丝的结构与功能所决定的。

异长自身调节的主要作用是使心室射血量与静脉回心血量之间保持相对稳定的动态平衡状态,对回心血量造成的搏出量变化进行精细调节,从而使心室舒张末期容积和压力均保持在正常范围内。例如,在动脉血压波动,出现突然升高或降低时,心室内剩余血量发生改变,心室的充盈量也发生微小的变化,而这种变化可立即通过异长自身调节使搏出量迅速发生调整,最终使搏出量与回心血量之间重新达到相对稳定的动态平衡。但当发生幅度较大、持续时间较长的循环功能改变时,仅靠心室功能的异长调节则不足以使心脏的泵血功能满足机体需要,此时尚需要通过调节心肌收缩能力来进一步增强心脏的泵血功能。

(2)心室肌收缩的阻力负荷。心脏收缩将血液泵入主动脉,这个过程必须克服主动脉的压力才能完成。因此,主动脉的压力对心室肌收缩泵血是一个阻力,即产生阻力负荷。当动脉的压力升高时,则心脏泵血阻力增大,心肌需要更强的收缩力量才能将同等的血量泵入动脉。如前所述,心脏功能有一定的储备,当阻力负荷增大时,心脏可以通过增加收缩力来维持正常的血液循环,这个过程称为心功能的代偿作用。但是,功能代偿也是有一定的限度的,这就是高血压患者如果血压长期得不到控制就会发展成为高血压性心脏病的原因。

如果其他条件(如心率等)都不变,主动脉、大动脉内血压升高,心脏收缩时动脉血压的阻力就会增大,从而延迟主动脉瓣的开放,相应地延长了等容收缩期而缩短了射血期,从而减少每搏输出量。

此外,动脉血压的变化除了会影响搏出量外,还可相应地引起心脏的一些其他的调节活动。例如,动脉血压突然升高会使搏出量减少,进而使心室射血后的剩余血量增多,如果此时静脉回心血量无显著变化,则后续的心室舒张末期容积会增大,即充盈负荷增大,继之出现异长自身调节。而在健康的个体中,当动脉血压发生变化时,有神经调节、体液调节等更多的机制参与心脏泵血功能的调节。

(3)心肌收缩能力。心室肌收缩的充盈负荷和心室肌收缩的阻力负荷是影响心脏泵血的外在因素,而心肌组织的内部功能状态则决定了心脏的收缩性能。在心室肌收缩的充盈负荷和心室肌收缩的阻力负荷不变的情况下,心肌组织收缩的强度、速度等力学活动的一种内在特性称为心肌的收缩能力,这是由心肌的组织学特性所决定的。心肌收缩能力变化的机制涉及心肌细胞兴奋-收缩耦联过程,凡能影响心肌细胞兴奋-收缩耦联过程中任何环节的因素都可影响心肌的收缩能力,而且这个过程还受到交感神经、肾上腺素和去甲肾上腺素、甲状腺激素、Ca^{2+}水平等多种因素的影响。可以理解为体育运动、情绪激动等日常生活的多个方面都可以影响到心脏的功能,因此,适当的锻炼对维护心脏功能是有益的。

(4)心率。心率是指每分钟心脏搏动的次数,正常成年人在安静状态下,心率为60～100次/分。但是,同一个人在不同的活动状况下,心率也会出现较大的波动。因此,每个人的心率因年龄、性别和不同活动状态不同而不同。新生儿的心率较成人快,随着年龄增长,心率逐渐减慢,到青春期时心率已接近成人水平。成年女性的心率比成年男性的心率略快。经常进行体育锻炼的人在安静状态下心率比从不锻炼的人的

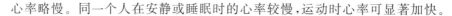

心率略慢。同一个人在安静或睡眠时的心率较慢,运动时心率可显著加快。

由于"每分钟的心排血量＝每搏输出量×心率",因此心率的变化可以显著改变心脏的每分输出量。而且在一定范围内,随着心率的增加,每分心排血量也会增加。但是,当心率过快时,心动周期显著缩短,心室充盈时间也相应缩短,使得心室充盈量减少,从而导致心脏搏出量明显减少,心排血量也明显下降。而当心率过慢时,虽然由此带来的心动周期延长并不会对心脏的充盈与每搏输出量有不良的影响,但是每分输出量则显著降低。

此外,在整体情况下,心率还受到神经调节、体液调节等的影响;体温也可显著影响心率,体温每升高 1 ℃,心率可增加 12～18 次/分。

综上所述,心率对心脏功能有影响,而运动时心率也会发生变化,因此,体育锻炼要适度才能起到健身的效果,否则不仅不能起到强身健体的作用,反而会危害健康。

三、血管的结构与生理功能

人体内的血管有动脉、静脉、毛细血管等不同类别,以下将介绍不同类别血管各自的结构与功能特点,阐述血管与一些常见病(如高血压)的关系以及如何有效地预防疾病发生。

(一)血管的形态结构

除毛细血管外,血管壁从管腔面向外依次分为内膜、中膜和外膜。其中,内膜由内皮和内皮下层组成,是三层中最薄的一层。内皮是贴衬于血管腔面的一层单层扁平上皮,内皮下层为薄层疏松结缔组织,含有纵行胶原纤维和少量平滑肌纤维。中膜较厚,主要由血管平滑肌纤维和弹性纤维构成。在病理状况下,中膜的平滑肌纤维可迁入内膜并增生,产生结缔组织成分,使内膜增厚,这是动脉粥样硬化的重要环节。外膜相对较薄,由疏松结缔组织构成。

对动脉来说,随着逐级分支,动脉的管腔逐渐变小,管壁各层的厚度、结构与组织成分也发生变化,其中以中膜变化最为明显。此外,动脉管壁内还有一些特殊的感受器,能分别感受动脉血压、血氧与血二氧化碳含量的变化,以及血液 pH 值变化等,并将感受到的信息传入神经中枢,从而对心血管系统和呼吸系统功能进行调节。例如,颈总动脉分支与颈内动脉起始处的膨大部分形成的颈动脉窦为压力感受器,而位于颈总动脉和锁骨下动脉之间夹角处的主动脉体则为化学感受器(详见血压调节部分)。

需要注意的是,动脉管壁的结构在不同年龄阶段有所不同。由于心脏不停地搏动,推动血液在血管中不断流动,因此,动脉比较容易发生损伤和衰老,尤其是主动脉、冠状动脉、基底动脉等。中老年人的血管壁中结缔组织成分增多,平滑肌减少,内膜出现钙化和脂类物质沉积等,均可导致血管壁的硬度增大。

静脉则逐级汇合,管径逐渐增粗,管壁也逐渐增厚。与伴随而行的动脉相比,静脉的数量多,管径粗,管壁薄,管腔扁。静脉由于中膜的平滑肌纤维和弹性组织较少而结缔组织成分较多,加之血压较低,因此常呈塌陷状。此外,管径 2 mm 以上的静脉常有静脉瓣,是由内膜凸入管腔折叠而成,为两个半月形薄片,彼此相对,其游离缘朝向血流方向,起到防止血液逆流的作用。

处于微动脉与微静脉之间的毛细血管则由单层的内皮细胞构成。毛细血管的管径细,管壁薄,分布广,互相吻合成网,是血液与周围组织进行物质交换的主要部位。各器官和组织内毛细血管网的疏密程度及其开放程度差别较大,且与该组织所处的功能状态有关,代谢旺盛的组织器官,如骨骼肌、心肌、肝、肺、肾、腺体等处的毛细血管网分布密集。同一器官组织在功能活跃期,如骨骼肌在运动时,毛细血管开放程度密集。按照形态分类,毛细血管分为连续性毛细血管、有孔毛细血管、血窦三种。

(二)各类血管的功能特点

如前所述,各类血管的组织学结构存在差异,其生理学特性与所执行的功能各不相同。

1. 血管的功能性分类

按照血管的口径、血管壁中的成分以及血管的生理功能,可将血管分为以下几个类别。

(1)弹性储器血管:主动脉、肺动脉的主干及其发出的大的分支。这部分血管的组织学特点是管壁厚,富含弹性纤维,具有较好的弹性和扩张性。因为心脏周期性地收缩与舒张,所以血液被间断性地射入大动脉,但是,血液在血管中的流动却是持续不断的。这是因为靠近心脏的大动脉管壁具有弹性,当心脏收缩推动动脉内的血液向前流动(产生动能)时,这部分血管因为具有较好的弹性而被扩张(储备势能);而当心脏转入舒张期时,被扩张的大动脉管壁弹性回缩(注意不要错误地理解为动脉的主动收缩),将血液继续向前推进,从而保持血流的平稳和连续。大动脉的这种功能称为弹性储器作用。因此,大动脉被称为弹性储器血管。

(2)分配血管:分配血管指中等动脉,是弹性储器血管的分支直到其继续分支为小动脉之前的动脉管道。这部分动脉的中膜平滑肌相对较发达,平滑肌纤维在神经支配下收缩与舒张,从而调节分配到身体各部分、各器官的血流量,因此称为分配血管。

(3)毛细血管前阻力血管:小动脉和微动脉。其管径细小,血流阻力大,管壁平滑

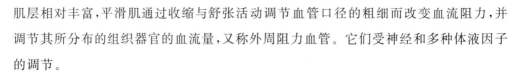

肌层相对丰富,平滑肌通过收缩与舒张活动调节血管口径的粗细而改变血流阻力,并调节其所分布的组织器官的血流量,又称外周阻力血管。它们受神经和多种体液因子的调节。

(4)毛细血管前括约肌:环绕在真毛细血管起始部的平滑肌,其收缩与舒张活动可控制毛细血管的开放与关闭,决定着某一时段的毛细血管开放与关闭的数量。换个角度理解,机体某一部位的毛细血管并非时刻都处于开放状态,其开放与否受到毛细血管前括约肌的控制,且与该部位所处的功能状态相适应。例如在运动时,四肢骨骼肌的毛细血管开放数量比安静不动时显著增多。

(5)交换血管:即真毛细血管。真毛细血管由单层内皮细胞构成,其外面只有一薄层基膜,故真毛细血管的通透性很高,它是血管内的血液和血管外的组织液进行物质交换的场所,故称为交换血管。交换血管的数量多,分布广,总横截面积大,血液在此处的流速慢,这些特点有利于物质交换的进行。

(6)毛细血管后阻力血管:毛细血管汇合而成的微静脉。微静脉管径小,且逐渐出现平滑肌。汇合到小静脉时管壁已有完整的平滑肌层,因此微静脉和小静脉对血流也产生一定的阻力。虽然此处的阻力比微动脉小,但其管壁平滑肌收缩仍足以使管径缩小而增大血流阻力,因此,微静脉和小静脉在功能上属于毛细血管后阻力血管。毛细血管后阻力血管的收缩与舒张活动可影响毛细血管前阻力和后阻力的比例,从而改变毛细血管的压力,继而影响组织液的生成。

(7)容量血管:与相应的动脉相比,静脉数量多,管壁薄,口径大,故其容量较大,可扩张性也较好。也就是说,较小的压力变化就可使静脉容纳的血量发生较大的变化。在安静状态下,循环血量的 60%～70% 容纳在静脉中,静脉起着血液储存库的作用,因此称为容量血管。容量血管的收缩与舒张活动可改变回心血量,从而使心排血量也相应地发生改变。

(8)短路血管:在机体的某些部位存在着短路血管,即一些小动脉和小静脉之间存在直接吻合支。这些吻合支可使小动脉内的血液不经过毛细血管就直接流入小静脉,因此称为短路血管。短路血管多存在于耳郭、手指、足趾等处的皮肤中,与体温调节有关。

2. 血管的内分泌功能

血管遍布全身,如果展开来看,血管内皮的总表面积很大。一个普通身高的成年人的血管内皮总面积可达到 400 m²,重约 1.5 kg。然而,血管不仅是血液流动的管道,血管内层的内皮细胞还具有重要的内分泌功能。已发现的由血管内皮细胞合成并分泌的生物活性物质多达十几种,它们对血压调节以及机体内液体平衡起着重要的作用,还参与调节免疫反应、血液凝固等过程。在疾病状态下,血管内皮细胞分泌或代谢出现异常,会影响疾病的发生和发展。因此,随着研究水平的深入,血管内皮细胞的功能越来越受到重视,甚至形成了专门的"心血管内分泌学"来探讨其分泌功能。

(三)血液的流体动力学基础

血液在心血管系统内流动的过程中会产生一系列的物理学问题,包括血液流动的速度、血液在流动中遇到的阻力、血流量、血压等。众所周知,高血压是一种发病率很高的疾病,严重时会引起血管破裂,出现卒中等。因此,需要先了解一些相关的流体力学概念,再继续探讨各个部分血管血压的形成及其影响因素。

1. 血流量与血流速度

血流量指在单位时间内流过血管某一横截面的血量,也称为容积速度。血流速度指血液中的某一质点在血管内移动的线速度。若血管的横截面积不变,血流速度越快则血流量也越大,即血流速度与血流量成正比;若血流量不变,则血流速度与血管的横截面积成反比。这符合流体力学中的泊肃叶定律(Poiseuille law),可用式(3-1-6)表示。

$$Q = \pi \Delta P r^4 / (8\eta L) \tag{3-1-6}$$

该定律指单位时间内液体的流量(Q)与管道两端的压力差(ΔP)以及管道半径 r 的 4 次方成正比,与液体的黏滞性(η)和管道的长度(L)成反比。

应该注意,血液在血管内的流动有层流和湍流两种方式,泊肃叶定律适用于层流的情况。层流时,液体中每个质点的流动方向均一致,与管道长轴平行,但各质点流速不相同,在血管轴心处流速最快,越靠近管壁流速就越慢。湍流时不适用泊肃叶定律,血流量与血管两端的压力差不成正比,而与压力差的平方根成正比。在生理情况下,心室腔和主动脉内的血流是湍流,其余血管中的血流方式近似于层流。但在病理情况下,若发生血管狭窄以及动脉导管未闭,则局部血流速度加快,其下游会出现湍流,并可在相应的体表处听到杂音。

2. 血流阻力

血液流经血管时会遇到阻力,其主要来源于血液在流动过程中血液与血管壁之间以及血液内部成分之间的摩擦阻力,而且血流阻力的大小主要取决于血管口径和血液黏滞度。血流阻力的存在会使血液在血管内流动时压力逐渐降低。

如果血液黏滞度不变,则血流阻力的大小主要取决于血管半径大小。人体可以通过神经、体液因素的调节来改变血管平滑肌的紧张性以及血管口径,从而改变血流阻力,并由此分配、调节各器官之间的血量。血液黏滞度发生变化也会直接影响血流阻力。影响血液黏滞度的因素主要有以下几个方面。

(1)血细胞比容。通常情况下,血细胞比容是影响血液黏滞度最重要的因素。血细胞比容越大,血液的黏滞度越大,血流阻力也越大。例如,长期生活在高原的人的氧分压较低,可刺激红细胞生成,所以其血细胞比容较高。

(2)血流切率。血流切率指层流时相邻两层血液流速之差和液层厚度的比值。当血液在血管内以层流方式流动时,红细胞有向中轴移动的趋势,这种现象称为轴流。切率较高时,轴流现象更为明显,此时红细胞相互间的撞击以及红细胞移动时发生旋转的机会减少,血液黏滞度减小;反之,当切率较低时,血液黏滞度便增大。

(3)血管口径。血管口径较大时,对流动于其中的血液黏滞度影响较小。

(4)温度。血液黏滞度与温度关系密切,温度降低时血液黏滞度增大。人的体表温度比深部温度低,因此,血液流经体表部分时黏滞度比流经深部时大。

3. 血压

血压指血液在血管内流动时对单位面积血管壁产生的侧压力。而单位面积上的压力就是压强,由此可知,通常所称的血压实际上是压强而不是压力。因此,衡量血压高低的国际标准计量单位是帕(Pa),即牛顿每平方米,但人们依旧习惯以毫米汞柱(mmHg)来描述血压的值。

(四)动脉血压和动脉脉搏

不同部位血管的血压是不同的,除了特殊情况,通常所说的血压一般是指大动脉血压。

1. 动脉血压的形成与正常值

(1)动脉血压的形成。如前所述,血压是指血液在血管内流动时对单位面积血管壁产生的侧压力,涉及血液、流动、血管三个方面。首先,心血管系统内有足够的血液充盈,这是形成动脉血压的前提条件。通常用循环系统平均充盈压来表示循环系统中血液充盈的程度。循环系统平均充盈压数值的高低取决于循环血量和血管系统容量之间的相对关系。如果循环血量增多或血管系统容量减小,则循环系统平均充盈压增高;相反,如果循环血量减少或血管系统容量增大,则循环系统平均充盈压降低。其次,血液在心血管系统中是流动的,如果血液不流动了,血压也就没有了。而心脏泵血是推动血液流动的动力,因此心脏射血是动脉血压形成的必要条件。如果心脏停止了跳动,血压也就不存在了。

血管有一定的弹性。在心动周期中,心脏收缩与舒张是交替进行的,心脏在收缩期射血,推动血液在血管中流动。同时,弹性储器血管具有较好的弹性和可扩张性,因此在心脏收缩推动动脉内的血液向前流动时,弹性储器血管被扩张;当心脏转入舒张期时,被扩张的弹性储器血管壁弹性回缩,将血液继续向前推进。也就是说,心脏收缩推动血液流动,而主动脉和大动脉的弹性储器作用使心动周期中动脉血压的波动幅度得到缓冲,并使左心室的间断射血变为动脉内的连续血流。

此外,血管对血流存在阻力,通常称之为血管外周阻力,主要指小动脉和微动脉对血流的阻力。血液在从主动脉流向外周的过程中,需要不断克服阻力,消耗能量,血压逐渐降低。因此,血管的功能状况也会直接影响血压的形成。

(2)动脉血压的正常值:我国健康青年人在安静状态下测得的收缩压为 100～120 mmHg,舒张压为 60～80 mmHg,脉压为 30～40 mmHg。

由于在心脏收缩期与舒张期推动血流的动力是不同的,因此在一个心动周期过程中,血压不是一个稳定的值,而是随着心脏的收缩与舒张过程而发生波动,心脏收缩期对应的血压值高而心脏舒张期对应的血压值低。人们把心脏收缩期对应的血压最高值称为收缩压,而心脏舒张期对应的血压最低值称为舒张压,因此,动脉血压值一般以收缩压/舒张压表示,如120/80 mmHg。换言之,收缩压指心室收缩射血时对应的主动脉压的最高值,而舒张压指心室舒张时对应的主动脉压的最低值,不要错误地理解成动脉的收缩与舒张。收缩压和舒张压的差值称为脉搏压,简称脉压。

通常所说的动脉血压指主动脉压。由于在上臂测量肱动脉压比较方便且其值与主动脉压接近,因此,常用肱动脉压来代表血压。

2. 影响动脉血压的因素

血压是指血液在血管内流动时对单位面积血管壁产生的侧压力,这涉及三个关键点:血液、流动、血管。这三个关键点的任何一个发生变化,包括血液量的变化、血液流动状态的变化、血管结构与弹性状态的变化等都会影响血压。这些影响因素归纳起来主要有以下 5 个方面。

(1)循环血量和血管系统容量的比值。在正常情况下,循环血量和血管系统容量是相适应的,血管系统的充盈程度变化不大,则血压维持正常。当循环血量减少,如大失血,而血管系统容量变化不大时,血管系统的充盈程度下降,则血压下降。另一方面,即便循环血量没有显著变化,但若血管系统容量增大,如过敏引起的毛细血管大量迅速扩张,循环血量相对不足,同样也可使血管系统的充盈程度下降,从而导致血压下降。

(2)心脏搏出量。当心脏搏出量增多时,心脏收缩期射入主动脉的血量增多,单位面积的动脉管壁所受的压力也增大,而动脉血压在收缩期升高更多。同时,血压升高使得大动脉管壁弹性扩张更加显著,势能储备也更多,因此,心脏舒张期时管壁的弹性回缩作用增大,推动血流速度加快,存留于主动脉血管中的血量减少。心脏搏出量增大时,动脉血压主要表现为收缩压明显升高,而舒张压的升高幅度相对较小,则脉压增大。反之,搏出量减小主要使收缩压降低,脉压减小。所以,在一般情况下,收缩压的高低主要反映心脏搏出量的多少。

(3)心率。当心率加快时,心动周期变短,心脏舒张期缩短比收缩期缩短更为明显,在心脏舒张期回流入心脏的血液减少,故心脏舒张期末留在血管内的血量增多,收缩压与舒张压均升高,但舒张压升高较收缩压升高更显著,脉压相应减小。相反,当心率减慢时,舒张压降低的幅度也比收缩压降低的幅度大,脉压也相应增大。

(4)外周阻力。当外周阻力增大时,心脏收缩期血液流向外周的阻力增大,血流速度减慢,可使心脏舒张期末留于主动脉内的血量比正常时增多,故舒张压升高。收缩压在此基础上也相应升高,但由于血压升高,血流速度加快,有更多的血液流向外周,则动脉内的血量在收缩期增加不多。因此,当外周阻力增大时,收缩压升高的幅度不如舒张压明显,脉压会相应减小。反之,当外周阻力减小时,舒张压降低的幅度也比收缩压明显,则脉压相应增大。所以,通常用舒张压的高低来反映外周阻力的大小。

(5)主动脉和大动脉的弹性储器作用。如前所述,主动脉和大动脉管壁的弹性储器作用具有缓冲血压波动幅度的作用。随着年龄增大,大动脉管壁的弹性纤维逐渐减少,血管顺应性逐渐降低,弹性储器作用不断减弱,因而收缩压升高,舒张压下降,脉压增大。

在不同的生理或病理情况下,以上各种因素可同时影响动脉血压。因此,所测得的动脉血压变化实际上是各种因素综合作用的结果。

3. 动脉脉搏

心脏的收缩与舒张活动推动血液向血管中流动,血管由此出现周期性的扩张与回弹。血管的这种周期性的活动称为脉搏。在一些血管位置比较表浅的部位可以触摸到动脉的搏动,如在手腕桡侧可以扪及桡动脉搏动,在脖子处可以扪及颈动脉搏动。由于动脉的压力变化比静脉大,搏动也明显,因此通常所说的脉搏是指动脉的脉搏。动脉的脉搏波可沿动脉管壁向外周传播。动脉管壁的可扩张性越大,脉搏波的传播速度越慢。由于主动脉的可扩张性最大,故其脉搏波的传播速度最慢,为 3～5 m/s,大动脉段为 7～10 m/s,小动脉段加快到 15～35 m/s。小动脉和微动脉对血流阻力比较大,故微动脉以后的脉搏波动明显减弱,毛细血管的脉搏已基本消失。

由于动脉脉搏由心脏的搏动所致,因此其周期与心动周期一致,即脉搏的频率与心跳的频率一致,心动过速、心动过缓、心律不齐等变化都可以通过脉搏的触诊而感知。例如,当我们遇到突然昏迷的人时,可通过确定是否扪及颈动脉搏动,即确定其是否有自主的心跳来判定是否需要对其进行人工心肺复苏急救。

还可以用脉搏记录仪记录脉搏搏动的波形图。脉搏幅度的大小与形态可以在一定程度上反映出心脏瓣膜功能的活动、血管功能状态等。

在传统医学中,脉搏的触诊是一个非常重要的诊治疾病的方法。而且,传统的中医学理论特别注重整体观,在认识脉象形成方面,综合了脏腑气血多方面的关系,有一套系统、深奥的专业理论从脉搏的角度认识机体的功能状况,因此,脉象的变化能在一定程度上反映出脏腑气血发生的病变。

(五)静脉血压和静脉回心血量

静脉是把毛细血管的血液汇集回流输入心脏的血管。静脉系统由于容量大,且易被扩张,从而起到储存血液的作用,因此又称为容量血管。静脉血管的收缩或舒张的变化可起到调节心排血量和回心血量的作用,使循环功能适应机体对不同代谢水平的需要。

1. 中心静脉压与外周静脉压

静脉血最终回流到右心房,此部位的血压最低,通常把右心房和胸腔内大静脉的血压称为中心静脉压,而把其他部分的静脉血压称为外周静脉压。

血液流经微动脉和毛细血管到达微静脉时,血压已经降至 $15\sim20$ mmHg。微静脉的血压几乎无收缩压与舒张压之分,而中心静脉压更低,用汞柱(mmHg)已经难以分辨其变化。人们为增加分辨度常以水柱(cm H_2O)为单位来描述中心静脉压,其正常变动范围为 $4\sim12$ cm H_2O,是反映心血管功能的一项重要指标,其压力高低取决于心脏射血能力和静脉回心血量之间的关系。例如,当发生心力衰竭时,心脏射血能力减弱,回流入心脏的血液不能及时地被射入动脉,导致腔静脉和右心房内积血增加,中心静脉压升高。再如,当静脉回流速度加快或静脉回流血量增多时,中心静脉压也升高。因此,中心静脉压的高低在临床上常作为判断心血管功能的指标之一,并可用于监测补液量和补液速度。

2. 静脉回心血量及其影响因素

如前所述,血液从心室中流入动脉,经过各级动脉分支流入毛细血管,最后通过静脉逐级汇合,最终流入心房。因此,凡是能够影响血流过程、外周静脉压、中心静脉压以及静脉阻力的因素,都可以影响静脉回心血量,主要包括以下几个方面。

(1)体循环平均充盈压。体循环平均充盈压是反映循环系统充盈程度的指标,它反映循环血量和血管系统容量之间的相对关系。当循环血量减少或者容量血管舒张而导致血容量相对不足时,循环系统平均充盈压降低,静脉回心血量减少。相反,当血量增加或容量血管收缩而导致血容量相对过剩时,体循环平均充盈压升高,静脉回心血量则增多。

(2)心脏收缩力。血液在心脏收缩时被射入动脉血管,在心脏舒张时从静脉血管抽吸回流入心脏。因此,当心肌收缩力增强时,心脏搏出量增多,射血分数增加,使得心室内压在舒张早期更低,对心房和大静脉内血液的"抽吸"力量也随之增大。反之,若心肌收缩力减弱,血液回流心脏受影响,则会增加血液在静脉里的淤积。例如,当发生右心功能衰竭时,心肌收缩力减弱,射血能力下降,则舒张期右心室内压增高,静脉回心血量明显减少,使得血液淤积在静脉内,患者会出现颈外静脉怒张、肝脏充血肿大、下肢水肿等一系列体征。同理,在左心功能衰竭时,左心房压和肺静脉压升高,会出现肺淤血、肺水肿等病症。

(3)骨骼肌的挤压作用。人体的静脉回心血量会随着机体运动状态的变化而发生改变。肌肉收缩时,静脉会受到挤压,使静脉血流加快;而且,静脉内有单向开放的瓣膜,使静脉内的血液只能朝向心脏方向流动而不能倒流。由此,肌肉和静脉瓣膜一起对静脉回流起着"泵"的作用,称为"静脉泵"或"肌肉泵"。在运动时,骨骼肌进行节律性舒缩活动(如跑步、行走),能很好地发挥肌肉泵的作用,促进血液回流。肌肉泵的作用对直立时下肢静脉血液回流的意义更为显著,因此,应注意长期站立时要适当活动双腿,促进下肢的静脉回流,降低静脉曲张发生的可能性。

(4)呼吸运动。加强呼吸运动可以促进胸、肺内的静脉回流。如前所述,右心室将血液射入肺动脉,肺部的血液则回流至左心房,这一部分称为肺循环。需要注意的是,胸廓的骨骼与肌肉的血液循环仍然属于体循环,其静脉血液回流进入右心房,这一点需要与肺循环概念区分开来。

另一方面,上、下腔静脉进入胸腔的部分称为中心静脉,中心静脉压受到呼吸运动的影响。当吸气加强时,胸廓内的负压加大,会加强中心静脉血液回流入心脏的抽吸作用。

(5)体位改变。由于血液回流会受到重力的影响,因此,同一部位的血流状态在不同体位时是不一样的。站立位与平卧位的静脉回流状态也是不一样的。当人体从平卧位转为直立位时,身体低垂部分的静脉可因跨壁压增大而充盈扩张,相应地,回心血量减少。此外,人体直立时下肢静脉血液回流心脏还受到静脉瓣功能以及肌肉收缩状态等因素的影响。如果静脉瓣功能不全,则容易出现静脉曲张。所以,当需要长期保持站立位时,应适当活动下肢,促进下肢静脉血液回流。

体位对静脉回心血量的影响在高温环境中更加明显。因为在高温环境中皮肤血管舒张,使得皮肤血管中容纳的血量增加。如果在高温环境中长时间站立不动,则回心血量显著减少,从而出现心排血量减少,脑部供血不足,引起头晕甚至昏厥。长期在高温环境中作业的人应该注意到这一特点并加以预防。

(六)微循环与组织液之间的物质交换

微循环是指微动脉和微静脉之间的血液循环,组织液是指细胞外液。血液循环最根本的功能是进行血液和组织之间的物质交换,实现这一功能的部位在微循环。例如,某一水分子在毛细血管内时,它是血液的成分;当其在毛细血管外时,则是组织液的成分。因此,微循环与组织液生成的关系密切,或者说,微循环与组织液生成是同一个过程的两个方面。

1. 微循环的组成

微循环指从微动脉到微静脉之间的微细血管的血液循环,是血液循环的基本功能单位。不同组织中微循环血管的组成各有特点。例如,人手指甲的微循环形态比较简单,微动脉和微静脉之间仅由呈袢状的毛细血管相连。而骨骼肌和肠系膜的微循环形态则比较复杂。典型的微循环由微动脉、后微动脉、毛细血管前括约肌、真毛细血管、通血毛细血管、动-静脉吻合支、微静脉 7 个部分组成,分别构成了真毛细血管、直通毛细血管、动-静脉吻合支 3 条通路,如图 3-1-11 所示。

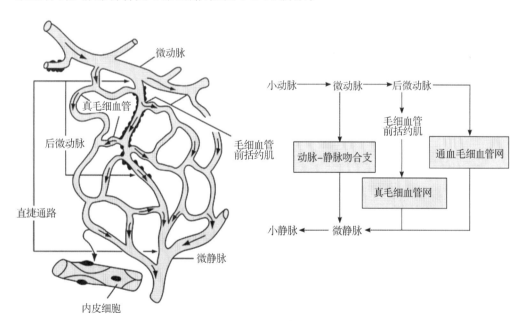

图 3-1-11　微循环的模式

在上述微循环的各个部分中,不同的部分发挥不同特性的功能:

(1)微动脉管壁平滑肌纤维的收缩起着控制微循环血流量的总闸门作用。

(2)微动脉的终末分支为中间微动脉,由内皮和一层不连续的平滑肌纤维构成,这些平滑肌纤维收缩可调节毛细血管的血流量。

(3)真毛细血管是指中间微动脉分支形成的相互吻合的毛细血管网,是物质交换的场所。在没有特别注明时,毛细血管通常指这部分真毛细血管。在真毛细血管网中,血流途径为"微动脉—后微动脉—毛细血管前括约肌—真毛细血管—微静脉"。此过程的通路迂回曲折,相互交织成网状,血流缓慢,有利于物质交换。同时,真毛细血管的管壁薄,仅由不连续的单层内皮细胞构成,通透性大,是血液和组织液之间进行物质交换的场所。在真毛细血管的起点,有少许环行平滑肌纤维组成的毛细血管前括约肌,毛细血管前括约肌起到调节微循环血流量的分闸门作用。由于真毛细血管是执行物质交换的场所,因此其与组织液的生成与回流密切相关。

(4)直捷通路是指中间微动脉与微静脉直接相通、距离最短的毛细血管,其管径比真毛细血管略粗。在直捷通路中,血流途径为"微动脉—直通毛细血管—微静脉",其主要分布于骨骼肌,起到使部分血液快速通过微循环进入静脉的作用。

(5)动-静脉吻合是指微动脉发出并直接与微静脉相通的血管。动-静脉吻合血管的管壁相对真毛细血管而言,管壁较厚,管腔较小,含有较多的纵行平滑肌纤维,并有血管运动神经末梢支配。动-静脉吻合收缩时,血液由微动脉流入真毛细血管;动-静脉吻合舒张时,较多的微动脉血液经此直接流入微静脉。由此可见,动-静脉吻合并非执行物质交换的场所,其功能主要是调节局部组织血流量,从而发挥调节体温的作用。它们主要分布于人体皮肤和某些器官,特别是耳郭、手指、足趾、唇、鼻等处。在环境温度适宜时,动-静脉短路大多数是关闭的,有利于体内热量的保存;当环境温度升高时,动-静脉吻合支开放增多,皮肤血流量增多,有利于体热散失。这就是在过热或者是剧烈运动时出现"面红耳赤"的原因。

2. 血液和组织液之间的物质交换

组织液是指组织细胞之间的空间中充满的液体,它是细胞生存的直接环境,细胞从组织液中摄取其赖以生存的养分,并把其代谢产物排到组织液,因此称组织液为内环境。组织液通过毛细血管与血液进行物质交换。如前所述,某一水分子在毛细血管内时,它是血液的成分,当其通过由不连续的单层内皮细胞转移到毛细血管外时,它就成了组织液的成分。血液通过与组织液的物质交换来实现供给细胞养分并带走细胞代谢产物的功能,这是循环系统的功能与目的。

那么,毛细血管内的血液与组织液的交换是如何发生的呢?下面先对毛细血管内的成分进行受力分析,从图 3-1-12 中可以了解到以下 4 点:

(1)毛细血管血压:推动血浆成分滤出到组织液,促进组织液生成。

(2)组织液胶体渗透压:吸引血浆成分滤出到组织液,促进组织液生成。

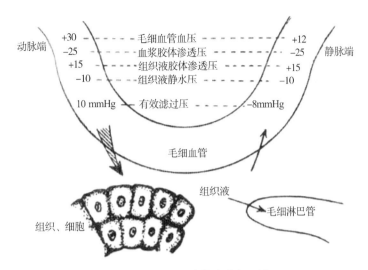

图 3-1-12 组织液的生成与回流

（3）血浆胶体渗透压：吸引血浆成分留在血液中，阻止组织液生成。

（4）组织液静水压：阻止血浆成分滤出到组织液，阻止组织液生成。

这 4 种力量中，前两者是促使液体由毛细血管向组织液滤过的力量，而后两者是阻止组织液生成的力量，或者说是将液体从组织液重吸收入毛细血管的力量。这四者的综合力量为促进液体滤过与促进液体重吸收的力量之差，其促进组织液生成，称为有效滤过压，即有效滤过压＝（毛细血管血压＋组织液胶体渗透压）－（血浆胶体渗透压＋组织液静水压）。

从图 3-1-12 中可知，在动脉端，有效滤过压是从毛细血管内向组织液方向的 10 mmHg；在静脉端，有效滤过压是从组织液向毛细血管内方向的 8 mmHg。不同方向的有效滤过压使得血浆成分在动脉端滤出毛细血管进入组织液，即组织液生成；在静脉端组织液重新回到毛细血管，即组织液重吸收。由此形成了毛细血管内血浆成分与组织液成分的交换，而组织液再通过细胞膜与细胞进行物质交换。血液循环因此而实现了其为保障机体新陈代谢正常进行的物质转运生理功能。

3. 影响组织液生成的因素

在正常情况下，组织液不断生成，同时又不断被重吸收，两者之间维持着动态平衡。一旦这种动态平衡受到破坏，无论是组织液的滤过生成量过多，还是被重吸收量减少，都会造成组织间隙中潴留过多的组织液，称之为组织水肿。很多原因都可导致水肿的发生，从原理上可以归纳为以下 4 个方面。

（1）毛细血管血压：从前述组织液生成的过程可知，毛细血管血压促进组织液生成，阻止组织液回流。因此，动脉端毛细血管血压增高可促进组织液生成，而静脉端毛细血管血压增高则阻碍组织液回流，可引起组织水肿。

（2）血浆胶体渗透压：由血浆蛋白形成,吸引组织液回流。在营养不良时,血浆蛋白减少,可引起水肿。一些慢性肝脏疾病也会引起血浆蛋白的合成减少,而某些肾脏疾病会导致血浆蛋白丢失,这些疾病都可使血浆胶体渗透压降低,有效滤过压增大,组织液生成增加,回流减少,进而出现水肿。

（3）淋巴液回流：由毛细血管滤出的液体约 10% 通过淋巴管道回流,并最终汇入静脉。因此,淋巴液回流受阻可致组织液回流减少,从而导致组织液静水压升高。

（4）毛细血管通透性：如前所述,毛细血管由单层、不连续的内皮细胞构成,即毛细血管对物质有一定的通透能力;毛细血管壁通透性增大可使组织液生成增多。例如,当人发生过敏反应时会出现水肿,这主要是因为过敏原使局部组织大量释放组胺,导致毛细血管壁通透性增大,组织液生成增多,进而导致局部水肿。

（七）淋巴液的生成和回流

由毛细血管滤出的液体约 10% 通过淋巴管道回流,并最终汇入静脉。换言之,淋巴管系统是组织液向血液回流的一个重要的辅助系统。淋巴回流的速度比较缓慢,但是其在组织液生成和重吸收的平衡中起着非常重要的作用。毛细淋巴管以盲端形式起始于组织间隙,并彼此相互吻合成网,逐渐汇合形成较大的淋巴管,最终通过胸导管和右淋巴导管流入静脉。

淋巴系统中除了淋巴管道外,还包括淋巴组织和淋巴器官。因此,淋巴系统还具有重要的免疫功能,对机体的健康起着重要的保护作用。

需要注意的是,俗称的"淋巴排毒"指的是另一个概念,与这里介绍的淋巴系统是完全不同的含义。"淋巴排毒"是人们在保健中常用的一种通俗说法,不要将其与西医中的淋巴混淆。

第二节　心血管系统功能的调节

人体置身于复杂的外部环境中,进行着各种不同状态、强度的活动,环境的各种因素以及自身活动的变化都会对人体产生影响。但是,人体是一个复杂而又精密的系统,其各个部分密切协调,共同调节着每一个系统、器官的功能,维持各器官、系统功能稳定在正常范围内,并对外界环境变化做出适应性反应。这些调节机制虽然复杂,但很多机制已被人们所掌握,并在医学中加以应用。学习、了解这些相关的理论知识,并将其合理地运用到日常生活中,对促进身体健康是非常有益的。

人体对身体的各系统、器官的调节机制虽然复杂,但大体上可以归纳为神经调节、体液调节、自身调节3个类别。

(1)神经调节:通过神经系统的活动对机体功能进行的调节。这个调节的过程包括5个步骤:①刺激信号被其相应的感受器接收;②由传入神经将其信号传递给神经中枢;③神经中枢对该信号进行加工整理;④将加工整理后的信号传递到传出神经;⑤传出神经将这个信号最终传递给效应器,并由效应器按照这个指令做出应答,这个过程称为反射。换言之,反射是指机体在中枢神经系统的参与下,对内、外环境刺激所做出的规律性应答活动。反射是神经调节的基本方式。完成反射的结构包括感受器、传入神经、神经中枢、传出神经和效应器5个部分,这5个部分称为反射弧。反射弧是反射的结构基础,在反射弧的结构和功能完整的基础上。反射才得以进行,倘若反射弧的任何一个环节被阻断,则反射无法完成。

(2)体液调节:通过体内产生的各种生物活性物质对机体生理功能进行的调节。这些生物活性物质主要是各类激素,还有一些其他的生物活性物质。各种激素由体内不同的内分泌细胞所分泌,并通过血液运输到全身,执行着特定的调节功能。与体液调节相比,神经调节迅速而精确,而体液调节缓慢、持久而弥散。但是,神经调节与体液调节两者关系非常密切,并非绝对独立,因为产生各种激素的内分泌腺体本身也受到神经支配;而且,在神经调节中发挥作用的某些神经递质与内分泌腺体分泌的某些激素的化学物质是相同的。

(3)自身调节:体内的组织、细胞不依赖于神经或体液因素,其自身对环境刺激进行的适应性反应过程。通常而言,自身调节的范围与强度不如神经调节与体液调节广泛,但是,在某些器官的某些功能方面起到十分重要的作用。

上述这些理论与传统医学中的"阴平阳秘""阴阳平衡"是一致的。虽然传统医学与现代医学两者在解释机体健康时所用的理论体系不同,但是其核心是一致的。而且,在传统医学中,先人们建树的理论非常注重整体观,强调"天人合一"的理念,这一点是在学习、运用现代知识理论的过程中需要注重的。

一、神经调节

(一)心血管系统的神经支配

1. 心脏的神经支配

心脏主要受到心交感神经、心迷走神经的共同支配,此外,还有部分的肽能神经也参与了心脏功能的调节。

（1）心交感神经：包括左、右两支，其神经元起自脊髓 T1～T5 段的中间外侧柱，在颈交感神经节内换元后，其神经纤维组成心脏神经丛，支配整个心脏，包括窦房结、房室交界、房室束、心房肌和心室肌。

心交感神经节后纤维释放的递质是去甲肾上腺素，去甲肾上腺素与心肌细胞膜上的 β_1 亚型肾上腺素能受体结合。产生效应：①心跳频率加快；②心房肌与心室肌收缩力度加强；③房-室交界的传导速度加快，心跳起搏的传导加快。

这些变化有利于心室在收缩期射血，而且，心室舒张早期室内压降低的速率加快有利于心室舒张期充盈。

在作用机制上，交感神经末梢释放的去甲肾上腺素作用于心肌细胞膜的 β_1 肾上腺素能受体，激活腺苷酸环化酶环化 ATP，使心肌细胞内 cAMP 的浓度升高，由此激活蛋白激酶，使胞内蛋白质磷酸化加强，并激活心肌细胞膜上的钙通道。产生效应：①心肌细胞动作电位平台期 Ca^{2+} 内流加强，动作电位时程缩短；②细胞内肌浆网释放 Ca^{2+} 也增加，心肌细胞中 Ca^{2+} 浓度升高，使心肌收缩能力增强，每搏输出量增加；③对 Ca^{2+} 的释放速度加快，加速肌质网对 Ca^{2+} 的回收，使心肌的舒张过程也加速；④促进自律细胞 4 期的内向电流，使其 4 期自动去极化速率加快，窦房结的自律性增高，心率加快；⑤在房室交界处，去甲肾上腺素通过增加细胞膜上钙离子通道开放的概率而增加 Ca^{2+} 内流，使慢反应细胞 0 期去极化速率加快，房-室传导时间缩短。这部分的作用机制比较复杂，可以结合前面介绍的心脏组织的生理学特性加以理解。

（2）心迷走神经：心迷走神经的神经元位于延髓的迷走神经背核和疑核，其神经纤维沿迷走神经干走行，在胸腔内与心交感神经一起组成心脏神经丛，并和交感纤维伴行进入心脏。

心迷走神经释放的神经递质是乙酰胆碱，作用于心脏，产生与交感神经相反的调节效应，导致心率减慢、心房肌收缩能力减弱、房室传导速度减慢。

在作用机制上，乙酰胆碱作用于 M 型胆碱能受体，通过 Gi 蛋白抑制腺苷酸环化酶，导致细胞内 cAMP 浓度降低，使肌浆网释放 Ca^{2+} 减少，导致心肌收缩能力减弱。对于窦房结细胞，乙酰胆碱和 M 胆碱能受体结合可激活细胞膜上的 IKach 钾通道，使细胞内的 K^+ 外流增加，从而增大最大复极电位的绝对值，使自动去极化过程中达到阈电位所需的时间变长，窦房结的自律性降低，心率减慢。而且，乙酰胆碱可抑制 4 期的内向电流 If，从而使心率减慢。此外，乙酰胆碱还可抑制钙离子通道，减少 Ca^{2+} 内流，使房室交界的慢反应细胞动作电位 0 期上升幅度减小，上升速率减慢，进而使房室传导速度减慢。可以结合前面介绍的心脏组织的生理学特性来理解乙酰胆碱的作用机制。

简而言之,支配心脏的交感神经与迷走神经对心脏的功能起到相互拮抗的调节作用,使心脏功能维持正常。

2. 血管的神经支配

各类血管中,除真毛细血管由单层、不连续的内皮细胞构成外,其他血管壁均分布有不同程度的平滑肌。与心脏一样,这些血管平滑肌也受到交感神经与副交感神经的支配,使血管平滑肌收缩与舒张,从而使血管收缩与舒张,调节血压与血流。其中,使血管收缩效应加强的神经称为缩血管神经,使血管舒张效应加强的神经称为舒血管神经。需要注意的是,缩血管神经与舒血管神经是从神经支配产生的效应而命名的。交感神经中有一部分可产生收缩血管的效应,有一部分可产生舒张血管的效应。但是,副交感神经产生的效应都是使血管舒张。换言之,缩血管神经都属于交感神经,也被称为交感缩血管神经。而舒血管神经则有交感舒血管神经与副交感舒血管神经两类。不过,交感舒血管神经与副交感舒血管神经对血管的调节机制是不一样的。

(1)交感神经及其作用:交感缩血管神经起源于位于脊髓胸、腰段的中间外侧柱,在位于椎旁和椎前神经节内换神经元,其神经末梢支配血管平滑肌,发挥其对血管收缩与舒张的调节功能。

不同部位的血管平滑肌细胞膜上分布有不同的受体,它们与交感神经递质结合后产生不同的效应,其中,引起血管收缩效应的交感神经称为交感缩血管神经,而引起血管舒张效应的交感神经称为交感舒血管神经。

几乎全身所有血管壁都分布有交感缩血管神经,但在不同部位的血管中分布的密度不同。交感缩血管神经分布最密的部位是皮肤血管,其次是骨骼肌和内脏的血管,而在冠状血管和脑血管中分布较少。就同一器官内的血管而言,交感缩血管神经在动脉中的分布密度高于静脉,其中微动脉中分布密度最高,而在后微动脉和毛细血管前括约肌中分布很少。交感舒血管神经在人体内并不多,而在猫、狗等动物中有显著的分布。

(2)副交感神经及其作用:人体的一些器官的血管平滑肌除了受交感缩血管神经支配外,还受到副交感神经支配。副交感神经兴奋产生的调节效应是促进血管舒张,因此也称为副交感舒血管神经。但是,副交感舒血管纤维的活动只对器官组织局部血流起调节作用,对循环系统总的外周阻力的影响很小。副交感舒血管纤维引起血管舒张的机制是副交感神经末梢释放的乙酰胆碱和血管平滑肌的 M 型胆碱能受体结合。

除上述的交感神经与副交感神经外,支配血管的神经还有脊髓背根舒血管神经、血管活性肠肽神经等,它们都可以引起血管舒张,使局部组织血流增加。

（二）心血管活动的神经中枢

如前所述，神经系统对机体功能的调节以反射进行，而反射的结构基础是反射弧，神经系统对心血管活动的调节也不例外。其反射弧的神经中枢为心血管中枢，即中枢神经系统中与调节心血管活动有关的神经元集中的部位。比较复杂的是，心血管中枢并非集中于中枢神经系统的某一个部位，而是分布在从脊髓到大脑皮层的各个水平的中枢神经系统中，它们起到的调节功能各有不同，但又有非常严密的联系，使整个心血管系统的活动协调一致，并与整个机体的活动相适应。

心血管活动最基本的神经调节中枢位于延髓。这意味着，只要保留延髓及其以下中枢部分的功能完整，机体就可以维持心血管正常的紧张性活动，并完成一定的心血管反射活动。反之，如果位于延髓的心血管活动调节中枢遭到损坏，则心血管最基本的活动也会丧失，会直接导致生命的终止。

在延髓以上的脑干部分以及大脑和小脑中也存在心血管中枢，这些中枢在心血管活动调节中也起到重要的作用，特别是对心血管活动和机体其他功能之间复杂的整合方面起着重要的调节作用。例如，人体在体温调节、摄食等维持生命的活动中，在产生恐惧或发怒等情绪反应的过程中，都同时有相应的心血管活动的变化。下丘脑在这些生理反应与心血管活动的整合中起到重要的作用。

大脑的某些特定的部位，如颞极、额叶的眶面，以及扣带回的前部、杏仁、隔核、海马等边缘系统的结构，都能影响下丘脑和脑干中的心血管神经元的活动。大脑皮层的运动区兴奋时，除了引起相应的骨骼肌收缩，还可引起分布于骨骼肌的血管舒张。

此外，刺激小脑的某些部位也可引起相应的心血管活动的反应。例如，刺激小脑顶核可引起血压升高、心率加快。因此，这些心血管效应可能与小脑顶核参与的姿势和体位反射相适应。

（三）心血管反射

机体每天都在不停地运动，处于不同的活动状态，如运动、睡眠等，有时还要承受外部环境的剧烈变化，而人体在不同的活动状况下，体内各器官组织的代谢水平是不同的，对血液供应的需求也不相同。心血管活动在神经调节下进行适应性反射，使得心脏的做功、血管的收缩与舒张活动等能适应当下所处的活动状态的需要。这些心血管反射主要有以下几个方面。

1. 颈动脉窦和主动脉弓压力感受性反射

颈动脉窦和主动脉弓压力感受性反射是指当血压发生变化时，颈动脉窦和主动脉弓压力感受器可接收到血压变化的刺激,并通过相应的反射弧途径反射性地使血压发生相应的变化。

(1)动脉压力感受器:位于颈动脉窦和主动脉弓血管外膜下的感觉神经末梢,图 3-2-1所示为动脉压力感受器与化学感受器的解剖位置与结构。需要注意的是,动脉压力感受器所接收的刺激并非血压本身,而是随着血压变化出现的血管壁的机械牵张程度的变化。当动脉血压升高时,其管壁被牵张的程度也相应增加,压力感受器发放的神经冲动也随之增加。

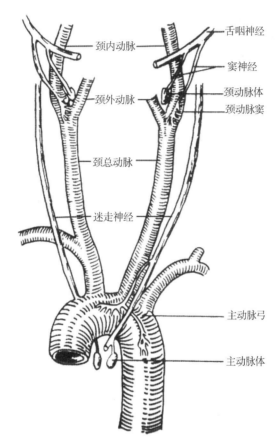

颈内动脉
舌咽神经
窦神经
颈外动脉
颈动脉体
颈动脉窦
颈总动脉
迷走神经
主动脉弓
主动脉体

图 3-2-1 动脉压力感受器与化学感受器的位置结构示意

(2)压力感受器反射效应:颈动脉窦和主动脉弓的压力感受器将其感受到的血压变化带来的刺激沿相应的反射弧上传,最终反射性地引起血压向相反的方向调整。其发生的效应有两个方面:①当动脉血压升高时,该反射的效应是使心率减慢,外周血管阻力降低,血压回降,此反射也称为降压反射;②当动脉血压降低时,该反射的效应是使心率加快,外周血管阻力增大,血压回升,此反射也称为升压反射。换句话说,压力感受器反射的效应是使血压向着与原来血压变化相反的方向进行调整。因此,压力感受器反射有利于将机体血压维持在一个稳定的状态,是一种负反馈性调节,对日常活动中维持正常血压起到非常重要的作用。

如果用手指牵拉颈部颈动脉窦所在的部位,则颈动脉窦可接收到张力刺激信号,是一个类似于血压升高所产生的刺激信号,其也会通过压力感受器反射引起血压下降。如果按压阻断或者减少颈部颈动脉血流,则颈动脉窦也可接收到一个类似于血压降低所产生的刺激信号,也会通过压力感受器反射引起血压升高。因此,要保护好颈部,不要随意影响颈部的血流和血压,以避免不适甚至发生危险。

2. 颈动脉体和主动脉体化学感受性反射

颈动脉体和主动脉体化学感受性反射是指血液的化学成分(血液中的氧、二氧化碳以及氢离子的含量)发生变化,可刺激颈动脉体和主动脉体化学感受器,并通过相应的反射弧途径,反射性地使压力发生相应的变化。

(1)动脉化学感受器:位于颈动脉体和主动脉体,见图 3-2-1。在颈总动脉分叉处和主动脉弓区域存在一些特殊的细胞团,它们能感受血液中化学成分的变化。具体地讲,当出现缺氧、CO_2 分压过高、H^+ 浓度过高时,这些感受器会接收到刺激信号,因此称为化学感受器。

(2)化学感受器反射效应:当化学感受器受到刺激产生兴奋时,其神经冲动分别由颈动脉窦神经和迷走神经传入延髓孤束核,然后使延髓内呼吸神经元和心血管神经元的活动发生改变。化学感受性反射的效应是使呼吸加深加快,心排血量增加,外周血管阻力增大,血压升高。

需要注意的是,与压力感受器可以感受到刺激加强与减弱两个方面的变化不同,化学感受器所接收的刺激是单向的,感受到的是 O_2 分压下降、CO_2 分压过高、H^+ 浓度过高的刺激。其产生的调节效应也是单向的,即使血压升高。因此,化学感受器反射不能起到类似压力感受器反射那样的双向的负反馈性调节,在维持血压正常方面的作用有限。但是,化学感受器反射可引起呼吸加强,而且,其感受的刺激因素是 O_2 分压下降、CO_2 分压过高、H^+ 浓度过高,这些也与呼吸功能的变化有关。化学感受器反射对呼吸系统的调节具有重要的作用,详见下一章。

3. 心肺感受器引起的心血管反射

在心房、心室、肺循环大血管壁等部位也分布有一些感受器,称为心肺感受器。心肺感受器可接收机械性的牵张刺激和某些化学物质的刺激。因此,当心房、心室或肺循环的大血管内压力升高,或血容量增多使心脏/血管壁受到牵张刺激时,这些机械感受器/压力感受器发生兴奋。在正常的生理状态下,心房壁的牵张主要由回心血量增多引起,故心房壁的牵张感受器也被称为容量感受器。

需要注意的是,与前述的颈动脉窦、主动脉弓压力感受器相比,心肺感受器位于循环系统压力较低的部分,故颈动脉窦、主动脉弓压力感受器被称为高压力感受器,而心肺感受器被称为低压力感受器。

此外,心肺感受器还能感受到某些化学物质的刺激,这些化学物质包括前列腺素、缓激肽等内源性物质,以及某些药物,如藜芦碱等。

心肺感受器受刺激引起的反射效应通常是心交感神经兴奋性降低,心迷走紧张兴奋性加强,因此会出现心率减慢,心排血量减少,外周血管阻力降低等反应,引起血压下降。此外,心肺感受器兴奋能明显抑制肾交感神经活动,使肾血流量增加,肾排水和排钠量增多。这些反应体现了心肺感受器引起的反射在循环血量、体液的量以及成分的调节中也具有重要的意义。

4. 躯体感受器引起的心血管反射

用低强度或中等强度的低频电脉冲刺激骨骼肌传入神经,可引起降血压效应;而用高强度、高频率电刺激皮肤传入神经,则可引起升血压效应。因此,刺激躯体传入神经也可引起相应的心血管反射,反射的效应取决于刺激的强度和频率以及感受器的性质等。在日常生活中,肌肉活动、皮肤温度刺激以及各种伤害性刺激都能引起心血管反射。

在传统医学中,常用针刺治疗某些心血管疾病,也有很好的疗效,其机制与躯体感受器引起的心血管反射是一致的。用针刺激肌肉或皮肤的某些感受器,可通过复杂的中枢神经系统的调节机制,使异常的心血管活动得到调整。

5. 其他内脏感受器引起的心血管反射

在某些内脏组织中还存在内脏感受器,当其受到刺激时,也会通过传入神经纤维行走于迷走神经或交感神经内,引起相应的心血管活动变化。例如,肺、胃、肠、膀胱等空腔器官被扩张,或者睾丸等内脏被挤压,常可引起心率减慢、外周血管舒张、血压降低等反应。

6. 脑缺血反应

当脑血流量减少时,心血管中枢的神经元也会发生反应,引起交感缩血管神经紧张性显著加强,外周血管高度收缩,动脉血压升高,这个反应称为脑缺血反应,其对维持大脑的血液供应有一定的意义。此外,长期精神高度紧张、剧烈的情绪变化也会引起血压显著升高,甚至出现脑出血。

二、体液调节

血液和组织液中的一些生物活性物质可对心脏与血管的活动起到调节作用,称为心血管活动的体液调节。体液调节因素的种类较多,作用机制复杂,且其发挥作用的途径也不尽相同。有些调节因素通过血液循环广泛作用于心血管系统,而有些调节因素是在局部组织中形成生物活性物质和代谢产物,仅在局部组织调节血流。

(一)肾素-血管紧张素系统

肾素-血管紧张素系统的主要成分包括肾素和不同亚型的血管紧张素。血管紧张素有血管紧张素Ⅰ、血管紧张素Ⅱ、血管紧张素Ⅲ三种。有时还出于功能的相关性,把醛固酮也纳入进来,称为肾素-血管紧张素-醛固酮系统。这几种成分之间的关系如图 3-2-2 所示。

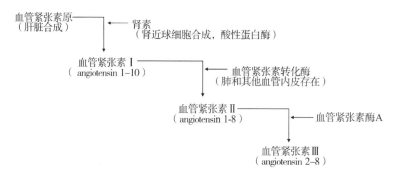

图 3-2-2　肾素-血管紧张素系统

(1)肾素:由肾脏的近球细胞合成和分泌的一种酸性蛋白酶,经肾静脉进入血液循环,作用于血浆中的血管紧张素原。

(2)血管紧张素原:由肝脏合成,释放入血液中时不具备生物学活性,其在肾素的作用下水解,生成血管紧张素Ⅰ(10 肽)。

(3)血管紧张素Ⅰ:刺激肾上腺髓质分泌肾上腺素,直接收缩血管的作用不明显。

(4)血管紧张素Ⅱ:肺脏组织的血管内皮可以合成血管紧张素转换酶,血管紧张素转换酶释放入血后可将血管紧张素Ⅰ水解,脱去两个氨基酸,成为 8 肽的血管紧张素Ⅱ。

(5)血管紧张素Ⅲ:血管紧张素Ⅱ在血管紧张素酶 A 的作用下,再脱去一个氨基酸,成为 7 肽的血管紧张素Ⅲ。

血管紧张素家族中最重要的是血管紧张素Ⅱ,它是已知的最强的缩血管活性物质之一,而血管紧张素Ⅰ对体内多数组织、细胞不具有活性,其缩血管活性较弱。血管紧张素Ⅲ的生物学效应也显著弱于血管紧张素Ⅱ。

血管紧张素Ⅱ的作用机制:①血管紧张素受体广泛存在于血管平滑肌上,它们与血管紧张素Ⅱ结合,可使全身微动脉收缩,血压升高;②可使静脉收缩,回心血量增加;③可作用于交感缩血管神经末梢,使交感神经末梢释放的去甲肾上腺素增多,这几方面的作用均使外周血管阻力增大,血压升高;④可作用于中枢神经系统内一些神经元的血管紧张素受体,通过中枢机制使血压升高;⑤可使血管升压素释放增加,引起渴觉增强,增加觅水、饮水行为,从而增加血容量,使血压升高;⑥可使促肾上腺皮质激素的释放增加,刺激肾上腺皮质球状带细胞合成和释放醛固酮,而醛固酮可促进肾脏远曲小管和集合管对 Na^+ 和水的重吸收,最终也使血容量增加,血压升高;⑦可抑制压力感受性反射,使血压升高引起的心率减慢、血压回降等负反馈调节效应明显减弱。因此,血管紧张素Ⅱ有很强的升高血压的调节作用,肾素-血管紧张素系统的功能异常可以引发一些心血管疾病,如高血压等。

由于血管紧张素Ⅱ升压作用显著,因此临床上治疗高血压的某些药物正是围绕阻碍血管紧张素Ⅱ合成而设计的,具有代表性的是血管紧张素转化酶抑制剂类药物和血管紧张素Ⅱ受体阻断剂类药物,如卡托普利、缬沙坦等,都可以起到降压的效果,两者联合应用效果更强。但是,高血压的用药是个复杂的问题,需要在医生的指导下进行,以避免药物的类型、剂量应用不合适而引起严重的后果。

(二)肾上腺素与去甲肾上腺素

肾上腺素与去甲肾上腺素也是一类对心血管功能具有强大的调节效应的生物活性物质。循环血液中的肾上腺素和去甲肾上腺素主要来自肾上腺髓质。肾上腺髓质释放的儿茶酚胺中,肾上腺素约占 80%,去甲肾上腺素约占 20%。此外,体内的去甲肾上腺素有一小部分来自肾上腺素能神经末梢释放的神经递质。

在化学结构上,肾上腺素和去甲肾上腺素都属于儿茶酚胺。肾上腺髓质首先合成去甲肾上腺素,然后在甲基转移酶的作用下加上一个甲基,最后生成肾上腺素。肾上腺素和去甲肾上腺素与交感神经末梢合成的神经递质不同,交感神经末梢中缺少甲基转移酶,因此,在神经递质的合成过程中,生成的去甲肾上腺素不能进一步转化成肾上腺素,而是以去甲肾上腺素的形式作为神经递质释放出来。所以,交感神经末梢释放的神经递质是去甲肾上腺素而不是肾上腺素。

但是,肾上腺素和去甲肾上腺素的生理学作用有很多共同之处,而且神经调节与体液调节的效应往往不能绝对分开,它们是协调作用的。然而,血液循环中的肾上腺素和去甲肾上腺素对心脏与血管的调节作用的差别也是非常重要的。肾上腺素能受体有 α 和 β 两类,其中 α 类又分为 α_1 与 α_2 两个亚型,β 类也分为 β_1 与 β_2 两个亚型。不同亚型受体被激活后产生的生物学效应有别,而且,不同亚型的肾上腺素能受体在心脏、血管中的分布也不一致。虽然去甲肾上腺素能与 α 和 β 两类受体结合,但是,其对 α 受体的亲和力显著大于对 β 受体的亲和力。

心脏的肾上腺素能受体主要是β受体,肾上腺素与β肾上腺素能受体结合,产生正性变时与正性变力作用,使心率加快,心排血量增加,血压也升高。而血管既有α受体也有β受体。肾上腺素对血管的调节作用:与α受体结合使血管收缩,与β受体结合使血管舒张。因此,肾上腺素对血管的调节效应视该组织内血管平滑肌上分布的肾上腺素能受体亚型而定。例如,皮肤、肾脏、胃肠的血管平滑肌上α肾上腺素能受体占优势,而骨骼肌和肝的血管平滑肌上β肾上腺素能受体占优势,所以肾上腺素可使皮肤、肾脏、胃肠的血管收缩,血流量减少,而使骨骼肌和肝的血管舒张,血流量增加,这有利于机体在应激情况下血流的重新分布。

此外,肾上腺素和去甲肾上腺素的作用还与其剂量有关。小剂量的肾上腺素更显著地显示出兴奋β_2肾上腺素能受体的效应,使β_2受体优势的血管舒张,血管总外周阻力减小;而大剂量的肾上腺素兴奋α肾上腺素能受体的效应更为显著,使α受体优势的血管收缩,血管总外周阻力增大。

去甲肾上腺素与α受体的结合力最强,静脉注射去甲肾上腺素可使全身血管广泛收缩,动脉血压升高,因此,临床上常将肾上腺素用作强心药,而将去甲肾上腺素用作升压药。去甲肾上腺素只能通过静脉给药,绝对不能采用肌肉注射或者皮下给药的方式,否则会引起给药部位的皮肤、肌肉组织因局部血管强烈收缩而缺血坏死。

(三)血管升压素

血管升压素由下丘脑的视上核和室旁核的神经元合成,沿着下丘脑-垂体束进入垂体后叶,在垂体后叶储存,当机体需要时由垂体后叶释放入血。因此,血管升压素的合成和释放过程也称为神经分泌。

血管升压素的分泌受到血浆渗透压与血容量的调节。体内的血浆渗透压升高和血容量下降会刺激上述神经分泌过程,使血管升压素水平增高。血管升压素与肾脏的远曲小管和集合管上的相应受体结合,促进肾脏的肾小管对水的重吸收,故血管升压素也称为抗利尿激素。例如,当机体缺水、失血、血浆晶体渗透压升高时,血管升压素释放增加,促进肾脏重吸收水,机体保水增加,血容量也相应增加,血压升高。因此,血管升压素对调节血容量、血浆晶体渗透压、动脉血压均起到重要的作用。

(四)心房钠尿肽

心房钠尿肽也称为心房利钠因子,是一类由心房肌细胞合成和释放的多肽,由28个氨基酸构成。其对心血管的主要调节功能包括:①扩张血管,从而降低外周阻力;②降低心率,使每搏输出量减少,从而减少心排血量;③作用于肾脏的相应受体,促进肾排钠排水；④抑制肾脏球旁细胞释放肾素，抑制肾上腺皮质球状带细胞释放醛固酮，从而缓解肾素-血管紧张素-醛固酮系统的作用效应；⑤抑制脑内血管升压素的释放。这些功能的效应是使机体血容量减少，心排血量减少，血压下降。

（五）血管内皮生成的血管活性物质

血管内皮细胞不仅起到构成血管光滑的内表面的作用，还生成并释放多种血管活性物质，调节血管平滑肌舒张或收缩，从而在维持血压的功能方面起到重要的作用。这些来源于血管内皮细胞的血管活性物质大体可分为缩血管物质和舒血管物质两类。

1. 血管内皮生成的缩血管物质

血管内皮细胞也可合成并释放多种缩血管物质，它们都称为内皮缩血管因子，其中最具代表性的是内皮素，它是已知的最强烈的缩血管物质之一，并可引起持续时间较长的升血压效应。内皮素是一种由 21 个氨基酸构成的多肽，血管内血流对内皮产生的切应力可刺激内皮细胞合成和释放内皮素。

2. 血管内皮生成的舒血管物质

由血管内皮合成并释放的舒血管物质也不少。例如，血管内的搏动性血流对内皮产生的切应力可以激活内皮细胞内的前列环素合成酶，促进内皮细胞合成前列环素，其也称为前列腺素 I_2，具有使血管舒张的生物学效应。

在众多的血管内皮舒血管物质中，有一类非常重要的物质——内皮舒张因子，其化学结构是一氧化氮（NO）。这种熟悉的气体分子在体内可来源于 L-精氨酸，它可激活血管平滑肌内的鸟苷酸环化酶，使 cGMP 浓度升高，抑制钙通道，降低游离 Ca^{2+} 浓度，从而起到舒张血管的作用。影响 NO 释放的因素比较多，当血压突然升高时，血流对血管的切应力增大，刺激血管内皮细胞释放 NO，NO 扩张阻力血管，血压下降。低氧也可刺激血管内皮释放 NO，产生扩张局部血管的作用，起到缓解缺氧的效应。此外，内皮细胞表面存在 5-羟色胺受体、ATP 受体、P 物质受体、M 型胆碱能受体等，当这些受体被相应的物质激活后，也可促进内皮细胞释放 NO。一些缩血管物质，如去甲肾上腺素、血管紧张素Ⅱ、血管升压素等，均可促进内皮释放 NO，从而缓解这些缩血管物质对血管平滑肌的直接收缩效应。

（六）激肽释放酶-激肽系统

激肽释放酶是体内的一类蛋白酶，可促进激肽原分解为激肽。激肽具有舒张血管平滑肌的作用，并增加毛细血管的通透性，从而参与对动脉血压的调节，使血管舒张，血压降低。

(七)前列腺素

前列腺素是一类不饱和脂肪酸,几乎全身的组织细胞都含有生成前列腺素的酶,因此,前列腺素广泛地存在于全身各部位的组织细胞。按照分子结构的差别,可将前列腺素分为多种类型,不同类型的前列腺素对血管平滑肌的作用也不同。例如,前列腺素 E_2（PGE_2）具有强烈的舒血管作用,而前列腺素 I_2（PGI_2,也称为前列环素）则有强烈的舒血管作用,而且它还是局部致炎因子。前列腺素 $F_{2\alpha}$（$PGF_{2\alpha}$）可使静脉收缩。此外,它们的合成还广泛地受到其他血管活性物质的影响。例如,去甲肾上腺素和血管紧张素 II 等缩血管物质与血管平滑肌上相应的受体结合,引起血管平滑肌收缩,同时促进血管平滑肌生成 PGE_2 和 PGI_2。因此,前列腺素对血管的调节效应情况复杂。

(八)阿片肽

体内有多种阿片肽。由垂体释放的 β-内啡肽与促肾上腺皮质激素由同一个前体转化而来。β-内啡肽和促肾上腺皮质激素在应激状态下可同时被释放入血。促肾上腺皮质激素通过刺激靶腺发挥升压作用,而 β-内啡肽使血压降低。与前面介绍的几种血管活性物质的作用途径不同,β-内啡肽降血压的机制主要是干预心血管中枢活动。分泌到血浆中的 β-内啡肽可由血液运行入脑,并与某些心血管活动中枢的神经核团阿片受体结合,抑制交感神经紧张活动,增强心迷走神经紧张活动。此外,阿片肽也可与外周的阿片受体结合来发挥降压作用。

传统医学中,可通过针刺某些穴位来治疗高血压。研究发现,针刺这些穴位也可引起脑内阿片肽的释放。可见,现代医学与传统医学有相通之处。

(九)组胺

组胺由组氨酸经脱羧酶作用而产生,具有强烈的舒血管作用,并能增加毛细血管和微静脉管壁的通透性。在皮肤、肺、肠黏膜等许多组织的肥大细胞中含有大量的组胺。当组织损伤或发生炎症、过敏反应时,这些组织中的肥大细胞将组胺释放出来,引起强烈的舒血管效应;同时,毛细血管和微静脉管壁的通透性增加,促进血浆漏入组织,导致局部组织水肿。

(十)肾上腺髓质素

肾上腺髓质素是一种由 52 个氨基酸残基组成的生物活性多肽,由于最初在人的肾上腺嗜铬细胞瘤提取物中分离得到而被称为肾上腺髓质素。后来发现,体内几乎所有的组织都分布有肾上腺髓质素,其中在肾上腺、肺、心房等组织中最多。与肾上腺髓质素特异性结合的受体广泛分布在心、肝、脾、肺、骨骼肌等组织中;在许多血管的内皮和平滑肌细胞上也分布有肾上腺髓质素受体。肾上腺髓质素可促进血管内皮细胞合成和释放 NO,舒张血管。

此外,体内还有其他体液因子也参与对血管活动的调节,如神经肽酪氨酸具有缩血管作用,还有血管活性肠肽、肌苷等都参与了心血管活动的调节。

三、自身调节

自身调节是指不依赖于神经系统与体液因素而独立进行的调节活动。对于器官组织血流量的局部自身调节,一般有局部代谢产物学说和肌源学说两种机制。

(一)局部代谢产物的自身调节

组织细胞代谢需要氧,同时产生各种代谢产物。当组织代谢活动增强时,局部组织的氧分压降低,积聚的代谢产物增加,其中,CO_2、H^+、K^+、ATP、腺苷等多种组织代谢产物都具有舒张局部微动脉和毛细血管前括约肌的调节作用,使局部的血流量增多,从而给组织提供更多的氧,并带走代谢产物,这与组织代谢活动加强的功能状况相适应。

此外,NO、前列腺素、激肽、组胺等物质也可在组织中产生,并起到调节局部血流量的作用,但由于这些物质也是特殊的体液因素,因此将它们归入体液调节中。

(二)肌源性自身调节机制

血管平滑肌经常保持一定的紧张性收缩,这种收缩属于血管自身的活动,称为肌源性活动。当血管平滑肌受到的牵张增加时,其肌源性活动加强,血管收缩加强,从而调节血流量,使血流量减少,而减少的血流量又可缓解原来使血管平滑肌受到牵张的刺激;反之,当血管平滑肌受到的牵张减少时,调节效应则是肌源性活动减弱,血管舒张加强,血流量增多,这个过程称为肌源性自身调节。例如,当血压升高引起肾脏的血管灌注压突然升高时,肾脏血流量也有相应增加的趋势。但是,肾脏血管的跨壁压增高,血管平滑肌受到的牵张刺激增加,由此刺激血管肌源性活动加强,通过肌源性自身调节使血管平滑肌收缩,导致肾脏血管的血流阻力增大,缓冲了因血压升高导致的肾脏血流量增多的趋势,使肾脏血流量能在一定的血压波动范围内保持相对稳定。这种肌源性自身调节在肾脏血管和脑血管中表现特别明显,在体内的其他一些器官,如心、肝、肠系膜和骨骼肌的血管中也存在。因此,肌源性自身调节的作用也是非常重要的。

综上所述,心血管活动的调节具有非常复杂的机制。各器官的血管可能同时存在神经调节、体液调节和局部自身调节三种机制,但是,这三者所起的作用不尽相同,相互关系也较为复杂,在大多数情况下起协同作用,但在有些情况下也可起到相互对抗的效应。在运用这些知识时,要注意从整体功能活动的角度进行综合应用,不可有所偏颇,因为人体是一个复杂的、有机的整体。传统医学特别注重整体观,这一点与西医是相通的,特别是在强身健体方面。

第三节　心血管系统常见疾病的预防

高血压和冠心病是心血管系统最常见的疾病,也是人类最大的健康杀手之一,本节介绍高血压、冠心病的发病情况,使读者认识它们的危害,并学会用正确的方法预防这些心血管系统的疾病。

一、高血压病及其预防

高血压是人类健康的无形杀手,是日常生活中最为常见的慢性疾病,因其发病率高而被称为"慢性病之王"。最新发布的《中国居民营养与慢性病状况报告》数据显示,我国 18 岁以上的居民患高血压的人数高达近 3 亿人。高血压也是卒中、心肌梗死、心功能衰竭、动脉瘤、外周动脉疾病等的主要危险因素,也是慢性肾病的主要原因之一,严重危及人们的生命,因此也被称为"沉默的杀手"。迄今为止,高血压防治情况依旧不容乐观,而原发性高血压病是一种需要不间断,甚至终身治疗的慢性疾病,严重地影响了国人的健康水平,也给社会、经济发展带来很大的负面影响。

(一)高血压病的概念

如前所述,动脉血压在收缩压与舒张压之间波动,我国健康青年人在安静状态下测得的收缩压正常值为 100～120 mmHg,舒张压正常值为 60～80 mmHg,脉压正常值为 30～40 mmHg。当体循环动脉血压持续升高超过高血压诊断标准时,则为高血压病。

1. 高血压的诊断标准

对于高血压的诊断标准,美国心脏病学会（American College of Cardiology,ACC）/美国心脏协会（American Heart Association,AHA）与世界卫生组织（WHO）

联合发布的高血压指南已经过多次修改,在 2017 年发布的新指南中,将高血压定义从≥140/90 mmHg 的诊断标准改为≥130/80 mmHg;同时,新版指南将单纯性舒张期高血压阈值改为 80 mmHg。然而,该指南发布后陆续有学者对其进行了质疑。我国现行的诊断标准:当收缩压≥140 mmHg 和/或舒张压≥90 mmHg,可被诊断为高血压。

相当一段时间以来,随着经济的发展与生活水平的提高,我国的高血压患病率逐年上升,而且呈现出低龄化的趋势。这个现状必须引起足够的重视。

高血压病通常分为原发性高血压和继发性高血压。其中,原发性高血压最常见,占高血压的 90%～95%,其病因不清。流行病学调查结果显示,其主要与生活方式及遗传因素等有关。另有 5%～10% 的患者在某些疾病时出现高血压,常见于某些肾脏疾病,如慢性肾小球肾炎、肾动脉狭窄、肾上腺和垂体肿瘤等,称为继发性高血压。下文主要讨论原发性高血压。

2. 高血压的类型与病理变化

原发性高血压根据起病缓急和病程进展可分为良性高血压和恶性高血压两类。良性高血压早期多无症状,往往偶然发现。开始时由于全身小动脉和细动脉痉挛,血压处于间断的波动状态,其后血压持续升高,病程长达 10～20 年甚至以上,主要发生在中老年人中,临床上最常见,约占高血压病的 95%。恶性高血压多见于年轻人,较少见,起病急,进展快,预后差,大多在数月或 1 年内死亡。

(1)良性高血压:又称缓进性高血压。根据其临床表现和病理变化将其分为三期。

①功能紊乱期:在发病初期,由于全身细、小动脉呈间歇性痉挛而使血压升高,血压呈现波动性变化。此时期全身血管及心、肾、脑等器官均无器质性病变,患者偶有头晕、头痛等症状。此期可持续数年,一般不需要服用降压药。如果此阶段能调整作息、饮食,并进行适当的治疗,血压可恢复正常。这也是笔者希望人们能够认真学习健康知识的目的,希望大家能够运用健康知识,改善自身的生活方式,防病于未然,早发现,早治疗。

②动脉病变期:病情发展到此期,血压已难以自行缓解。血压持续性升高,休息后血压也难以降至正常。此期主要影响细动脉和小动脉。例如,肾小球入球小动脉的管壁长期痉挛而缺氧,内皮细胞及基底膜通透性增强,血浆蛋白逐渐渗出到内膜下沉积,并逐渐凝固成无结构均质的玻璃样物质,从而引起管壁增厚、变硬、变脆、管腔狭窄。因此,在高血压的早期就必须采取积极的治疗措施,防止发展到难以恢复的血管硬化阶段。

倘若病情没有得到及时、良好的控制,就会进一步发展到肌型小动脉硬化,此期主要累及肾小叶间动脉、弓状动脉、脑内小动脉等肌型小动脉。血管内膜血浆蛋白渗入会引起不同程度的纤维组织与弹力纤维增生;同时,中膜平滑肌细胞肥大、增生,故血管壁增厚,弹性减弱,管腔狭窄。由于全身细、小动脉硬化,管腔狭窄,外周阻力持续增大,因此此期的血压持续升高并失去波动性。患者临床症状逐渐明显,常出现头痛、眩晕、疲乏、健忘、注意力不集中等表现,有的患者还可出现心电图变化、左心室轻度肥大,以及尿中少许蛋白等肾脏功能指标变化。此阶段需服降压药。

③内脏病变期:原发性高血压病情进一步发展,到后期血压持续性升高,全身的细、小动脉硬化导致组织供血不足,从而引起各脏器的功能受损,其中以心、肾、脑、视网膜的病变最为显著。

(A)心脏的病变:血压持续升高,外周循环阻力加大,导致左心室为维持正常的心排出量需要增强收缩力才能克服增大的外周阻力,最终引起左心室代偿性肥大,这种心脏的肥大并不伴有心腔的扩张,故称为向心性肥大。严重时肥厚的心脏重量可达400～800 g(正常 250 g 左右),心室内的乳头肌、肉柱皆变粗变圆。久而久之,左心室的这种代偿作用会发展为肌源性扩张,心脏体积明显增大,逐渐出现心腔扩张,称为离心性肥大。若病变不断发展,肥大的心肌细胞会发生相对缺氧,并出现点灶状坏死。这种由高血压引起的心脏病称为高血压性心脏病。

(B)肾脏的病变:肾脏由肾小球与肾小管构成(详见泌尿系统部分),血压持续性地、显著地升高会引起肾脏的小动脉硬化,导致肾脏组织的血液供应不足,最终出现肾实质萎缩和纤维化,表现为原发性的颗粒性固缩肾。早期由于存在萎缩及肥大的肾单位间隔,周围健存的肾小球发生代偿性肥大,因此症状可不明显。若病情发展至晚期,由于肾单位严重病变,肾血流量逐渐减少,肾小球滤过率降低,因此患者出现水肿、蛋白尿及肾病综合征表现,严重者可出现肾功能衰竭、尿毒症。

(C)脑部的病变:脑组织内的细小动脉痉挛和硬化可引起局部脑组织缺血、毛细血管通透性增强,进而引起脑组织发生一系列病变,包括:

(a)脑血管病变:支配脑组织的细动脉和小动脉管壁发生纤维素样坏死,可并发血栓形成及微动脉瘤。这些病变多发生在壳核、丘脑、脑桥、小脑和大脑,这些部位也是高血压性脑出血及脑梗死的多发部位。

(b)脑软化:脑内细、小动脉病变造成其供血区域脑组织缺血,进而引起液化性坏死,称为脑软化。脑软化通常是多发性的小软化灶。脑软化病变见于基底节、视丘、脑桥、小脑,也可见于大脑灰质及白质。若软化灶较大且合并脑出血,则会引起严重后果。

(c)脑出血:脑出血是晚期高血压最严重和常见的致命性并发症。因为脑血管比较薄弱又易发生痉挛,而脑组织疏松,缺乏足够的支持力量,所以当血压突然升高时,脑血管易破裂出血。脑出血严重的患者常常迅速死亡。

(d)高血压脑病:血压急剧升高可引起脑部细、小动脉痉挛和硬化,局部组织缺血,毛细血管通透性增大,从而引起脑水肿。此时患者出现明显的中枢神经症状,如意识模糊、剧烈头痛、恶心、呕吐、视力障碍、癫痫等。

(D)视网膜病变:视网膜血管的改变与原发性高血压各期的变化一致。病情早期会出现视网膜动脉痉挛,血管变细似银丝样(Ⅰ级);继续发展则出现视网膜动脉硬化,管腔变窄,动静脉交叉压迫(Ⅱ级);再严重可引起眼底出血或絮状渗出(Ⅲ级);甚至视盘水肿(Ⅳ级)。

(2)恶性高血压:又称急进型高血压,临床发展迅速,病情险恶,病程短,多发生于青壮年,患者多在一年内因尿毒症、脑出血或心力衰竭而死亡。恶性高血压可由良性高血压恶化而来,也可以起始即为恶性高血压,其病变主要见于肾和脑。

(二)高血压病的病因及发病机制

对于继发性高血压,其发病原因在于原发性疾病,而对于占高血压90%～95%的原发性高血压,其病因与发病机制复杂,涉及面比较广泛,与遗传因素、生活方式等因素关系密切。此外,调节血压的多种因素都有可能参与高血压的病程。

1. 神经调节因素

神经调节对血压的影响主要体现在外界环境及内在因素的不良刺激,可以直接导致大脑皮层功能紊乱。而当大脑皮层功能紊乱时,其对皮层下中枢的正常调节和控制作用也会发生相应的改变,交感神经与副交感神经对血管的协调性调节状况出现不平衡,会形成以血管收缩神经冲动占优势的兴奋灶,从而加强全身的细、小动脉收缩,升高外周血管阻力,由此导致血压上升。如果这方面的刺激因素长期存在,则小动脉血管处于持久的收缩、痉挛,最终可引起细、小动脉硬化,引起持久的、不可逆转的血压升高。

2. 体液及内分泌因素

如前所述,有诸多的体液因素可以促进血管的收缩,如肾素-血管紧张素-醛固酮系统、肾上腺素和去甲肾上腺素、血管升压素、血管内皮素等,它们的作用广泛,作用机制复杂,且还互相影响,图3-3-1为肾素-血管紧张素-醛固酮系统影响血压的作用模式。

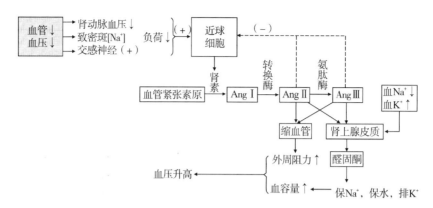

图 3-3-1　肾素-血管紧张素-醛固酮系统影响血压的作用模式

此外,这些体液因素的调节作用还与神经系统的调节作用相互关联,如大脑皮层功能失调可通过下丘脑使垂体后叶释放的抗利尿激素增多,同时,它还可引起下丘脑促肾上腺皮质激素分泌增加,继而使肾上腺分泌醛固酮增多,从而引起水钠潴留,导致血容量增多,血压升高。另外,大脑皮层功能失调还可直接促进肾上腺髓质分泌肾上腺素和去甲肾上腺素,肾上腺素能加强心脏收缩力,使心排出量增加,去甲肾上腺素能引起全身细、小动脉痉挛,加速高血压病的发生。

3. 肾源因素

若肾脏的小动脉长期处于收缩加强的状态,可发展到痉挛和硬化,引起肾缺血,从而刺激肾小球旁细胞分泌肾素。释放入血液中的肾素增加可进一步促进由肝脏合成的血管紧张素原水解为血管紧张素Ⅰ,后者再经肺循环中的血管紧张素转换酶的作用转化为血管紧张素Ⅱ。如前所述,血管紧张素Ⅱ具有强烈的收缩血管的作用:①直接促进小动脉平滑肌收缩,增大血管外周阻力;②增强交感神经兴奋性,释放更多的递质神经肽 Y 和去甲肾上腺素,这些神经递质的缩血管效应加强;③刺激肾上腺皮质分泌醛固酮,加强肾小管对钠与水的重吸收,引起体内水钠潴留,还能增强血管对儿茶酚胺和血管紧张素Ⅱ的敏感性,使血压升高的效应更为严重。

4. 遗传和基因因素

流行病调查研究的结果表明,原发性高血压患者具有明显的遗传倾向,已公认遗传因素是高血压发生的基础之一,认为人群中有 $20\%\sim40\%$ 的血压变异是由遗传决定的。研究统计的结果显示,同一家族中高血压的发生率高达 59%,并提出某些基因的变异或遗传缺陷与高血压发生有非常密切的关系。例如,发现高血压患者的肾素-血管紧张素系统的编码基因有多种变化(多态性和突变点);此外还发现,高血压患者及有高血压家族史而血压正常者的血清中有一种类激素物质,该物质可抑制钠钾ATP 酶活性,使 Na^+/K^+ 泵功能减弱,导致细胞内 Na^+、K^+ 浓度异常,与细、小动脉壁收缩加强、血压升高有关。

5. 高盐膳食及饮酒

大量研究表明,高血压的发生与食盐摄入量有密切的正相关关系,这个结论已被广泛地接受,每日饮食中摄入过高的钠盐可使血压升高;相反,降低钠盐的摄入可降低血压。利尿剂可以通过促进钠与水的排出而降低血压。相反,体内钠潴留可增加血容量,从而引起血压升高。此外,饮酒也可使血压升高,其作用途径之一与血中的儿茶酚胺类和促皮质激素水平升高有关。

由此可见,原发性高血压是多种因素综合作用的结果。

(三)高血压病的预防

虽然高血压的发病率很高,带来的危害也非常严重,但是,其依然是一种可防可控的疾病。因为原发性高血压的发生与上述神经调节因素及体液调节因素关系密切,与交感神经紧张、高盐饮食等生活方式也密切相关,所以,可以通过健康的生活方式来达到预防、缓解高血压的目的。为此,在日常生活中需要做到以下几点。

1. 合理膳食

合理膳食包括低盐饮食、营养充分但不过量、搭配合理不偏废。

首先,低盐饮食非常重要,这一点在上述高血压的发病机制中已有讲述。同时,营养充分、搭配合理的食物也很重要。有些年轻人特别喜爱"四高"食品,经常吃高糖、高蛋白、高脂肪、高盐食品,甚至晚上睡觉前还经常大鱼大肉,吃海鲜、油炸食物、刺激性强的食物。还有人天天吃油炸食品,这些都是不良的饮食习惯,是导致目前高血压发病率越来越高,且发病年龄呈年轻化的重要原因(合理膳食详见第五章)。

2. 适量运动

"生命在于运动。"运动确实很重要,运动可以促进血液循环,还能结实肌肉,强健骨骼,减少关节僵硬的发生。同时,运动可以增强食欲,促进肠胃蠕动,改善睡眠。在改善血压方面,有氧运动效果更好,更加有利于维持血压正常。散步、慢跑、太极拳、骑自行车、游泳等都是有氧运动。我们应该养成良好的运动习惯。现在,随着生活的便利化程度增加,越来越多的年轻人喜欢"宅"生活,这是非常不健康的生活方式。另外,在做运动时,应该注意正确的运动方法,防止运动量不合适或者运动姿势不正确等造成身体损伤(关于运动方面的内容,详见第十一章)。

3. 戒烟限酒

抽烟与喝酒都会导致或加重高血压,因为烟叶内的尼古丁(烟碱)会兴奋中枢神经和交感神经,使心率加快,同时也促使肾上腺释放大量儿茶酚胺,使小动脉收缩,导致血压升高。此外,尼古丁还会刺激血管内的化学感受器,反射性地引起血压升高。长期大量吸烟会使小动脉内膜逐渐增厚,进而使全身血管逐渐硬化。而且,吸烟者血液中一氧化碳血红蛋白含量增加,降低了血液的含氧量,使动脉内膜缺氧,加速动脉粥样硬化的形成。因此,无高血压的人戒烟有利于预防高血压的发生,而有高血压的人更应戒烟,以防止病情进一步恶化。

虽然"酒文化"十分盛行,但是,饮酒伤身,有高血压家族史的人以及高血压患者更应该高度警惕,远离酒精。

4. 愉悦心情

日常生活中应该注意劳逸结合,保持愉悦的心情,尤其是在工作、学习压力比较重的时候,更要注意放松心情,降低交感神经的紧张性。现在的年轻人学习和工作压力都很大,睡眠不足是许多年轻人的生活常态。长期生活在高压状态下,很容易心情烦躁,甚至患上失眠症。另外,许多年轻人沉迷于电子设备,时间无节制,作息不规律,严重影响休息,缺乏睡眠,神经长时间处于高度紧张的状态中。这些都是高血压的重要诱因。

我们要学会培养对自然环境和社会的良好的适应能力,避免情绪激动及过度紧张、焦虑,遇事要冷静、沉着。当有较大的精神压力时应主动寻求合适的途径释放压力。

5. 自我管理

学会良好的自我管理,保持健康的生活方式,不要过多熬夜,定期体检,监测血压。

多参加轻松愉快的业余活动,将精神倾注于大自然以及兴趣爱好之中,使自己生活在最佳状态中,这些都有利于维持稳定的血压。

在传统医学中,流传下来很多有效的保健方法,如食疗、艾灸、推拿等技术,都能有效地调理机体的功能。但是,在采用这些传统医学方法时,一定要从科学的态度出发,不能失之偏颇,更要防止"伪科学"损害身体健康。

二、动脉粥样硬化及其预防

(一)动脉粥样硬化的概念

动脉粥样硬化是心血管系统疾病中最常见的一种,多见于中老年人,尤其以 40～50 岁发生最多。近年来,动脉粥样硬化已成为严重危害人类健康的首要疾病之一,我国动脉粥样硬化的发病率逐年增高,并且随着年龄的增长,其发病率增高更为显著。

动脉粥样硬化与血脂成分异常及血管壁改变有关。脂质在动脉内膜中沉积,可引起内膜灶性纤维性增厚,以及其深部成分坏死、崩解,最终形成粥样物而使动脉管壁硬化、管腔狭窄,并引起一系列继发性病变。这些病变发生在心脏、脑、肾脏等器官时,可以引起缺血性病变而出现严重的后果。

需要注意的是,动脉粥样硬化与动脉硬化是两个不同的概念。通常所说的动脉硬化泛指动脉的非炎症性、退行性、增生性等病变所导致的一类动脉壁增厚,变硬,弹性降低或消失的疾病,包括:①细动脉硬化,主要表现为细动脉的玻璃样变,如前文所述高血压引起的动脉损伤、糖尿病引起的血管损伤等,均属于此类变化;②动脉中层钙化,此类变化主要出现在老年人,表现为中膜钙盐沉积,但一般不会引起管腔狭窄或闭塞。而动脉粥样硬化则是一种最为危险的动脉硬化,而且也最为常见,特别是当其发生在冠状动脉、脑动脉时,往往危及患者的生命。所以,预防动脉粥样硬化的发生尤为重要。

(二)动脉粥样硬化的病因

虽然动脉粥样硬化的病因尚未完全清楚,但以下几个方面是公认的容易诱发动脉粥样硬化的危险因素。

1. 高脂血症

所谓高脂血症,顾名思义,指血液中的脂质含量异常增高。高脂血症被列为动脉粥样硬化的危险因素之首。在动脉粥样硬化的病变中,沉积在血管中的脂质来源于血浆脂蛋白的浸润,主要为总胆固醇和/或甘油三酯异常增高所致。

血浆中的脂质并非以游离的胆固醇或甘油三酯的形式存在,它们往往与蛋白质和磷脂结合,以亲水性的脂蛋白形式出现。血浆的脂蛋白按密度不同可分为乳糜微粒、极低密度脂蛋白、低密度脂蛋白、中等密度脂蛋白和高密度脂蛋白几个类别。虽然这些运行于血浆中的各类脂蛋白都参与运转和携带脂质的过程,但是,不同的脂蛋白所起的作用显著不同。其中,低密度脂蛋白或极低密度脂蛋白是动脉粥样硬化的重要致病因素。此外,乳糜微粒也与动脉粥样硬化发生密切相关,因为它们降解后的残体可能转化为低密度脂蛋白,而低密度脂蛋白被动脉壁细胞氧化修饰后具有促进粥样斑块形成的作用。相反地,高密度脂蛋白却具有很强的抗动脉粥样硬化和抗冠心病发病的作用。可能的机制:①高密度脂蛋白是胆固醇逆向转运的载体,因此,高密度脂蛋白能将过多的胆固醇从动脉壁中清除;②血浆中的高密度脂蛋白可与乳糜微粒、低密度脂蛋白、极低密度脂蛋白作用,从而使极低密度脂蛋白及乳糜微粒被降解,并以残体形式排出;③高密度脂蛋白通过与低密度脂蛋白竞争性结合内皮细胞的受体,从而减少低密度脂蛋白与内皮细胞受体的结合,减少细胞摄取低密度脂蛋白。因此,甘油三酯、低

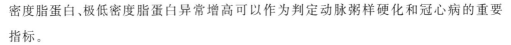
密度脂蛋白、极低密度脂蛋白异常增高可以作为判定动脉粥样硬化和冠心病的重要指标。

下列临床流行病学资料显示的结果也支持上述结论:①食入动物性脂肪多的人群,其血浆中胆固醇含量较高,动脉粥样硬化的发病率也相应较高;②糖尿病、甲状腺功能减退症、肾病综合征等患者中,伴有高胆固醇血症者,其罹患动脉粥样硬化的比例也较高,而且病程更严重;③动脉粥样硬化的严重程度与血浆胆固醇水平升高的程度呈线性关系,血浆中胆固醇浓度与冠心病死亡率及其危险程度呈明显正相关;④总胆固醇血症是动脉粥样硬化和冠心病的主要危险因素之一。此外,动物实验结果也证实,长期用高胆固醇食物喂养家兔等动物,可复制出类似人类动脉粥样硬化病变的动物模型。因此,通常所说的高脂血症,实际上是指血浆总胆固醇的异常增高,可以看作一个非常危险的罹患动脉粥样硬化病的指标。

2. 高血压

虽然高血压与动脉粥样硬化是两种独立的疾病,但是,这两者之间的关系非常密切。与同年龄的、同性别的无高血压者相比,高血压患者更容易出现动脉粥样硬化,而且,其发病的年龄更早,病变更重。统计资料显示,患有高血压病的人出现动脉粥样硬化的概率比没有高血压病史的人高出 3～4 倍,因此,高血压是容易引起动脉粥样硬化的一个显著因素。此外,有高血压病史的动脉粥样硬化患者的病变多发部位也有所不同,往往多见于血流动力学容易发生变化的大动脉分支处、血管分叉处、血管弯曲处等。

高血压促进动脉粥样硬化发生的机制尚不清楚,通常认为与高血压时血流对血管壁的机械性压力和冲击力较大有关,力量大时动脉内膜更容易损伤,引发功能障碍。一方面,高血压时升高的血压通过直接作用于血管壁的机械性压力和冲击力使内皮细胞损伤,内膜对脂质的通透性由此增高,使其易于进入内膜,同时还可导致血管中膜致密化,使低密度脂蛋白的运出受阻而滞留于内膜中;另一方面,血管壁胶原纤维暴露,可引起单核细胞和血小板黏附并迁入内膜,且动脉中膜的平滑肌细胞增生并迁入内膜,吞噬和分解脂蛋白等。这些因素都可以促进血管在已发生高血压的基础上,进一步出现动脉粥样硬化。

3. 吸烟

流行病学研究资料显示,吸烟与动脉粥样硬化的关系非常密切,吸烟者动脉粥样硬化的发病率和病死率均比不吸烟者高出 2～6 倍。而且,吸烟者在高血压、高胆固醇血症缓解之后,发生动脉粥样硬化的危险性依然存在。因此,吸烟也是诱发动脉粥样硬化的一个重要因素。

吸烟诱发动脉粥样硬化的机制可能与血中一氧化碳浓度升高有关,因为一氧化碳浓度升高可以引起血管内皮细胞的缺氧性损伤。另外,吸烟会给机体带来一些有害物质。例如,烟内含有一种糖蛋白,该糖蛋白可以激活凝血因子Ⅷ,并刺激某些致突变物质产生,最终可导致血管壁平滑肌细胞增生,并可促进动脉内膜形成机化斑块。另一方面,大量吸烟还可使血液中的低密度脂蛋白易于氧化,并导致血液中的一氧化碳浓度升高,而血液中的一氧化碳升高又可进一步刺激内皮细胞释放生长因子,诱导血管平滑肌细胞向内膜移行和增生,诱导单核细胞迁入内膜并转化为泡沫细胞。

4. 某些代谢性疾病

有些代谢性疾病可引起继发性血脂升高,高脂血症进而引发动脉粥样硬化。这类代谢性疾病主要有以下几种。

(1)糖尿病:糖尿病患者血中总胆固醇和极低密度脂蛋白水平往往也明显升高,而高密度脂蛋白水平则较低,因此,其具有较高的引起动脉粥样硬化的风险;同时,高血糖还可引起低密度脂蛋白氧化,更容易促进单核细胞迁入内膜并转化为泡沫细胞。

(2)甲状腺功能减退症和肾病综合征:同样也可引起高胆固醇血症,使血浆低密度脂蛋白水平明显升高,可通过与上述类似的机制引起动脉粥样硬化;此外,低蛋白血症还可通过刺激肝脏,加强其分泌低密度脂蛋白。

(3)高胰岛素血症:有资料表明,高胰岛素血症可促进动脉壁平滑肌增生;此外,胰岛素水平与血液中的高密度脂蛋白含量呈负相关。

5. 年龄与性别

在年龄上,动脉粥样硬化的检出率和病变的严重性均随年龄的增长而增加,且与动脉的年龄性变化有关。随着年龄的增长,动脉壁容易出现:①内皮细胞密度下降,大的或巨大的多核内皮细胞增多;②内膜纤维增生、增厚,事实上,从 30 岁开始,血管内膜增厚已经与年龄增长呈正相关了,并且细胞外基质也同步增加;③在动脉分叉或分支开口处出现灶性白色增厚区,这种增厚的变化称为内膜垫。这些变化都是动脉发生粥样硬化的促进因素。

对于性别因素,临床病例统计显示,女性在绝经期前冠状动脉粥样硬化的发病率低于同龄组男性,女性的血浆高密度脂蛋白水平高于男性,而低密度脂蛋白水平却低于男性。但是,女性在绝经期后,两性间的这种差异消失。其中可能的原因是,雌激素具有改善血管内皮的功能,可降低血浆中胆固醇的含量。

6. 遗传因素

流行病学资料显示,动脉粥样硬化有家族遗传倾向,遗传因素也是动脉粥样硬化的主要危险因素之一。家族中有年龄低于 50 岁的动脉粥样硬化者,其近亲患动脉粥样硬化的概率比无这种情况的家族高 5 倍。体内的脂质代谢比较复杂,涉及的基因也比较多,目前已知有 200 种以上的易感或突变基因都可能对脂质的摄取、代谢和排泄产生影响。例如,家族性高胆固醇血症患者的低密度脂蛋白受体基因发生突变,可导致其功能缺陷,从而引起低密度脂蛋白水平极度升高。

7. 代谢综合征

代谢综合征是一类表现为血压升高、葡萄糖以及脂质代谢异常的综合征,其脂质代谢异常包括低密度脂蛋白升高,高密度脂蛋白与胆固醇降低,可导致严重的心血管病症,甚至引起死亡。

(三)动脉粥样硬化的发病机制与病理变化

动脉粥样硬化的发病机制比较复杂,涉及多个方面,如脂质浸润、动脉平滑肌细胞增殖或突变、损伤-应答反应、慢性炎症、单核巨噬细胞作用等。这些变化相互渗透,相互作用,共同引发动脉粥样硬化。与其相关的机制包括:①各种机制导致的血脂异常,即胆固醇、甘油三酯、低密度脂蛋白等的升高,以及高密度脂蛋白的降低,是动脉粥样硬化的物质基础与始发变化;②血管内皮细胞的通透性升高是脂质进入动脉壁内皮下的最早病理改变,继之引起的内皮细胞损伤、凋亡、坏死与脱落更增强了脂质的通透性;③内皮细胞、单核巨噬细胞、平滑肌细胞等共同作用,使进入内膜的脂蛋白发生氧化修饰,形成氧化低密度脂蛋白;④在低密度脂蛋白、单核细胞趋化蛋白 1、血小板源性生长因子等多种因子的作用下,血液中的单核细胞进入内膜,摄取已进入内膜并已发生修饰的脂蛋白,形成单核细胞源性泡沫细胞,同时,动脉中膜平滑肌细胞也迁入内膜并吞噬脂质,形成肌源性泡沫细胞;⑤修饰的脂质(如低密度脂蛋白等)具有细胞毒作用,可使泡沫细胞坏死、崩解,而分解的脂质产物与局部的载脂蛋白等共同形成粥样物,聚集成粥样斑块,并诱发局部炎症反应,促使外膜毛细血管增生、淋巴细胞浸润及纤维化。

在动脉粥样硬化的发生、发展过程中,血管壁表现为慢性炎症反应,并且可引发血栓、斑块破裂等并发症。其病理变化主要表现为以下几个方面。

1. 脂纹

脂纹是动脉粥样硬化出现最早的病理变化。在此期,病变动脉内膜面可看到直径小于 1 mm 的多发黄色小斑点,以及宽 1~2 mm、长 1~5 mm 的平坦或微隆起的黄色条纹。光学显微镜下可看到病灶处内皮下有大量泡沫细胞聚集。泡沫细胞是吞噬了脂质的细胞,呈圆形,体积大,因为胞质内大量脂质在制作切片过程中被溶解出现小空泡而呈泡沫状,因此被称为泡沫细胞。此外,脂纹中还可见较多的基质、数量不等的合成型平滑肌细胞、少量的 T 淋巴细胞、嗜中性粒细胞、嗜酸性粒细胞、嗜碱性粒细胞等。此阶段的病变还未发生纤维组织增生,是一种可逆性改变,除去病因脂纹可以消除。因此,在此阶段机体功能也尚未出现显著变化。

2. 纤维斑块

脂纹进一步发展可形成纤维斑块。脂纹的周围(特别是表面的结缔组织)因受脂质的刺激而增生,发生玻璃样变,而脂质被埋在深层。在此期,肉眼可以观察到内膜面有散在的、不规则形的、隆起的斑块,斑块最初为淡黄或灰黄色;之后,随着斑块表层胶原纤维增多及玻璃样变,斑块呈现瓷白色,且可相互融合。若病变反复发作,则增生的结缔组织可显示为层状结构。

3. 粥样斑块

纤维斑块可进一步发展为粥样斑块。在此期,纤维斑块深层组织因营养不良而发生变性、坏死、崩解,这些崩解物与脂质混合成粥样物质,被称为粥样斑块。粥样斑块是动脉粥样硬化的典型病变。肉眼观察可见动脉内膜面有灰黄色斑块,此斑块既向内膜表面突起,又向深部压迫中膜。显微镜下可以观察到在玻璃样变性的纤维帽的深部有大量无定形物质,其为细胞外脂质、基质、坏死物等,也可见胆固醇结晶与钙化,病灶底部及边缘可见肉芽组织、少量泡沫细胞和淋巴细胞。粥样斑块处的中膜平滑肌受压萎缩,弹力纤维被破坏,因此显示病灶处中膜变薄,而外膜可见新生毛细血管、增生的结缔组织、淋巴细胞、浆细胞。

4. 继发性病变

在纤维斑块和粥样斑块的基础上可发生继发性病变,也被称为复合性病变。复合性病变主要有斑块内出血、斑块破裂、血栓形成、钙化、动脉瘤形成、血管腔狭窄等。而管腔狭窄可进一步引起供血区域血流减少,导致相应器官出现缺血性病变。

(四)不同部位的动脉粥样硬化

动脉粥样硬化的病变部位分布广泛,不同的病变部位其临床表现、危害、预后等各不相同。

1. 主动脉粥样硬化

主动脉的粥样硬化常见于主动脉的后壁及其分支开口处,以腹主动脉病变最为严重,随后依次为胸主动脉、主动脉弓和升主动脉。在主动脉内膜上可见大小不等、数量不一的斑块,且常出现并发的溃疡、钙化等继发改变。在 X 线上可见主动脉弓变粗大,有时还可见钙化点,这些结果可作为临床上诊断主动脉粥样硬化的依据。

发生在主动脉根部的严重内膜病变可累及主动脉瓣,使动脉瓣膜增厚、变硬,甚至出现钙化,从而引发主动脉瓣膜病。

此外,主动脉的粥样硬化还易形成主动脉瘤。主动脉瘤多见于腹主动脉,腹主动脉瘤破裂可引发致命性大出血。

2. 冠状动脉粥样硬化及冠心病

(1)冠状动脉粥样硬化及冠心病的概念:当动脉粥样硬化的病变部位发生在心脏的冠状动脉时,称之为冠状动脉粥样硬化,它是一类最常见的动脉粥样硬化病变;当冠状动脉粥样硬化病变严重到一定的程度时,可以引起心脏病,称之为冠状动脉粥样硬化性心脏病,简称冠心病,是由冠状动脉狭窄,心肌组织缺血缺氧所引起的缺血性心脏病变。在冠状动脉病变中,动脉粥样硬化占95%～99%,绝大多数心脏缺血性病变由冠状动脉粥样硬化引起。

(2)冠脉循环的解剖特点:心脏是全身血液循环的动力器官,心脏泵血做功,推动血液循环;同时,心脏自身也需要有足够的血液供给,才能维持正常的收缩与舒张,而维持心脏自身血液循环的血管就是冠脉循环。换言之,冠脉循环是给心脏供血、维持心脏功能的血液循环。如前所述,心脏处于连续不断的做功状态,其工作量很大,因此,心脏所需要的血流量大,耗氧量大。倘若冠状动脉循环功能受到影响,则心脏的血液供给势必会出现障碍,进而影响心脏的功能。

与其他组织的血液循环不同的是:

①由于冠状动脉起始于主动脉根部,因此,冠脉循环的血压高,流速快,血流量大,占心排血量的4%～5%。

②冠状动脉起始于主动脉根部,动脉干走行于心脏的表面,以垂直于心脏表面的方向发出小分支穿入心肌,并在心内膜下分支成网,给心肌组织提供血液。由于冠脉血管的小分支穿行于心肌组织中,因此冠脉血管容易受到心肌收缩的压迫,与这种分支方式有关。可见,冠脉血流量不仅取决于动脉压,还取决于心肌的收缩与舒张的挤压作用。在心脏收缩时这些小血管受到压迫,血流中断,而在心脏舒张时这些小血管的血流充沛。

③由于冠脉血流受到心脏收缩的压迫影响,因此,心脏收缩/舒张的时程对冠脉循环有直接的影响,即冠脉血流受到心率的影响。

④心肌毛细血管数和心肌纤维数的比例接近1∶1,可见其毛细血管网分布极为丰富。每平方毫米的心肌组织横截面上分布有2500～3000根毛细血管。因此,心肌细胞和冠脉血液之间的物质交换能够充分地进行。

⑤冠脉循环的血量与心脏活动状态一致,当心肌活动加强时,冠脉血流量可达到安静状态时的4～5倍。

⑥冠状动脉之间有侧支相互吻合,这种吻合支主要存在于心内膜下。但是,心脏的冠脉侧支较细小,血流量很少。因此,当冠状动脉突然阻塞时,功能良好的侧支循环不容易快速建立,而容易发生心肌组织缺血或心肌梗死。然而,如果冠状动脉阻塞发生的进程缓慢,则冠脉侧支可逐渐扩张,进而建立新的侧支循环,起到代偿作用。

(3)冠脉血流量的调节:如前所述,冠状动脉的血液循环也受到神经调节、体液调节、自身调节几个方面的影响。与心脏、血管功能的调节不同,在各种影响冠脉血流量的因素中,心肌自身代谢水平的调节作用最重要;而支配冠脉血管平滑肌的交感神经、副交感神经的调节作用则处于次要地位。

物质代谢可以在不同的条件下通过有氧代谢与无氧代谢两种途径为机体提供能源。但是,对于心肌组织,有氧代谢几乎是其唯一的能量来源。心肌需连续不断地进行收缩与舒张,其耗氧量很大。当人体处于安静状态时,流经心脏的动脉血中65%~75%的氧被心肌摄取,心脏的动脉血和静脉血的含氧量差值较大,因此,心肌从单位血液中增加摄取氧的含量的潜力不大。在心脏活动增强时,心肌耗氧量增加,主要通过扩张冠脉血管、增加冠脉血流量来满足心肌供氧。实验结果证明,冠脉血流量和心肌代谢水平成正比。这种关系在没有神经支配和体液因素作用的情况下依然存在。可见,心肌代谢增强可以引起冠脉血管舒张,其原因是某些心肌代谢产物的增加,如腺苷、H^+、CO_2、乳酸等,可舒张小动脉(神经调节与体液调节方面详见上一节的相关内容)。

(4)冠心病的症状与危害:有不少冠状动脉粥样硬化患者平时并不表现出严重的症状。但是,病情严重的冠心病患者可出现心绞痛、心肌梗死、心肌纤维化,甚至冠状动脉性猝死。

①心绞痛:由心肌急剧的、暂时性的缺血缺氧所引起的常见的临床综合征,表现为心前区疼痛或压榨感,并可伴随左肩、左臂的放射痛,往往持续数分钟,稍休息后或者服用硝酸甘油后症状可缓解或消失。在已有冠状动脉狭窄的基础上,心肌需氧量暂时增多易引起心绞痛,但也可在无明显诱因时自发性地出现心绞痛。

②心肌梗死:在冠状动脉病变的基础上,冠状动脉供血区出现持续性缺血而导致较大范围的心肌缺血性坏死。心肌梗死的临床表现和后果均较严重,休息或含服硝酸甘油后症状不能缓解与消失。若出现这种情况应该马上将患者送到附近的医院进行急救。心肌梗死还可能带来一些严重的并发症,如心脏破裂、室壁瘤、附壁血栓形成、心功能不全、心源性休克、心律失常、急性心包炎等,严重者会导致死亡。

③心肌纤维化:也称为心肌硬化,冠状动脉粥样硬化可导致冠状动脉狭窄,如果病程长、程度重,可引起心肌慢性、反复加重的缺血缺氧,进而导致心脏体积增大、重量增

加,心腔扩张,心肌萎缩,从而出现陈旧性心肌梗死或间质纤维组织增生,最终形成瘢痕。

④冠状动脉性猝死:这是一类最严重的结果,当冠状动脉血流突然中断引起大面积的心肌组织急性缺血时,会引发猝死;此外,广泛的心肌梗死引起急骤的心排血量下降、心源性休克、心脏破裂等都可能导致猝死。

3. 颈动脉及脑动脉粥样硬化

颈动脉及脑动脉的粥样硬化常与主动脉、冠状动脉的粥样硬化并存,但一般在40岁以后才出现斑块。病变最常见于颈内动脉起始部、基底动脉环和大脑中动脉。一方面,其造成的病理变化常使管壁变硬,管腔狭窄,血管伸长和弯曲,甚至出现血管闭塞;此外,还可形成脑动脉瘤,并可能出现动脉瘤破裂而引起致命性大出血。另一方面,如果病程缓慢而持久,脑组织长期供血不足,则脑实质可发生萎缩,表现为脑回变窄,皮质变薄,脑沟变宽变深,脑重量变轻;严重者可出现智力减退,发展为血管性痴呆。

4. 肾动脉粥样硬化

肾动脉也是动脉粥样硬化常常累及的部位。肾脏动脉的粥样斑块可引起肾动脉狭窄,继而引起顽固性肾性高血压(详见肾脏功能调节章节)。此外,肾脏动脉的粥样斑块可引起血栓形成,从而引起相应供血区域的肾组织梗死而出现肾区疼痛、尿少等症状。在肾脏病变部位出现梗死灶机化后,可形成较大的凹陷性瘢痕,这些瘢痕可使肾体积缩小,称之为动脉粥样硬化性固缩肾。

5. 肠系膜动脉粥样硬化

当动脉粥样硬化发生在肠系膜动脉时,同样可引起组织的血液供应不良,而肠系膜动脉供氧不足可引起消化不良、腹痛等症状。当肠系膜动脉有血栓形成时,则可出现剧烈腹痛、腹胀和发热,严重时会引起肠梗死,出现便血、麻痹性肠梗阻、休克等症状。

6. 四肢动脉粥样硬化

对于四肢,在下肢出现动脉粥样硬化的概率比上肢高,而且病变的范围更广泛,程度更严重。但是,由于下肢动脉吻合支较多,当较小的动脉管腔出现狭窄或者逐渐变得狭窄甚至闭塞时,一般可不出现明显的临床表现;而当较大的动脉管腔出现明显狭窄时,肢体可因供血不足而出现缺血性损伤。严重的下肢动脉粥样硬化导致管腔血流完全阻断而侧支循环又代偿不足时,可引发足趾部坏疽。

(五)动脉粥样硬化的预防

对于动脉粥样硬化的预防,主要针对其诱因而采取相应的措施。如前所述,容易诱发动脉粥样硬化的危险因素主要有高脂血症、高血压、吸烟、某些代谢性疾病、年龄、性别、遗传因素等。在这些因素中,除了年龄、性别、遗传等因素无法控制外,其他方面都可以通过良好的生活方式加以预防与控制。应该采取如下几个主要措施。

1. 控制高脂肪饮食的摄入

控制食物中脂肪的摄入可防止血液中的脂质含量增高。

(1)限制食物性胆固醇的摄入,降低低密度脂蛋白、胆固醇和总胆固醇,是防治动脉粥样硬化的关键。虽然体内的胆固醇不完全来自食物,但是,限制胆固醇的摄入是缓解高胆固醇血症所必需的。尽量少吃或不吃鸡蛋黄、蟹黄、各种动物内脏等食物,因为这些食物的胆固醇含量较高。

(2)限制脂肪的摄入。食用脂肪包括动物性脂肪和植物性脂肪,动物脂肪主要含饱和脂肪酸,摄入过多可升高胆固醇,因此,应该严格限制动物性脂肪的摄入。虽然植物性脂肪有较高的不饱和脂肪酸,但由于其同样能提供较高的热量,因此也应该适当限制,并提倡科学的烹调方法,菜肴以蒸、煮和凉拌为主,炒菜少放油,尽量不吃煎炸食品,少吃人造奶油食物。

(3)限制总热量的摄入。除了限制脂肪的摄入外,高热量的碳水化合物也应适当限制,不要吃得过饱,多吃膳食纤维、维生素含量高而热量较低的粗粮、杂粮和新鲜绿叶蔬菜。

2. 戒烟戒酒

如前所述,烟、酒都是易引起血管内皮损伤的因素,而且,它们与高血脂、高血压的关系密切,因此,应养成良好的生活方式,戒烟戒酒。

3. 适当地锻炼身体

适当地进行体育锻炼对超重和肥胖者来说是非常重要的减肥措施。肥胖者内脏脂肪增多,容易出现胰岛素抵抗和代谢综合征,不少血脂异常患者合并有脂肪肝,更应通过体育锻炼达到消耗脂肪、减轻体重的效果。对于体育锻炼的方式,建议采用低、中强度的有节律、重复性的有氧运动,如行走、游泳、骑自行车、打太极拳、做体操等,都是大众喜闻乐见的群众性体育运动。社会上应该广泛地开展这些运动,以提高全民的身体素质。

4. 控制好高血压

前文已对高血压病的后果、高血压与动脉粥样硬化发病的关系及其机制进行了阐述,因此,控制好血压对预防动脉粥样硬化的意义十分重大。

5. 控制好原发代谢性疾病

由于糖尿病、高胰岛素血症、甲状腺功能减退症、肾病综合征等代谢性疾病都可引起动脉粥样硬化,因此,控制好原发性的代谢性疾病对预防动脉粥样硬化也是非常重要的。

　　总之,动脉粥样硬化的病因复杂,应该养成良好的生活方式,包括规律作息、避免熬夜、合理饮食、戒烟戒酒、预防高血压及原发性代谢性疾病的发生等。必要时,可在医生的指导下通过药物来降压降脂。

第四章

呼吸系统的功能与常见疾病的预防

呼吸是指机体与外界环境之间气体交换的过程。具体来说，人的呼吸是指通过呼吸系统从外界环境中摄取氧气，并把机体代谢产生的二氧化碳排出体外的过程。这个过程与肺部的血液循环密切相关。当呼吸系统发生严重的疾病而影响到机体摄取氧气时，机体会因为缺氧而产生一系列的功能变化，严重者会危及生命。

由于在人与人之间的近距离交流过程中极容易发生相互之间呼出与吸入气体的交流，因此，呼吸道的传染病很容易扩散，传染性很高。如果造成该传染病的病原体的致病性很强，则会引发严重的、爆发性的传染病流行，如 SARS 病毒和新型冠状病毒造成的疫情。可见，了解呼吸系统的功能及其常见病的预防是非常重要的。

第一节　呼吸系统的结构与功能

呼吸系统是机体与外界环境进行气体交换的一系列器官的总称，一般包括鼻、咽、喉、气管、支气管、肺等器官组织。但是，由于呼吸运动依赖于胸廓的运动和胸膜腔的功能，还受到相应的血管、神经支配，因此在讨论呼吸系统的功能时，往往涵盖这些组织结构。

临床上常将鼻、咽、喉称为上呼吸道，将气管以下的气体通道（包括肺内各级支气管）称为下呼吸道。上呼吸道发生的感染称为上呼吸道感染，简称"上感"或"感冒"；当感染扩散到气管、支气管时，称之为气管炎、支气管炎；当感染进一步扩散到肺组织时，称之为肺炎。

一、呼吸系统的结构

从解剖与功能特点的角度，可将呼吸系统分为作为气体通道的呼吸道和进行气体交换的肺，见图 4-1-1。呼吸道包括鼻、咽、喉、气管、支气管，是气体出、入肺的通道，其共同的结构特征有两点：①都是由骨或软骨为支架围成的腔道或管，以防止外界压力引起塌陷，这是保证气体畅通的一种适应性结构；②其内表面都分布有分泌液和纤毛

（鼻孔、咽后壁和声带黏膜除外），能温暖或冷却、湿润、净化吸入的空气，对呼吸器官和人体有着保护作用。

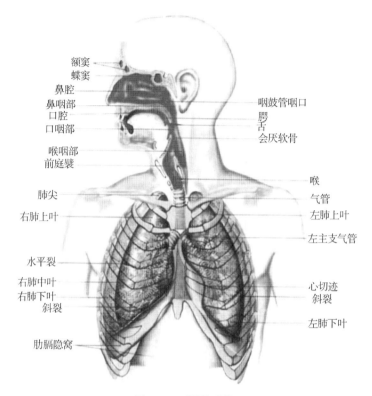

图 4-1-1　呼吸系统

（一）鼻

鼻是呼吸通道的起始部分，也是嗅觉器官，由外鼻、鼻腔及鼻旁窦三部分组成。从组织学角度分析，其由鼻骨、鼻软骨、鼻肌及被覆皮肤构成。

1. 外鼻

外鼻是鼻突出于面部的部分，骨和软骨作为支架，外面覆以皮肤。由于外鼻突出于颜面中央，因此较易受到外伤；且其血管丰富，所以骨折复位后较易愈合。鼻骨左右对称，上与额骨鼻部相接，左右两侧与上颌骨额突相邻，后面以鼻骨嵴与筛骨正中板相通，下缘与鼻软组织相移行。

外鼻的形态如锥体，上端较窄，最上部的鼻根位于两眼之间，中部隆起部分为鼻梁，鼻梁的突出程度与种族有关，如白种人的鼻梁通常比黄种人的鼻梁高。现在出于审美的需求，许多人选择做隆鼻手术，无论是术者还是被术者都应十分了解鼻部的解剖结构，避免手术操作不当或护理不当引起不必要的后遗症。

鼻背下端高突的鼻尖部分，以及鼻尖两侧向外方膨隆的鼻翼部分的皮肤较厚，富含皮脂腺和汗腺,与深部皮下组织和软骨膜连接紧密,容易发生疖肿,尤其是年轻人,易长粉刺。当发生炎症时,由于此部位的皮下结缔组织致密,局部肿胀可压迫神经末梢,因此可引起较剧烈的疼痛。另外,外鼻的静脉主要经内眦静脉及面静脉汇入颈内、外静脉,而内眦静脉经眼上、下静脉与颅内海绵窦相通,加上面部静脉缺少静脉瓣膜。所以,当鼻或上唇及其周边部位发生疖肿时,挤压或治疗不当可使炎症扩散到颅内,引起海绵窦血栓性静脉炎等严重后果。出于这个原因,鼻和上唇及其周边部位被称为危险三角区。

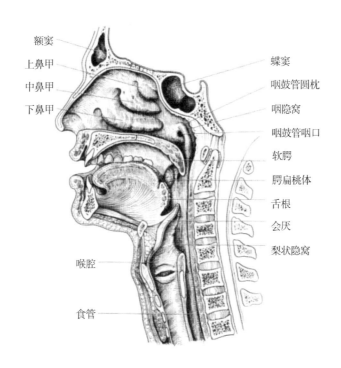

额窦
上鼻甲
中鼻甲
下鼻甲

蝶窦
咽鼓管圆枕
咽隐窝
咽鼓管咽口
软腭
腭扁桃体
舌根
会厌
梨状隐窝

喉腔

食管

图 4-1-2　鼻腔、口腔、喉腔和咽

2. 鼻腔

鼻腔是位于两侧面颅之间的腔隙,以骨性鼻腔和软骨为基础,其表面覆以黏膜和皮肤。鼻腔顶狭底宽,前后径大于左右两侧,是一个不规则的狭长腔隙,其前部经鼻孔与外界相通,是呼吸时气体进出的门岗,后部与鼻咽部相通,中间被鼻中隔分为左、右两腔。两侧鼻腔可分为鼻前庭和固有鼻腔两个部分。

鼻前庭是由鼻翼所围成的空间,其内表面衬以黏膜,黏膜上长着鼻毛,起着过滤、清洁吸入气体中的尘埃的作用。鼻前庭的皮肤黏膜与其深部的软骨膜紧密连接,所以,此部位的疖肿往往会引起剧烈疼痛。

固有鼻腔指鼻前庭以后的部分,其前部被鼻中隔分为左、右两边,后部与咽部相通,由骨和软骨覆以黏膜而成。鼻中隔前下部的黏膜内有丰富的血管汇聚并相互吻合成毛细血管丛,所以此部位容易出血。大约有 90% 的鼻出血发生于该部位。鼻出血也称为鼻衄。

固有鼻腔黏膜按其性质可分为嗅部和呼吸部。嗅部黏膜内含有嗅细胞,能感受气味的刺激。呼吸部黏膜内含有丰富的毛细血管和黏液腺,上皮有纤毛,可净化吸入的空气并提高吸入空气的温度和湿度,减少不洁净、过冷或过热的空气对肺部造成的损害。

3. 鼻旁窦

鼻旁窦也称为副鼻窦、鼻窦,是鼻腔周围的颅骨与面骨内的含气空腔。鼻窦左右成对,共有 4 对,即上颌窦、筛窦、额窦和蝶窦。窦的大小和形态各有不同。鼻旁窦由骨性副鼻窦表面衬以黏膜构成,其黏膜通过各窦开口与鼻腔黏膜相续。鼻旁窦对发音有共鸣作用,也能调节吸入空气的温度和湿度。由于鼻腔和鼻旁窦的黏膜相延续,因此鼻腔炎症可引起鼻旁窦发炎,出现鼻臭、口臭、鼻塞、流涕等症状。

(二)咽

咽是在喉与食管以上,与口腔、鼻腔相邻的空腔,在鼻腔、口腔后方及喉的上方,因此,它是饮食和呼吸的共同通道。而且,中耳的咽鼓管也与咽相通。咽由肌肉和黏膜构成的管道长 12～14 cm,其上端附着于蝶骨体后部及枕骨基底,呈拱顶状,称为咽穹,下端在第 6 颈椎平面与食管相延续。咽的后壁完整,位于颈椎的前方,由疏松结缔组织与椎前筋膜相隔;其前壁不完整,与鼻腔、口腔和喉相通。由此可见,咽分为鼻咽部、口咽部和咽喉部。

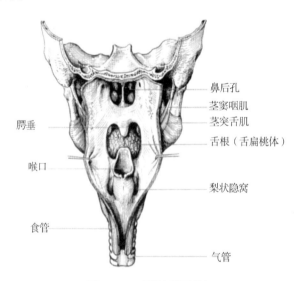

图 4-1-3 咽腔(后面观)

1. 鼻咽部

鼻咽部位于鼻腔的后方、软腭的后上方,其向前经鼻后孔与鼻腔相通;向下与口咽部相邻。鼻咽部的两侧壁各有一个咽鼓管的咽部开口,咽鼓管向内侧开口于中耳的鼓室。因此,咽鼓管连接咽与中耳鼓室,咽部的运动可带动咽鼓管的开闭,从而调节中耳内的压力。例如,当我们乘坐飞机上升到高空或者从高空返回地面时,海拔高度的变化使气压也发生变化,鼓膜两侧的气压平衡被破坏,使得鼓膜被不平衡的气压差推向一侧,中耳内的压力随之发生变化,从而引起明显的不适感。在这种情况下做一些咀嚼、吞咽的动作,可以带动咽鼓管的鼻咽部侧的开口张/合,进而使中耳鼓室内的压力通过咽鼓管与外界平衡,缓解不适感。这也是在飞机起飞与降落的时候乘务员会给乘客发放糖果的原因,因为在吞咽时,咽鼓管开口的张/合可调节中耳的压力。

在年龄较小的孩子的咽后壁还有淋巴组织聚集,这个组织称为咽扁桃体,具有免疫防御功能。咽扁桃体在幼儿时期较发达,至6～7岁开始退化。咽扁桃体过大或增殖则会影响鼻后孔的通气,还会影响咽鼓管的活动而改变中耳内的压力,甚至影响听觉。

2. 口咽部

口咽部介于软腭与会厌上缘平面之间,其向前经咽峡与口腔相通,前壁为舌根,后壁与第2～3颈椎体相邻,侧壁有腭扁桃体。腭扁桃体为椭圆形的淋巴器官,位于咽的侧壁,具有免疫功能。因此,在发生扁桃体炎或口咽部恶性病变时,此处的淋巴结常显著肿大。

3. 咽喉部

喉咽部位于会厌上缘平面至环状软骨下缘平面之间,向下与食管相延续。其前壁为喉的入口与喉的后面,后壁与第4～6颈椎体相平。在会厌外侧有咽会厌襞,是咽的口部与喉部交界处的前外侧界。咽会厌襞下方与喉咽部相延续。

(三)喉

喉与咽相邻,向下与气管相延续。它既是呼吸的通道,也是发音器官,由软骨、韧带、肌肉及黏膜组织构成。喉的入口处,其腹前缘壁与会厌软骨相延续,在吞咽时会厌遮盖喉口,使食物和水经会厌上面进入食管,防止食物和水误入气管。非吞咽时,喉口开启,使空气进、出气管,为呼吸功能的门户。

由于喉与外界环境直接相通,因此要注意对其的保护,尽量避免吸入过冷、过热、过于干燥、刺激性的气体。平时说话与唱歌时要注意保护喉,有节制地使用自己的发声器官。传统医学中有许多良方可用于润喉、保护嗓子。

(四)气管与支气管

连接喉与肺之间的管道称为气管、支气管。支气管是气管的分支,越靠近肺组织的支气管分支层次越多,越细(图 4-1-4)。

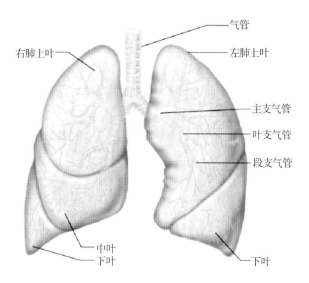

右肺上叶 气管
左肺上叶
主支气管
叶支气管
段支气管
中叶
下叶 下叶

图 4-1-4　气管、支气管和肺

气管的形态为后壁略平的圆形管道。成人的气管长 11～13 cm,上端在第 7 颈椎上缘相平处与喉相连;向下在相当于第 4～5 胸椎体交界处平面分为左、右支气管,该分叉处被称为气管叉。按照气管所在部位,可将气管分为颈段和胸段两部分。其中,气管的颈段较短,沿颈前区中线下行,在其前面有胸骨舌骨肌、胸骨甲状肌覆盖,在相当于第 2～4 气管软骨位置的前面有甲状腺峡横过气管。气管的后面与食管相接,在食管和气管之间两侧的沟内分别有喉下神经上行。气管两侧有甲状腺的左、右叶和颈部大血管。气管的胸段较长,位于后纵隔内,其前面有动脉弓及其发出的无名动脉和左颈总动脉,还有左、右无名静脉相伴行。小儿有胸腺位于该部位,随着年龄增长,胸腺逐渐萎缩。气管胸段后面继续与食管伴行。

在组织学结构上,气管与支气管由软骨、平滑肌和结缔组织所构成。气管软骨有 14～16 个,彼此之间由韧带相连接。气管软骨呈"C"形,缺口向后,由平滑肌和结缔组织构成的膜性壁所封闭。气管与支气管壁自内向外由黏膜层、黏膜下层及外膜组成。其中,黏膜层主要由纤毛上皮构成,其间夹杂分布有杯状细胞。纤毛可向咽喉方向摆动,将尘粒与细菌等随黏液运送到咽部,经咳嗽反射排出。而杯状细胞具有分泌功能,分泌黏液起到润滑作用,并可起到防止尘埃入肺的保护作用。此外,分泌物中含有各种免疫球蛋白,具有抑菌和抗病毒的作用,是机体防御系统的重要组成部分。

由此可见,气管与支气管不仅是呼吸时气体流动的通道,还具有防御、清除异物、调节空气温度和湿度的作用。

(五)肺

肺是执行呼吸功能的器官,分左、右两叶,其中,左叶有两个小叶,右叶有三个小叶,共五小叶。肺通过气管、支气管与喉、鼻相连,故在传统医学的描述中称喉为肺之门户,鼻为肺之外窍。

外观上,肺上端钝圆,称为肺尖,底位于膈上面,而面向肋与肋间隙的面则称为肋面,朝向纵隔的面则称为内侧面。在肺的内侧面的中央有支气管、血管、淋巴管、神经组织进、出肺,这个部位称为肺门。肺表面覆被一层光滑的浆膜,即胸膜脏层,该层浆膜在肺门处转折内衬于胸廓组织,称为胸膜腔壁层,两层之间构成一个潜在的腔隙,称为胸膜腔。胸膜腔对维持正常的呼吸有着非常重要的功能(详见下一节)。

肺以支气管逐级分支形成的支气管树为基础架构,支气管的最细小的分支称为呼吸性细支气管,其末端膨大成囊形的肺泡。肺泡是由单层上皮细胞构成的半球状囊泡,与呼吸性细支气管相通。支气管各级分支之间以及肺泡之间均由结缔组织填充,血管、淋巴管、神经等随着支气管的逐级分支分布于结缔组织。由此可以理解,肺泡之间的间质内含有丰富的毛细血管网,毛细血管与肺泡紧邻,两者之间的间隔称为呼吸膜,肺泡内气体与血液中的气体可以透过呼吸膜进行交换,使肺泡内吸入的氧扩散,进入肺泡的毛细血管;同时,毛细血管运送而来的由代谢产生的二氧化碳扩散进入肺泡,并通过呼吸排出。

二、呼吸系统的功能

简单地讲,呼吸系统的生理功能主要是呼吸。机体在生命活动过程中需要与外界不断地进行气体交换,从外界环境摄取氧气供组织利用,同时排出机体代谢产生的二氧化碳。机体与外界环境之间的气体交换过程称为呼吸(图 4-1-5)。需要注意的是,这里的气体指的是与细胞代谢有关的氧气和二氧化碳。虽然在呼吸过程中进、出肺的气体除氧气和二氧化碳外,还有氮气和水蒸气,但是,因为它们不参与机体组织的新陈代谢,所以不将其列入本章讨论的范围。

呼吸不间断地进行,是维持机体生命活动的基本生理过程之一。呼吸一旦停止,生命便会终结。为了详细阐述其功能与机制,把呼吸过程划分为三个环节进行介绍:外呼吸、气体运输、内呼吸。外呼吸是指肺毛细血管血液与外界环境之间的气体交换过程,又包括肺通气和肺换气两个环节。

(一)肺通气

肺通气指肺泡气体与外界环境气体之间的交换过程,由呼吸道、肺泡、胸廓等共同

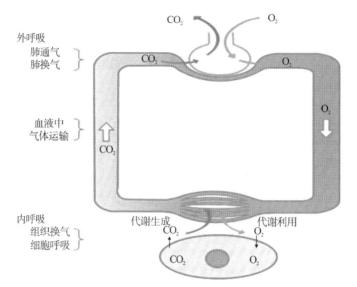

外呼吸
肺通气
肺换气

血液中
气体运输

内呼吸
组织换气
细胞呼吸

代谢生成
代谢利用

图 4-1-5　呼吸过程示意图

完成。呼吸道是肺通气时气体进出肺的通道,同时,它还起到加温、加湿、过滤和清洁吸入气体、引起防御反射等作用。呼吸道通过鼻、口与外界相通,因此,空气中的有害粉尘、病原体等均可进入呼吸道,进而损害呼吸功能。2019 年年末出现的由 2019 新型冠状病毒(2019-nCoV)引发的传染病,就是一种新型的呼吸系统传染病。在相互接触时戴好口罩,保持适当的社交距离,可以很大程度上降低病毒通过呼吸道传播的概率。

1. 肺通气的基本原理

(1)肺通气的动力:气体的流动是靠气压推动的,而氧气和二氧化碳流入、流出肺的动力分别是肺内、外两侧的氧气与二氧化碳的气压差。当人体处于某一位置时,肺外的大气环境气压相对稳定,而肺内的气压则随着呼吸运动而发生周期性的升高与降低。因此,呼吸运动是气体流入、流出肺的原始动力,由呼吸运动产生的肺内、外的气压差是呼吸的直接动力。

①呼吸运动:呼吸肌收缩和舒张引起的胸廓节律性扩大和缩小的过程。胸廓扩大的过程称为吸气运动,而胸廓缩小的过程称为呼气运动。呼吸肌包括吸气肌和呼气肌,主要吸气肌包括膈肌和肋间外肌,主要呼气肌包括肋间内肌和腹肌。此外,还有一些肌肉的收缩也参与吸气,被称为辅助吸气肌,如斜角肌、胸锁乳突肌等。

在平静呼吸时,吸气和呼气过程分别由主要吸气肌的收缩和舒张来完成。换言之,平静呼吸的呼气过程不需要呼气肌的收缩,仅由吸气肌的收缩与舒张以及胸廓、肺组织的弹性回缩即可完成。平静吸气时膈肌收缩,膈肌的中心下移,使胸腔的上下径增大;同时,肋间外肌收缩,引起肋骨和胸骨上举并使肋骨下缘向外翻,使胸腔的前后径和左右径增大,胸廓容积增大,肺内压降低,当其低于大气压时外界气体流入肺内,完成吸气过程。

呼吸运动可根据参与活动的呼吸肌的主次、数量和用力程度不同而呈现出腹式呼吸与胸式呼吸、平静呼吸与用力呼吸等不同的形式。

腹式呼吸是以膈肌的收缩和舒张引起腹部显著起伏的呼吸运动。胸式呼吸则是以肋间外肌收缩与舒张为主引起胸部显著起伏的呼吸运动。一般情况下,成年人的呼吸运动是腹式与胸式的混合式呼吸,在胸部或腹部活动受限时可出现某种单一形式的呼吸运动。婴幼儿由于肋骨倾斜度小,趋于水平,因此胸式呼吸较弱,主要为腹式呼吸。

正常人在安静状态下呼吸运动平稳而均匀,称为平静呼吸,其呼吸频率为每分钟12～18次。平静呼吸的吸气是主动过程,呼气是被动过程。在运动时,呼吸运动加深、加快,此时参与收缩的吸气肌数量增多,收缩增强,而且呼气肌也参与收缩,这种呼吸运动称为用力呼吸或深呼吸。

②肺内压:在呼吸运动过程中,肺内压呈周期性波动。吸气时肺容积增大,使肺内压下降,当其低于大气压时,外界气体被吸入肺泡。随着吸气增加,肺内气体增加,肺内压逐渐升高,至吸气末时肺内压升高到与大气压相等时,气流也就随之停止,吸气过程终止而转为呼气。呼气时肺容积减小,使肺内压升高并超过大气压,则气体由肺内呼出。随着肺内气体的呼出减少,肺内压也逐渐降低,至呼气末时肺内压又降到与大气压相等,气流亦随之而停止,呼气过程终止而转为下一次吸气(图 4-1-6)。

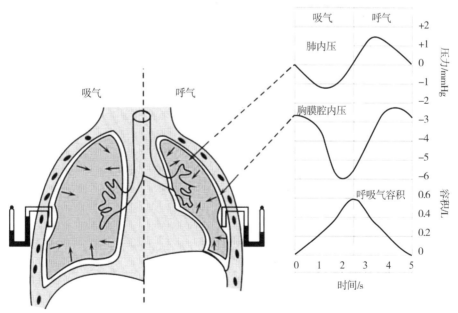

图 4-1-6　吸气和呼气时,肺内压、胸膜腔内压及呼吸气容积的变化过程(右)以及胸膜腔内压直接测量(左)

肺内压的周期性交替升降推动气体流入、流出肺,它为肺通气提供了直接动力。因此,当各种意外,如溺水、煤气中毒、触电、麻醉意外等,导致自然呼吸运动停止时,可以采用人为的方法改变肺内压,造成肺内压与大气压之间的压力差,从而维持肺通气,这样的方式称为"人工呼吸"。人工呼吸的方法很多,出现突发事件时,人们采用最多的急救方法是口对口人工呼吸。需要注意的是,对被施救者来说,接受口对口的人工呼吸与其之前进行的自主呼吸有显著的不同。口对口人工呼吸为正压人工呼吸,其吸入的气体是施救者加压吹进去的。临床上采用呼吸机进行人工呼吸也是正压人工呼吸。

③胸膜腔内压:如前所述,包裹在肺表面的胸膜脏层与紧贴于胸廓内壁的胸膜壁层之间有一个潜在的密闭腔隙,称为胸膜腔。胸膜腔有 4 个非常重要的特点:密闭的、潜在的,呈负压,内含少量浆液。这 4 个特点共同维持胸膜腔的功能。首先,胸膜腔内的少量浆液可在两层胸膜之间起润滑作用,减小呼吸运动过程中两层胸膜间互相之间产生的摩擦阻力;同时,浆液分子的内聚力使两层胸膜紧紧贴附在一起,不易分开,维持着潜在的腔隙。胸膜腔负压的形成与肺和胸廓的自然容积不同有关。胎儿降生前,肺无呼吸功能,且身体呈蜷缩状,胸腹被挤压。随着胎儿的出生,第一声嘹亮的哭声使胸廓扩张,牵引肺扩张,气体得以进入肺,从而开始自主呼吸。而且,人在出生之后,胸廓的发育比肺快,导致胸廓的自然容积明显大于肺的自然容积,而两层胸膜紧紧贴在一起且密闭。密闭的胸膜腔将肺和胸廓两个弹性体耦联在一起,使肺受胸廓向外牵引而始终处于被动牵张状态。由此,不具有主动收缩与扩张能力的肺能够自如地随着胸廓容积的变化而扩大和缩小,而被扩张的肺所产生的回缩力向内牵拉脏层胸膜,使胸廓的容积缩小。

肺扩张状态的维持取决于跨肺压。跨肺压是指肺泡壁内、外的压力差,即跨肺压＝肺内压－胸膜腔内压。肺内压是肺泡内的压力,在吸气末或呼气末呼吸道内气流停止流动,且呼吸道与大气相通,此时肺内压与大气压相等,则跨肺压＝大气压－胸膜腔内压。若以大气压为参照,即设大气压为 0,则在吸气末或呼气末,跨肺压的值如式(4-1-1)所示。

$$跨肺压＝0－胸膜腔内压 \qquad (4\text{-}1\text{-}1)$$

可见,使肺维持扩张状态的主要因素实际上是胸膜腔内压。

脏层胸膜表面的压力受肺泡内的压力和肺组织的弹性回缩力两方面的影响。而肺组织由被动扩张而产生的弹性回缩力的作用方向与肺内压相反,因此,实际上,胸膜腔内压＝肺内压－肺回缩力。而在吸气末或呼气末呼吸道内气流停止流动,此时肺内压与大气压相等,则胸膜腔内压＝大气压－肺回缩力。若以大气压为参照,即设大气压为 0,则在吸气末或呼气末,胸膜腔内压的值如式(4-1-2)所示。

$$胸膜腔内压＝0－肺回缩力 \qquad (4\text{-}1\text{-}2)$$

胸内负压是由肺回缩力形成的,因此,在吸气时胸廓扩大,肺进一步被扩张,其回缩力增大,胸内负压也增大。而在呼气时则与之相反,胸内负压减小。由于婴儿出生后胸廓的生长速度快于肺的生长速度,使得胸廓经常牵引着肺,即便在胸廓因呼气而缩小时仍牵引着肺处于一定程度的扩张状态,只是扩张程度小一些。因此,正常情况下肺总是表现出回缩倾向,使胸膜腔内压呈现负压。胸膜腔内保持负压具有重要的生理意义:

(A)胸膜腔的密闭状态是形成胸膜腔内负压的前提。当胸壁或肺破裂时,胸膜腔与大气相通,其密闭性消失,空气则自外界或肺泡进入胸膜腔内,形成气胸,此时肺将因其自身的内向回缩力而塌陷,无法再随着胸廓的运动而扩张与缩小。因此,胸膜腔内负压对维持肺的扩张状态具有非常重要的意义。

(B)胸膜腔内负压有利于静脉和淋巴液的回流。严重气胸可因肺通气功能和循环功能障碍而危及生命,必须进行紧急处理。

(2)肺通气的阻力:肺通气过程中存在阻力,分为弹性阻力和非弹性阻力,肺通气的动力需克服肺通气的阻力才能实现肺通气。因此,肺通气阻力增大是临床上肺通气功能障碍最常见的原因。平静呼吸时,弹性阻力约占 70％,非弹性阻力约占 30％。

①弹性阻力:物体对抗外力作用所引起变形的力,它在气流停止的静止状态下仍然存在,属于静态阻力。由于弹性阻力的大小难以直接衡量,因此人们引入顺应性的概念来表述弹性阻力的大小。顺应性指弹性体的可扩张性,即在单位跨壁压变化所引起的器官容积变化,其度量单位为 L/cmH_2O。因此,顺应性(C)与弹性阻力(R)成反比关系,即当某种组织的顺应性越大,其弹性阻力越小,在外力作用下也越易发生容积变化;反之,某种组织的顺应性越小,则其弹性阻力越大,在外力作用下不易发生容积变化。肺和胸廓均为弹性组织,具有弹性阻力,亦可用顺应性来表示其弹性阻力的大小。

此外,肺顺应性还受到肺总量的影响。肺总量越大,则其顺应性越大;反之,其顺应性越小。而不同个体间肺总量存在差异,其肺顺应性大小不同。因此,为了排除肺总量的影响,用比顺应性来描述弹性阻力更加准确。比顺应性指单位肺容量的顺应性。由于平静吸气从功能余气量(详见后述)开始,因此肺的比顺应性可通过式(4-1-3)计算得到。

$$比顺应性＝平静呼吸时的肺顺应性(L/cmH_2O)／功能余气量(L) \qquad (4\text{-}1\text{-}3)$$

肺弹性阻力来源于肺组织的弹性成分产生的弹性回缩力和肺泡内侧的液-气界面产生的表面张力。其中,弹性成分的作用约占 1/3,表面张力的作用约占 2/3。肺组织的弹性成分主要为弹力纤维和胶原纤维。在吸气过程中肺被扩张,这些纤维被牵拉而趋于回缩,而且,肺扩张越大,纤维牵拉作用越强,使肺回缩的力与弹性阻力越大,从而阻碍肺的进一步扩张而有利于转向呼气过程;反之亦然,在呼气过程中肺组织回弹,这些纤维失去牵拉而使阻碍肺扩张的弹性阻力消失,有利于开始下一次吸气。

关于肺泡内表面的液-气界面产生的表面张力,推导过程如下:

在物理学中有一个已被确认成立的基本定律,称为拉普拉斯(Laplace)定理。根据这个定理,在肺泡内表面液-气界面产生的压强(P,单位 N/m^2)、表面张力系数(T,即单位长度的表面张力,单位 N/m)、肺泡半径(r,单位 m)三者之间的关系如式(4-1-4)所示。

$$P = 2T/r \qquad (4\text{-}1\text{-}4)$$

因为每个肺泡的大小并非绝对一致的,双肺约有 3 亿个大小不尽相等的肺泡,它们的半径可相差 3~4 倍。图 4-1-7 所示为大小不一的肺泡之间的关系。

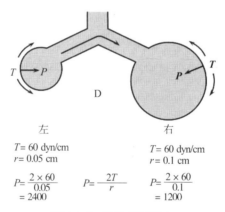

左 右

T= 60 dyn/cm T= 60 dyn/cm
r = 0.05 cm r = 0.1 cm

$P = \dfrac{2 \times 60}{0.05}$ $P = \dfrac{2T}{r}$ $P = \dfrac{2 \times 60}{0.1}$
= 2400   = 1200

图 4-1-7 肺泡表面张力

图 4-1-7 中,在同一个末端的支气管分支上连接着左、右侧两个肺泡,两个肺泡是相通的,其中,左侧的肺泡小于右侧的肺泡,即 $r_左 < r_右$。由于左、右侧两个肺泡是相同的组织,因此可以认为 $T_左 = T_右$。根据 Laplace 定理,$P = 2T/r$,则可以推导出 $P_左 > P_右$。气体总是顺着压力差的方向流动,结合此推导的结果 $P_左 > P_右$ 可得出:左肺泡内的气体将在气压的推动下向右肺泡内流动,那么,左侧小肺泡将越来越小,右侧大肺泡将越来越大,直到小肺泡萎缩,大肺泡胀破为止。很明显,这个结论是荒谬的,与实际情况完全不一样。机体内的大、小肺泡都形态稳定地执行着呼吸功能。

那么,这个谬误的问题在哪里?可以换一个思路再做如下推导:既然大、小肺泡都能维持它的形态稳定并且正常地执行呼吸功能,则必然 $P_左 = P_右$;而左、右肺泡大小不同是事实,$r_左 < r_右$;Laplace 定理也已被证实是正确的理论,那么,由此可得 $T_左 <$ $T_右$;既然左、右肺泡的组织结构相同,它们原本的 T 值应该是相同的,现在推导出不

同,可能有某个因素在调节它,使 T 值随着肺泡的大小不同而变化。显然这个结论是可以理解的,也为人们提出了一个新的问题:是谁在调节肺泡表面张力 T 呢?

后来,人们找到了这样一种物质,并把其称为肺泡表面活性物质,它由肺泡Ⅱ型细胞产生,其化学本质是一种脂蛋白混合物,主要成分为二棕榈酰卵磷脂(占 60% 以上)和表面活性物质结合蛋白。肺泡表面活性物质的主要作用是降低肺泡液-气界面的表面张力,这种作用具有重要的生理意义:

(A)有助于维持肺泡容积的稳定性。由于肺泡表面活性物质降低肺泡表面张力作用的强弱与其在肺泡液-气界面上的密度成正比,而肺泡表面活性物质的分布密度随肺泡半径的缩小而增大,随半径的增大而减小。因此,在肺泡缩小时,肺泡表面活性物质分布的密度增大,其降低肺泡表面张力的作用增强,使肺泡表面张力减小,防止肺泡萎陷;而在肺泡扩大时,肺泡表面活性物质分布的密度减小,降低表面张力的作用减小,肺泡表面张力增加,避免肺泡过度膨胀,由此保持肺泡容积的相对稳定。

(B)减少肺组织液生成,防止肺水肿。肺泡表面张力的合力指向肺泡腔内,可对肺泡间质产生"抽吸"作用,使肺泡间质静水压降低,组织液生成增加,导致肺水肿的可能性增加。但是,肺泡表面活性物质可降低肺泡表面张力,减小肺泡回缩力,也减弱对肺泡间质的"抽吸"作用,防止肺水肿的发生。

(C)降低吸气阻力,减少吸气做功。

在胚胎发育过程中,胎儿长到六七个月之后,肺泡Ⅱ型细胞才开始具备合成和分泌肺泡表面活性物质的功能,随着胎儿逐渐发育成熟,其分泌肺泡表面活性物质的功能逐渐增强,至分娩时达高峰。由此可以理解,早产儿由于其肺泡Ⅱ型细胞功能未成熟,出生时缺乏肺泡表面活性物质,因此常出现呼吸困难,称为"新生儿呼吸窘迫综合征",如果不能得到良好的救治,极易死亡。在成人中,某些严重的疾病也可损害肺泡Ⅱ型细胞的功能,引起同样的呼吸窘迫综合征。所以,应加强身体锻炼,提高免疫力,减少呼吸系统疾病的发生。

②非弹性阻力:包括惯性阻力、黏滞阻力和气道阻力,在气体流动时产生,并随流速加快而增大,因此,非弹性阻力是个动态阻力。其中,惯性阻力是气流在发动、变速、换向时由气流和组织的惯性所产生的阻止肺通气的力,在平静呼吸时,因为呼吸频率低,气流流速慢,故惯性阻力小,往往被忽略不计;黏滞阻力是呼吸时气体与组织发生相对位移时产生的摩擦阻力,其在平静呼吸时较小,也可忽略不计;气道阻力是气体流经呼吸道时,气体分子之间以及气体分子与气道之间的摩擦产生的阻力,是非弹性阻力的主要成分,占总非弹性阻力的 80%～90%。

气道阻力受气流流速、气流形式和气道管径大小影响。气流速度快,阻力大;气流速度慢,阻力小。在气流形式中,层流的阻力小,而湍流阻力大。气流太快以及管道不规则都可引起湍流,如当气管内有黏液、渗出物、异物等时,可用排痰、清除异物、减轻黏膜肿胀等方法减少湍流,降低阻力。另外,气道管径大小也是影响气道阻力的重要因素,当气道管径缩小时,气道阻力增大。常见的影响气道管径的因素:

(A)气道跨壁压,即呼吸道内外压力差。呼吸道内外压力差变化会影响气道管径的粗细,凡使气道管径扩大的因素可使气道阻力减小;反之,使气道管径减小的因素可使气道阻力增大。

(B)肺实质对气道壁的外向放射状牵引作用。对气道壁的外向牵引作用也可通过改变气道的大小而改变气流的阻力。正常肺组织中,小气道的弹力纤维和胶原纤维与肺泡壁的纤维彼此穿插,像帐篷的拉线一样对气道发挥牵引作用,从而维持那些没有软骨支持的细支气管、肺泡的通畅。某些肺部疾病可损害组织的牵引作用,会引起肺组织内小气道塌陷,通气功能受损。

(C)自主神经系统对气道管壁平滑肌收缩与舒张活动的调节。呼吸道平滑肌受交感神经、副交感神经双重支配。副交感神经兴奋可促进气道平滑肌收缩,使气道管径变小,气流阻力增大,而交感神经兴奋则产生相反的作用,使气道平滑肌舒张,气道管径增大,气流阻力减小。例如,临床上用拟肾上腺素能药物解除支气管痉挛,缓解呼吸困难,就是对这种机制的应用。

(D)某些化学因素的影响,如儿茶酚胺、前列腺素、组胺、内皮素等,它们的作用机制各不相同。

2. 肺通气功能的评价

肺通气功能的水平可以从肺的容量、肺通气的效率、肺通气过程中做功三个方面的指标来评价。

(1)肺的容量(图 4-1-8):包括潮气量、补吸气量与补呼气量、深吸气量、余气量与功能余气量、肺活量与用力肺活量、肺总量。

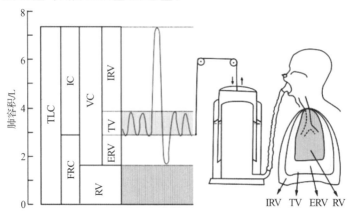

图 4-1-8 肺的容量

①潮气量(tidal volume,TV):呼吸过程是一吸一呼交替进行,肺的容积如同潮起潮落般变化,因此将每次呼吸时吸入或者呼出的气体量称为潮气量。正常成人在平静呼吸时,潮气量为400～600 mL,平均约为500 mL。在运动时,潮气量增大,最大可达肺活量大小。呼吸的原始动力是呼吸肌的运动,呼吸的最大阻力是肺与胸廓的弹性阻力,因此,潮气量的大小取决于呼吸肌收缩的强度,以及胸廓和肺的机械特性,同时还要考虑机体的代谢水平。

②补吸气量(inspiratory reserve volume,IRV)与补呼气量(expiratory reserve volume,ERV):补吸气量指平静吸气末继续尽最大力量吸气所能吸入的气体量,反映吸气储备能力,因此也称为吸气储备量,正常成人补吸气量为1500～2000 mL;补呼气量指平静呼气末继续尽最大力量呼气所能呼出的气体量,反映呼气储备能力,因此也称为呼气储备量,正常成人补呼气量为900～1200 mL。

③深吸气量(inspiratory capacity,IC):平静呼气末尽力吸气所能吸入的气体量,是潮气量与补吸气量之和,是衡量最大通气潜力的一个重要指标。因此,胸廓、胸膜、肺组织、呼吸肌等任何部分发生病变均可使深吸气量减少。

④余气量(residual volume,RV)与功能余气量(functional residual capacity,FRC):余气量指最大呼气末尚存留于肺内不能再呼出的气体量,由呼吸道的解剖结构所决定。气管、支气管中弹性成分的支撑以及肺内纤维的牵拉作用可使气道与肺不塌陷,在呼气末,这部分空间的气体不会被呼出来,因此,余气量也称为解剖无效腔量或解剖无效腔量。正常成人余气量为1000～1500 mL。支气管哮喘、肺气肿等疾病的患者的余气量增加。功能余气量指平静呼气末尚存留于肺内的气体量,为余气量与补呼气量之和。换言之,功能余气量包括怎么也不能被呼出来的解剖无效腔的气体和平静呼吸没被呼出来但是用力呼气能呼出来的部分。正常成人的功能余气量约为2500 mL。肺气肿患者的功能余气量增加,而肺实质性病变时功能余气量减小。功能余气量的生理意义在于缓冲呼吸过程中肺泡氧分压(PO_2)和二氧化碳分压(PCO_2)的变化幅度。

⑤肺活量(vital capacity,VC)与用力肺活量(forced vital capacity,FEV):肺活量指尽力吸气后用最大力量从肺内呼出的气体量。肺活量是潮气量、补吸气量与补呼气量之和,反映一次通气的最大能力,是肺通气功能测定的常用指标。肺活量与身材大小、性别、年龄、体位、呼吸肌强弱等多个因素有关,因此,不同个体的肺活量有较大的差异。正常成年男性的肺活量平均约为3500 mL,女性约为2500 mL。人们可以通过体育锻炼来增加肺活量。肺活量的测定是最大程度吸气后以最大力量呼出气体,这个过程并未限制在几秒钟内呼出。因此,可能出现这种情况:某个罹患呼吸道狭窄的患者,虽然其通气功能可能已经受到损害,但是,在测定肺活量时,该患者可通过延长呼

气时间来增加呼出的气体,从而弥补气道狭窄导致的通气阻力增大的影响,使最终测得的肺活量仍然正常。由此可见,仅有肺活量这个指标难以充分反映通气功能的状况。为纠正这个偏差,便引入用力肺活量的概念来进行修正。

用力肺活量是指一次最大吸气后,用力尽快呼气所能呼出的最大气体量,并分别测定其在前1、2、3秒所呼出的气体占总肺活量的百分比。因此,用力肺活量也称为时间肺活量。与肺活量相比,用力肺活量能更好地反映肺通气功能。正常人在第1、2、3秒内的用力呼气量分别占总肺活量的83%、13%、3%。用力肺活量对临床鉴别限制性肺疾病和阻塞性肺疾病具有重要意义。限制性肺疾病患者的用力肺活量和肺活量均显著下降,而阻塞性肺疾病患者的用力肺活量比肺活量下降更明显。图4-1-9中FEV_1为第1秒钟的用力肺活量,FVC为肺活量。

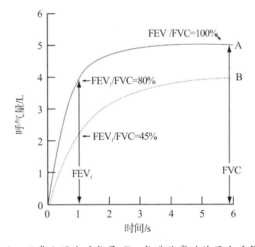

注:A—正常人用力呼气量;B—气道狭窄时的用力呼气量

图 4-1-9 用力肺活量

⑥肺总量(total lung capacity,TLC):肺所能容纳的最大气体量。肺总量等于肺活量与余气量之和。与肺活量相同,肺总量的大小也因性别、年龄、身材、运动锻炼情况和体位改变而异。健康的成年男性平均约为5000 mL,女性约为3500 mL。

(2)肺通气量与肺泡通气量:肺通气量指每分钟吸入或呼出的气体总量,等于潮气量与呼吸频率的乘积。正常成人平静呼吸时,潮气量约为500 mL,呼吸频率为每分钟12~18次,因此,肺通气量为6~9 L/min。

从呼吸系统的解剖结构可以看出,肺通气量包括进出呼吸道的气体量和进出肺泡的气体量,然而,呼吸道并不具备与血液进行气体交换的功能,只有在肺内才能与血液进行气体交换,因此,应更加关注进出肺泡的气体量。每次吸入的气体中留在呼吸道内不参与肺泡与血液之间的气体交换的这部分呼吸道的容积,称为解剖无效腔。进入肺泡的气体也有一部分因为血流在肺内分布不均而不能与血液进行交换,这部分未能发生气体交换的肺泡容量则称为肺泡无效腔。肺泡无效腔与解剖无效腔一起合称为生理无效腔。健康人平卧时,生理无效腔与解剖无效腔非常接近。潜水者如果用一根管道伸向水面外进行呼吸,此时的管道相当于增大了无效腔,如果管道容积很大,则呼吸做功就会明显增加,加上水压对胸廓的挤压作用,呼吸便会变得非常费力。

肺泡通气量是指每分钟呼吸中进入肺泡的气体量,它等于潮气量和生理无效腔气量之差乘以呼吸频率的乘积。若潮气量为 500 mL,生理无效腔为 150 mL,则每次吸入肺泡的新鲜空气量为 500-150=350(mL)。

分析一下这种情形:身高体重比较接近的甲、乙两人一起进行高强度的跑步,甲因为平时很少锻炼,跑得气喘吁吁,即呈现浅而快的呼吸;乙则因为平时训练有素,所以呼吸深而慢。很明显,乙的状况比甲的好,那么如何从呼吸生理学的角度来说明其中的道理呢? 如前所述,肺通气量的计算如式(4-1-5)所示

肺通气量＝潮气量×呼吸频率 　　　　　　　　　　　　　　　　　　　(4-1-5)

＝(生理无效腔量＋进入肺泡气体量)×呼吸频率

＝生理无效腔量×呼吸频率＋进入肺泡气体量×呼吸频率

＝生理无效腔量×呼吸频率＋肺泡通气量

由于生理无效腔量相对不变,从上式中可以看出,当呼吸频率越快,生理无效腔量与呼吸频率的乘积越大,肺泡通气量在肺通气量中所占的份额越小。因此,对维持良好的肺泡通气量来说,浅而快的呼吸不如深而慢的呼吸效果好,如表 4-1-1 所示。

表 4-1-1　不同呼吸频率和潮气量时的肺通气量与肺泡通气量

呼吸频率/次·分$^{-1}$	潮气量/mL	肺通气量/mL·min^{-1}	肺泡通气量/mL·min^{-1}
16	500	8000	5600
8	1000	8000	6800
32	250	8000	3200

(3)呼吸功:在一次呼吸过程中,呼吸肌为实现肺通气而克服弹性阻力和非弹性阻力所做的功称为呼吸功。呼吸做功通常以一次呼吸过程中的跨壁压变化乘以肺容积变化来表示。功的单位是焦耳(J)。正常人平静呼吸时因为阻力很小,吸气肌收缩引起吸气,而吸气肌舒张则转为呼气,故呼吸功很小,仅约 0.25 J。当呼吸加深、潮气量增大时,吸气过程中吸气肌收缩加强,呼气过程中呼气肌也收缩参与运动,因此,呼吸功增加。若患有呼吸系统疾病,则肺通气阻力增大,呼吸功也明显增大。

(二)肺换气和组织换气

气体交换指吸入的氧气与代谢产生的二氧化碳在体内进行交换的过程。体内有

两次气体交换过程:一次在肺泡内完成,从外界吸入的新鲜气体通过肺通气过程经呼吸道被运送到肺泡内,与由肺毛细血管运输而来的机体代谢产生的二氧化碳之间进行气体交换,这个过程称为外呼吸或肺呼吸;另一次在毛细血管与组织液之间进行,氧气进入肺部毛细血管后,随血液循环到达身体各组织,然后在各组织分布的毛细血管与组织液之间进行气体交换,氧气被释出供细胞利用,细胞的代谢产物二氧化碳被血液带走,此过程称为内呼吸或组织呼吸。肺换气和组织换气的气体交换原理相同,内、外呼吸相互延续,共同完成呼吸过程中的气体交换功能,如图 4-1-10 所示。

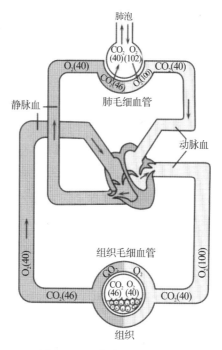

图 4-1-10　气体交换模式图

1. 气体交换的基本原理

(1)气体的扩散:肺换气与组织换气这两处气体交换的原理相同,都是通过单纯扩散完成的,即当气体分子不停地进行着无定向的运动时,气体分子从压力高处向压力低处转移,无须借助其他动力与其他转运体即能完成。

根据物理学中的 Fick 弥散定律,气体在通过薄层组织时,单位时间内气体扩散的容积与扩散膜两侧的气体分压差成正比,与扩散距离(组织的厚度)成反比,与该气体的扩散系数成正比。通常将单位时间内气体扩散的容积称为气体扩散速率(D),则其与多种影响因素之间的关系可用式(4-1-6)来计算。

$$D \propto \frac{\Delta P \cdot T \cdot A \cdot S}{d \cdot \sqrt{MW}} \tag{4-1-6}$$

式中，D 为气体扩散速率；ΔP 为气体分压差；T 为温度；A 为扩散面积；S 为气体分子溶解度；d 为扩散距离；MW 为气体分子量。

（2）呼吸气体和人体不同部位气体的分压：人体吸入、呼出的气体都是混合气体，其中，每种气体分子的运动只受该类气体所占的那部分压力驱动，该气体在总混合气体压力中所占的权重部分称为分压，如氧分压、二氧化碳分压。而液体中的气体分压有时也被称为气体的张力，其数值与分压相同。例如，人体吸入的空气的主要成分比例大约是：O_2 占 20.96%，N_2 占 79.00%，CO_2 只占约 0.04%。其中，N_2 既不是人体组织需要的气体，也对机体无害，可视为无关气体，所以日常讨论呼吸活动时往往忽略它。但是，在一些特殊情况下，如深海潜水等活动时，N_2 的影响则很重要。另外，在不同海拔平面，大气压也是不同的，所以在涉及高原活动或深海潜水时需要特别注意。

由于机体不停地进行肺换气与组织换气，因此，不同部位的氧与二氧化碳的分压是不同的。表 4-1-2 列出了各呼吸气体的容积百分比与分压。表 4-1-3 列出了机体不同部位的氧分压与二氧化碳分压的值。由于气体分压是驱动该气体扩散、交换的动力，因此维持分压的正常范围对维持机体的正常功能意义重大。

表 4-1-2　海平面各呼吸气体的容积百分比（单位：%）和分压（单位：mmHg）

	大气		吸入气		呼出气		肺泡气	
	容积百分比	分压	容积百分比	分压	容积百分比	分压	容积百分比	分压
O_2	20.84	158.4	19.67	149.5	15.7	119.3	13.6	103.4
CO_2	0.04	0.3	0.04	0.3	3.6	27.4	5.3	40.3
N_2	78.62	597.5	74.09	563.1	74.5	566.2	74.9	569.2
H_2O	0.50	3.8	6.20	47.1	6.20	47.1	6.20	47.1
合计	100.0	760	100.0	760	100.0	760	100.0	760

注：N_2 在呼吸过程中并无增减，是 O_2 和 CO_2 百分比的改变使其百分比发生相应改变。

表 4-1-3　血液和组织中气体的分压（单位：mmHg）

	动脉血	混合静脉血	组织
PO_2	97～100	40	30
PCO_2	40	46	50

（3）影响气体扩散的因素：从式（4-1-6）中可以看出，气体扩散运动受到气体分子量、气体扩散速率、气体分子溶解度、气体分压差、温度、气体扩散面积、气体扩散距离等因素的影响。其中，气体分子量、气体扩散速率、气体分子溶解度这几个因素由该气体自身的性质所决定，而气体分压差、温度、气体扩散面积、气体扩散距离等因素则由该气体所处的环境决定，因此，这几个因素对氧气和二氧化碳在体内的扩散状况具有

十分重要的影响。

①气体分压差:分压是指混合气体中某一种气体所具有的压力,如氧分压(PO_2)、二氧化碳分压(PCO_2)。由于两个区域之间的气体的分压差是驱动该气体扩散的动力,因此,分压差大,则扩散快,扩散速率大;分压差小,则扩散慢,扩散速率小。图 4-1-11 所示为肺泡与毛细血管之间的氧气与二氧化碳在不同分压时的扩散时间。

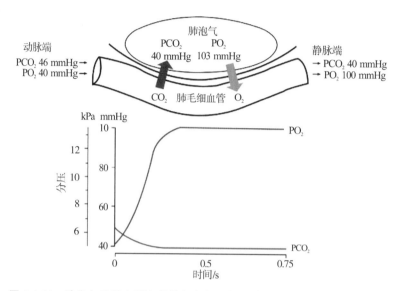

图 4-1-11　肺泡与毛细血管之间的氧气与二氧化碳在不同分压时的扩散时间

②温度:气体分子的运动受温度影响明显,温度越高,气体分子运动越快。扩散速率与温度成正比。但是,人是恒温动物,人体的体温相对恒定,因此,一般情况下温度因素可忽略不计,而在发热或者低温状况下就需要考虑温度的影响。

③气体扩散面积:扩散面积越大,扩散的效率越高,因此,气体扩散速率与扩散面积成正比。

④气体扩散距离:扩散距离越大,扩散的效率越低,因此,气体扩散速率与扩散距离成反比。

2. 肺换气

(1)肺换气过程:如图 4-1-11 所示,混合静脉血流经肺毛细血管时,血液氧分压为 40 mmHg,肺泡气的氧分压为 103 mmHg,氧在分压差的推动下由肺泡向血液扩散;混合静脉血的二氧化碳分压为 46 mmHg,肺泡气的二氧化碳分压为 40 mmHg,二氧化碳由血液向肺泡扩散。氧和二氧化碳在血液和肺泡间的扩散都极为迅速,在 0.3 s 以内即可达到平衡,而血液流经肺毛细血管的时间约为 0.7 s,因此,在血液流经肺毛细血管全长约 1/3 时,肺换气过程已基本完成。由此可见,肺的换气功能有很大的储备能力。

（2）影响肺换气的因素：具体包括呼吸膜的厚度、呼吸膜的面积、通气/血流比值三个方面的影响。

①呼吸膜的厚度：肺换气是通过呼吸膜进行的跨膜转运，因此，呼吸膜的厚度至关重要。呼吸膜是肺泡-毛细血管膜，氧气需要从肺泡内连续跨过肺泡膜与毛细血管膜才能扩散到毛细血管内，而组织代谢产生的二氧化碳需要连续地跨过毛细血管膜与肺泡膜才能扩散到肺泡。所以，肺泡膜、毛细血管膜以及两者之间的结缔组织会影响肺换气。从组织学结构上分析，呼吸膜由肺表面活性物质的液体层、肺泡上皮细胞层、上皮基底膜、肺泡上皮和毛细血管膜之间的间隙（基质层）、毛细血管的基膜和毛细血管内皮细胞层 6 层结构组成，如图 4-1-12 所示。

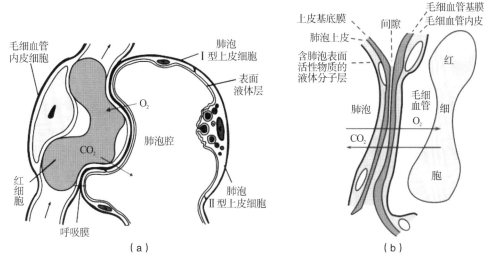

图 4-1-12　呼吸膜结构示意

虽然呼吸膜有 6 层组织结构，但它们都很薄，平均总厚度仅约为 0.6 μm，有的部位只有 0.2 μm，气体易扩散通过。但是，倘若某种因素如肺炎、肺纤维化等，导致呼吸膜增厚，则气体交换会受到严重影响。一般来说，气体扩散速率与呼吸膜厚度（或扩散距离）成反比，呼吸膜越厚，单位时间内交换的气体量就越少。

②呼吸膜的面积：单位时间内气体扩散量与扩散面积成正比，因此，扩散面积越大，则单位时间内扩散的气体量越多。正常成人有 3 亿多个肺泡，毛细血管也丰富，呼吸膜的扩散面积较大。而且在运动或劳动时，肺毛细血管舒张和开放数量增多。当发生肺脏病变时，如肺不张、肺炎、肺气肿、肺叶切除等，肺毛细血管关闭和阻塞，可使呼吸膜扩散面积减小，从而影响肺换气而出现呼吸困难。

③通气/血流比值：每分钟肺泡通气量（V_A）和每分钟肺血流量（Q）之间的比值（V_A/Q）。正常成人安静时，每分钟肺泡通气量约为 4.2 L/min，每分钟肺血流量约为

5 L/min,因此,通气/血流比值约为 0.84。这一比值的维持依赖于肺通气功能和肺血液循环功能的协调配合。肺泡通气使得肺泡气体得以不断更新,提供 O_2 并呼出 CO_2;同时,肺循环的血液及时运输 O_2 和 CO_2,维持肺泡换气功能的稳定。

通气/血流比值低于 0.84 表明通气量减少,或者通气量与血流量均减少,且通气量减少的程度高于血流量减少的程度,说明有部分血液流经通气不良的肺泡而不能进行充分的气体交换。当各种原因引起肺通气障碍时可出现此类情况。通气/血流比值高于 0.84 则表明血流量减少,或者血流量与通气量均减少,且血流量减少的程度高于通气量减少的程度,说明有部分肺泡的呼吸膜内缺少血流而无法进行充分的气体交换,如图 4-1-13 所示。当各种原因引起肺血液循环障碍时可出现此类情况。

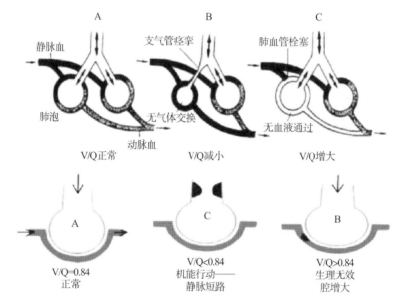

图 4-1-13 不同状况下的通气/血流比值

可见,通气/血流比值(V_A/Q)高于或者低于 0.84 均会影响肺换气功能。但是,这并非意味着只要通气/血流比值保持在 0.84 就能很好地维持肺换气功能。在一些特殊情况下,如肺组织内严重的占位性病变压迫肺组织,使局部的通气、血流都被中断,肺的呼吸功能已明显降低,但此时的通气/血流比值依然可能维持在 0.84。

另一方面,健康成人安静时,全肺的通气/血流比值约为 0.84,并非意味着肺各部位的通气/血流比值均为 0.84,因为肺泡通气量和肺毛细血管血流量在肺内的分布是不均匀的,所以各局部的通气/血流比值并不相同。例如,人在站立位时,血流会受到重力的影响,导致肺底部的血流量多于肺尖部,此时肺尖部的通气/血流比值较大。图 4-1-14显示正常人直立时肺不同部位的通气量、血流量分布及通气/血流比值。

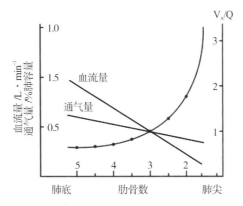

图 4-1-14　正常人直立时肺不同部位的肺通气、血流量分布及通气/血流比值

（3）肺扩散容量（D_L）：气体在单位分压差（1 mmHg）的作用下每分钟通过呼吸膜扩散的量（mL），是衡量呼吸某种气体通过呼吸膜的能力的指标，可由式（4-1-6）计算得到。

$$D_L = \frac{V}{|\overline{P_A} - \overline{P_C}|} \tag{4-1-6}$$

式中，V 为每分钟通过呼吸膜扩散的气体量（mL/min），P_A 为肺泡气中该气体的平均分压，P_C 为肺毛细血管血液内该气体的平均分压，两者之差是驱动气体扩散的动力。正常成人安静时，O_2 的 D_L 平均约为 20 mL/（min·mmHg），CO_2 的 D_L 约为 O_2 的 20 倍，所以，一般情况下不容易出现单纯的 CO_2 潴留的情况。运动时，因为参与肺换气的肺毛细血管血流量增加以及通气、血流的不均匀分布得到改善，所以 D_L 增大。而当肺部罹患疾病时，D_L 可因有效扩散面积减小或扩散距离增加而减小。

3. 组织换气

组织内的气体交换机制（图 4-1-15）和影响因素与肺泡内的气体交换一致，但是，由于组织内的气体交换发生于液相介质之间，即在血液与组织液之间，以及组织液与细胞内液之间；而且，扩散膜两侧的 O_2 和 CO_2 的分压差随着细胞内的代谢强度以及组织的血流量不同而存在差异，因此，不同部位以及同一个部位处于不同功能状态时

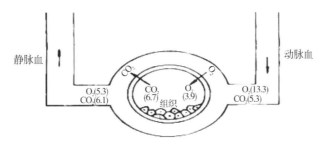

注：数字值为气体分压，单位为 kPa。

图 4-1-15　组织换气模式

的气体交换程度也有所差别。当血流量不变时,在代谢强、耗 O_2 多的组织内细胞产生的 CO_2 多,PCO_2 高;当代谢率不变时,血流量大的组织中 PO_2 高,PCO_2 低。

(三)气体在血液中的运输

血液在流经肺组织时,经过肺换气摄取 O_2 变为动脉血(含氧量高的血称为动脉血,含氧量低的血称为静脉血);动脉血通过血液循环被运输到机体各器官组织,组织细胞利用 O_2,并且细胞代谢产生的 CO_2 经组织换气扩散入血液,使血液成为含氧量低的静脉血;静脉血再继续通过血液循环将 CO_2 运输到肺部,经过肺换气排出体外,同时摄取 O_2,再次成为含氧量高的动脉血。可见,血液是运输 O_2 和 CO_2 的媒介。

O_2 和 CO_2 在血液中以物理溶解和化学结合两种形式存在。

根据 Henry 定律从物理学角度计算,气体在溶液中溶解的量及分压与其溶解度成正比,与温度成反比。在温度 38℃、1 个大气压下,动脉血 PO_2 为 100 mmHg,则每 100 mL 血液溶解 0.31 mL 的 O_2;而静脉血 PCO_2 为 46 mmHg,则每 100 mL 血液溶解 2.9 mL 的 CO_2。按照安静状态下正常成人心排血量约为 5 L/min 计算,则溶解于动脉血液中的 O_2 仅约 15 mL/min,CO_2 约为 145 mL/min。然而,安静时机体耗 O_2 量约为 250 mL/min,CO_2 生成量约为 200 mL/min。很显然,单靠物理溶解形式运输 O_2 和 CO_2 远远无法满足机体代谢所需。事实上,机体存在一个非常有效的 O_2 及 CO_2 的化学结合运输形式。如表 4-1-4 所示,血液中的 O_2 和 CO_2 均以化学结合为主要形式存在,而物理溶解的 O_2 和 CO_2 所占比例很小。因此,血液运输 O_2 和 CO_2 都以化学结合为主。

需要注意的是,虽然在每一瞬间的状态下,血液中以物理溶解形式存在的 O_2 和 CO_2 量很少,但是,从整个动态的过程来看,物理溶解也非常重要。因为跨膜扩散进入毛细血管中的 O_2 和 CO_2 都需要先溶解于血液中,然后才能与血液中的成分进行化学结合,物理溶解和化学结合两者之间处于动态平衡。

表 4-1-4　血液中 O_2 和 CO_2 的含量(单位:mL/100 mL 血液)

	动脉血			混合静脉血		
	物理溶解	化学结合	合计	物理溶解	化学结合	合计
O_2	0.31	20.0	20.31	0.11	15.2	15.31
CO_2	2.53	46.4	48.93	2.91	50.0	52.91

1. 氧的运输

血液中的氧以物理溶解形式存在的量仅占氧运输总量的 1.5% 左右,而以化学结合的量高达总量的 98.5% 左右,其结合的对象是红细胞内的血红蛋白。因此,红细胞内的血红蛋白是血液中运输氧的主要媒介。

血红蛋白的结构如图 4-1-16 所示。每个血红蛋白分子由 1 个珠蛋白和 4 个血红素(又称为亚铁原卟啉)组成。每个血红素又由 4 个吡咯基组成一个环,中心为一个 Fe^{2+}。每个珠蛋白有 4 条多肽链,每条多肽链分别与 1 个血红素相连接构成一个血红蛋白的单体或亚单位。如此 4 个单体构成一个四聚体,即血红蛋白。换言之,血红蛋白由 4 个亚基构成。成人血红蛋白中珠蛋白的 4 条多肽链由 2 条α链和 2 条β链组成,即$\alpha_2\beta_2$结构。胎儿的 4 条多肽链由 2 条α链和 2 条γ链组成,即$\alpha_2\gamma_2$结构。因此,胎儿的血红蛋白与成人的血红蛋白在功能上也有区别。出生数周后,$\alpha_2\gamma_2$结构逐渐被$\alpha_2\beta_2$结构取代。

血红素基团中心的 Fe^{2+} 可以与 O_2 分子结合而使血红蛋白成为氧合血红蛋白。这也是缺铁性贫血的患者会缺氧的原因。

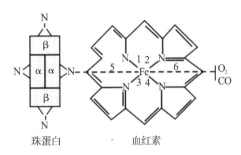

图 4-1-16　血红蛋白组成

(1)血红蛋白与 O_2 结合的特征:

①反应快,可逆,无须酶催化。如以下化学式所示,血红蛋白(Hb)与 O_2 结合反应快,是个可逆反应,且无须酶催化而自动发生,但是会受 PO_2 的影响。当血液流经 PO_2 高的肺部时,Hb 与 O_2 结合,形成氧合血红蛋白(HbO_2);当血液流经 PO_2 低的组织时,HbO_2 迅速解离,释放 O_2,成为去氧血红蛋白(Hb)。这个过程非常迅速,费时不到 0.01 s,是一个可逆的过程。

$$Hb + O_2 \underset{PO_2 \text{低}}{\overset{PO_2 \text{高}}{\rightleftharpoons}} HbO_2$$

②Fe^{2+} 与 O_2 结合后仍是二价铁。Fe^{2+} 与 O_2 结合后没有发生电子转移,化合价不变,依然是二价铁离子。因此,血红蛋白与氧的结合不是一个氧化还原反应,该反应过程为氧合,而不是氧化。

③1 分子血红蛋白可以结合 4 分子 O_2。前文介绍了每个分子的血红蛋白由 4 个亚基构成,每个亚基的血红素基团中心的 Fe^{2+} 可以结合一个 O_2 分子,而且,这个过程是受 PO_2 影响的可逆反应。因此,每个分子的血红蛋白在 PO_2 高时最多可以结合

4 个 O_2 分子。每 100 mL 血液中血红蛋白所能结合 O_2 的最大量称为血红蛋白的氧容量。而在 PO_2 不足以使血红蛋白 4 个亚基都结合上 O_2 时,血红蛋白实际结合 O_2 的量则低于氧容量。每 100 mL 血液中血红蛋白实际所结合 O_2 的量称为血红蛋白的氧含量。血红蛋白的氧含量占氧容量的百分比为血红蛋白的氧饱和度。因为血浆中物理溶解的 O_2 很少,可忽略不计,所以,血红蛋白的氧容量、氧含量和氧饱和度通常分别被视为血液氧容量、血液氧含量和血液氧饱和度。

(2)氧解离曲线及其意义:血红蛋白结合 O_2 受到 PO_2 影响,将两者之间的关系用线形图画出来,如图 4-1-17 所示,以 PO_2 为横坐标,以血红蛋白结合 O_2 的血氧饱和度为纵坐标,即可得到氧饱和度曲线。由于结合与解离是相反的过程,结合与解离是从两个角度描述的同一个状态,如结合 100% 等于解离 0%,结合 80% 等于解离 20%,因此,氧饱和曲线也被人们习惯性地称作氧解离曲线。换言之,氧解离曲线是描述血红蛋白氧饱和度与氧分压之间关系的函数曲线,当氧分压升高时,血红蛋白的氧饱和度随之升高;当氧分压降低时,血红蛋白的氧饱和度也随之降低。

从氧解离曲线中可以看出,氧分压和 Hb 氧饱和度之间并非呈直线关系,而表现为"S"形曲线。这是由血红蛋白的特性所决定的。如前所述,血红蛋白的 4 个亚单位之间,以及亚单位内部由盐键连接,血红蛋白与 O_2 的结合或解离会使盐键形成或断裂,血红蛋白的四级结构的构型发生改变,与 O_2 的亲和力也随之而发生改变,因此氧解离曲线呈 S 形而不是直线。这也是产生波尔效应(Bohr effect,见下文)的基础。

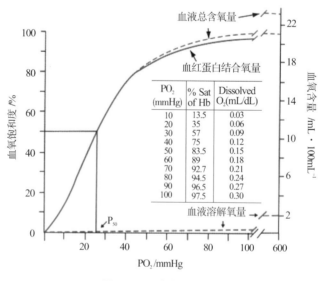

图 4-1-17　氧解离曲线

图 4-1-17 中,左边纵坐标值为血氧饱和度,右边纵坐标值为血氧饱和度所对应的氧含量。换言之,其显示在不同氧分压时每 100 mL 血红蛋白所结合的氧的毫升数,

即右边的纵坐标用绝对值替代左边的饱和度，它们的含义一致，都是描述在不同氧分压条件下血红蛋白结合氧的程度。

把氧解离曲线进一步分为上、中、下三段来分析，可以看出它们分别对应着不同的生理状况，这也是氧解离曲线的生理学意义。

①氧解离曲线的上段：即曲线的右段，相当于 PO_2 在 $60\sim100$ mmHg 之间对应的 Hb 氧饱和度。从图 4-1-17 可以看出这段曲线比较平坦，表明 PO_2 在这个范围内的变化对 Hb 氧饱和度或血液氧含量影响不大。当肺泡、动脉血的 PO_2 处于这段水平，如 PO_2 为 100 mmHg 时，相当于动脉血的 Hb 氧饱和度为 97.4%，血液的 O_2 含量约为 19.4 mL/100 mL（血液）。因此，氧解离曲线的上段可以反映 Hb 与 O_2 的结合情况。即使在高原，或某些呼吸系统疾病引起吸入气或肺泡气 PO_2 有所下降，但只要 PO_2 在这个范围内波动，Hb 氧饱和度仍能维持在 90% 以上，即血液仍可携带足够量的 O_2 而不至于引起机体明显缺氧，这对机体在条件变化较大的环境中生存很有意义。

②氧解离曲线的中段：即曲线的中间部分，相当于 PO_2 在 $40\sim60$ mmHg 之间对应的 Hb 氧饱和度。图中可以看出这段曲线比较陡，表明 PO_2 在这个范围内的变化对 Hb 氧饱和度以及血氧含量影响显著。组织代谢的 PO_2 处于这段水平，如 PO_2 为 40 mmHg 相当于混合静脉血的 PO_2，此时的 Hb 氧饱和度约为 75%，血液 O_2 含量约 14.4 mL/100 mL（血液），即每 100 mL 血液流经组织时释放 5 mLO_2。因此，氧解离曲线的中段反映的是 HbO_2 释放 O_2 的状况，即在组织中细胞摄取氧使混合血液中的 PO_2 降低，而此时对应的 Hb 氧饱和度下降，释放 O_2 供组织利用。

③氧解离曲线的下段：即曲线的左段，相当于 PO_2 在 $15\sim40$ mmHg 之间对应的 Hb 氧饱和度。图中可以看出这段曲线的 PO_2 已经低于混合静脉血通常的值，但是，在低于混合静脉血 PO_2 的这个范围内，随着 PO_2 的降低，Hb 氧饱和度或血液氧含量依然可以进一步下降。当机体严重缺氧时，血液中的 PO_2 有可能低到这段水平，此时组织供氧极不充分，如休克时，Hb 氧饱和度或血氧含量进一步下降释放 O_2，以在一定程度上使组织能够继续得到 O_2 的供给。因此，氧解离曲线的下段可反映血液中 O_2 的储备。

（3）影响氧解离曲线的因素：影响血红蛋白和 O_2 结合与解离的因素较多，主要有 pH 值、PCO_2、2,3-DPG、CO、温度等因素。它们对血红蛋白和 O_2 的结合与解离的影响在氧解离曲线图上可反映为氧解离曲线的位置发生偏移。如图 4-1-18 所示，相对于图中的实线，虚线表示曲线左移；反之，相对于图中的虚线，实线表示曲线右移。其体现的含义是：对左移而言，相当于在相同的 PO_2 时，血氧饱和度升高，即血红蛋白结

合 O_2 加强,减少释放 O_2。如图 4-1-18 中 PO_2 为 45 mmHg 时,血氧饱和度从 70% 升高到 80%。反之,对右移而言,相当于在相同的 PO_2 时血氧饱和度降低,即血红蛋白结合 O_2 减弱,加强释放 O_2。图 4-1-18 中 PO_2 为 45 mmHg 时血氧饱和度从 80% 降低到 70%。

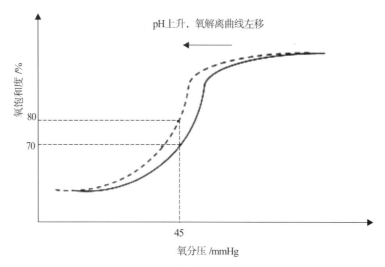

图 4-1-18 氧解离曲线的左移

图 4-1-19 显示 pH 值、PCO_2、2,3-DPG、CO、温度等因素对血红蛋白和 O_2 结合与解离的影响。

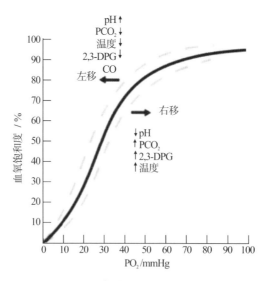

图 4-1-19 不同因素对血红蛋白与 O_2 结合的影响

①pH 和 PCO_2:pH 降低或 PCO_2 升高时,Hb 对 O_2 的亲和力降低。P_{50} 指当血氧饱和度达到 50% 时所对应的 PO_2 值。P_{50} 增大,曲线右移,即在相同的 PO_2 下血红蛋

白解离 O_2 的程度加强。P_{50} 增大表明需要提高氧分压才能维持 50% 的血氧饱和度，即血红蛋白解离 O_2 的程度加强。这个影响对机体是有利的。因为，当 pH 降低或 PCO_2 升高时，往往机体缺氧，二氧化碳等代谢产物蓄积在体内，此时的影响是使血红蛋白解离氧加强，促进结合血红蛋白释放氧给组织细胞利用。

相反，当 pH 升高或 PCO_2 降低时，Hb 对 O_2 的亲和力增强，P_{50} 降低，曲线左移，即在相同的 PO_2 下血红蛋白结合 O_2 的程度升高。这个影响对机体也是有利的。例如在肺组织中，CO_2 被呼出而降低 PCO_2，此时血红蛋白结合氧加强，有利于机体从肺换气过程中获取更多的 O_2。

在上述影响中，酸度对血红蛋白结合氧的亲和力的影响效应最早由波尔发现，因此该效应被称为波尔效应（Bohr effect）。波尔效应的发生与 pH 改变时 Hb 的构象变化有关。如前所述，血红蛋白的 4 个亚单位之间，以及亚单位内部由盐键连接。血红蛋白与 O_2 的结合或解离会使盐键形成或断裂，血红蛋白的四级结构的构型会发生改变，因而其与 O_2 的亲和力也随之而发生改变。而波尔效应中酸度增加时，H^+ 与 Hb 多肽链的某些氨基酸残基结合，使血红蛋白的四级结构发生构象改变。波尔效应的生理学意义在于，它解释了为什么酸性代谢产物的蓄积可以促进肺毛细血管内血液的氧合，并促进组织毛细血管内血液释放 O_2。

②2,3-二磷酸甘油酸（2,3-DPG）：红细胞进行无氧糖酵解的代谢产物，在调节 Hb 与 O_2 结合的亲和力中具有重要作用。2,3-DPG 浓度升高可使 Hb 对 O_2 的亲和力降低，使氧解离曲线右移；反之，2,3-DPG 浓度降低可使曲线左移。其机制可能是2,3-DPG 与血红蛋白的 Hb β链形成盐键，促使 Hb 发生变构。而且，红细胞膜对2,3-DPG 的通透性较低，当 2,3-DPG 在红细胞内生成增多时，细胞内 H^+ 浓度升高，进而通过波尔效应降低 Hb 对 O_2 的亲和力。机体在慢性缺 O_2、贫血、高山低氧等情况下，糖酵解加强，红细胞内 2,3-DPG 生成增加，氧解离曲线右移，这有利于释放更多的 O_2，改善组织的缺 O_2 状态。

③温度：温度升高时，气体分子运动加强，使结合在血红蛋白上的氧容易解离，降低血红蛋白与氧的亲和力，氧解离曲线右移，O_2 的释放增加。温度降低时的结果相反，曲线左移，O_2 的释放减少。此外，温度对氧解离曲线的影响，还可能与温度变化会影响 H^+ 的活度有关。温度升高时 H^+ 的活度增加，从而减弱 Hb 对 O_2 的亲和力；反之，温度降低时血红蛋白与氧的亲和力增强。

④其他因素：血红蛋白与 O_2 的结合还受一些其他因素的影响，如血红蛋白自身性质的影响。如果血红蛋白分子中的 Fe^{2+} 氧化成 Fe^{3+}，则血红蛋白会失去运 O_2 能力。血红蛋白的亚基结构异常也会改变其与 O_2 的亲和力。例如，胎儿的 Hb 与 O_2

的亲和力较高,有助于胎儿血液流经胎盘时从母体摄取 O_2。

此外,CO 可与血红蛋白结合,其占据 Hb 分子中 O_2 的结合位点,并且 CO 与血红蛋白的亲和力远大于 O_2 与血红蛋白的亲和力,CO 与 Hb 的亲和力约为 O_2 的 250 倍。这意味着在极低的 PCO 下,CO 就可以从氧合血红蛋白中取代 O_2。而且,CO 与血红蛋白结合不是可逆的反应,其一旦与血红蛋白结合,就使得血红蛋白难以再结合上 O_2 而导致机体缺氧。此外,当 CO 与 Hb 分子中一个血红素结合后,其余 3 个血红素对 O_2 的亲和力增强,会妨碍 O_2 的解离,氧解离曲线左移。因此,CO 中毒既妨碍 Hb 与 O_2 的结合,又妨碍 Hb 与 O_2 的解离,会导致机体持续性缺氧,危害性极大。

2. 二氧化碳的运输

(1)二氧化碳的运输形式:血液中 CO_2 的运输形式与 O_2 的运输形式一致,也分为物理溶解与化学结合形式。其中,物理溶解的 CO_2 约占 CO_2 总运输量的 5%,化学结合运输形式约占 95%。与 O_2 的结合形式一样,CO_2 也是以化学结合形式为主。但是,CO_2 的化学结合形式主要有两种,即形成碳酸氢盐与氨基甲酰血红蛋白,其中碳酸氢盐形式约占 CO_2 总运输量的 88%,氨基甲酰血红蛋白形式约占总运输量的 7%。表 4-1-5 中为血液中不同形式 CO_2 的含量(mL/100 mL 血液)及其所占百分比(%)、释放量(指动、静脉血中 CO_2 含量差值)及其所占百分比(%)。

表 4-1-5 血液中各种形式 CO_2 的含量(mL/100 mL 血液)与百分比(%)、释出量及其所占百分比(%)

	动脉血		静脉血		动、静脉血	释出量
	含量	百分比	含量	百分比	含量差值	所占百分比
CO_2 总量	48.5	100	52.5	100	4.0	100
溶解的 CO_2	2.5	5.15	2.8	5.33	0.3	7.5
HCO_3^- 形式的 CO_2	43.0	88.66	46.0	87.62	3.0	75
氨基甲酰血红蛋白形式的 CO_2	3.0	6.19	3.7	7.05	0.7	17.5

物理溶解的形式所占比例虽然小,但非常重要。从组织扩散入血的 CO_2 首先溶解于血浆,其中大部分在血浆中以 $NaHCO_3$ 的形式运输,另有一部分继续扩散入红细胞,以 $KHCO_3$ 的形式,或与血红蛋白结合以氨基甲酰血红蛋白的形式进行运输。

①碳酸氢盐:CO_2 与 H_2O 结合生成 H_2CO_3,H_2CO_3 又解离成 HCO_3^- 和 H^+(图 4-1-20)。这是我们熟悉的一个化学反应,它在我们机体内广泛存在。

血浆中的 CO_2 与水结合生成 H_2CO_3,后者又解离成 HCO_3^- 和 H^+。而 HCO_3^-

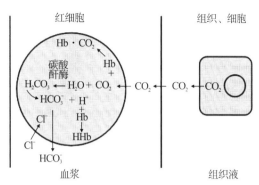

图 4-1-20 CO_2 在血浆中的运输示意图

与血浆中的 Na^+ 结合生成 $NaHCO_3$，H^+ 被血浆缓冲系统所缓冲，使血液 pH 不会发生显著变化。而 $NaHCO_3$ 的排出还与肾脏的功能有密切的关系（详见泌尿系统相关章节）。人体是一个有机的整体，需要从系统的、整体的、综合的角度来进行掌握。

进入红细胞内的 CO_2，一部分在碳酸酐酶的作用下与细胞内的 H_2O 反应生成 H_2CO_3，H_2CO_3 再解离成 HCO_3^- 和 H^+。但是，与血浆中的反应不一样，细胞内的主要阳离子不是 Na^+，而是 K^+，因此，HCO_3^- 主要与 K^+ 结合，生成 $KHCO_3$，而 H^+ 主要与 Hb 结合而被缓冲。

另一个需要注意的问题是，由于血浆中缺乏碳酸酐酶，因此上述过程在血浆中的反应较为缓慢，需要数分钟才能达到平衡。而红细胞内含有丰富的碳酸酐酶，在碳酸酐酶的催化下，CO_2 与 H_2O 结合生成 H_2CO_3 的反应非常迅速，很快就能达到平衡，其反应时程可忽略不计。

②氨基甲酰血红蛋白：进入红细胞内的一部分 CO_2 可以与血红蛋白的氨基结合，生成氨基甲酰血红蛋白（HHbNHCOOH），这个反应也非常迅速且可逆，无须酶的催化，如下式所示。该反应的主要调节因素是氧合作用。

$$HbNH_2O_2 + H^+ + CO_2 \underset{在肺}{\overset{在组织}{\rightleftharpoons}} HHbNHCOOH + O_2$$

HbO_2 与 CO_2 结合形成 HHbNHCOOH 的能力比去氧 Hb 弱。因此，在组织中，HbO_2 解离释放出 O_2，变成去氧 Hb，去氧 Hb 与 CO_2 结合生成 HHbNHCOOH。此外，去氧 Hb 与 H^+ 结合也有利于上述反应向右进行，并缓冲血液 pH 的变化。在肺部，HbO_2 生成增多，加速 HHbNHCOOH 解离，释放 CO_2 和 H^+，反应向左进行。此外，还有少部分溶解于血浆中的 CO_2 可与血浆蛋白的游离氨基反应，生成氨基甲酰血浆蛋白，但生成量极少。

（2）二氧化碳解离曲线：与前述的氧解离曲线相对应，CO_2 解离曲线表示血液中 CO_2 含量与 PCO_2 的关系，如图 4-1-21 所示。从图中可以看出，血液中 CO_2 的含量随

PCO_2 的升高而增加。需要注意的是，与氧解离曲线不同：①从图形曲线上看，CO_2 解离曲线不呈现 S 形，而接近直线形，即随着 PCO_2 的升高，血液中 CO_2 的含量相应升高，其没有饱和点；②CO_2 解离曲线的纵坐标不用饱和度表示，而直接用浓度表示。图 4-1-21 中的 A 点表示静脉血的 CO_2 含量，每 100 mL 血液中约含有 52 mL CO_2；B 点表示动脉血的 CO_2 含量，每 100 mL 血液中约含有 48 mL CO_2。由此可计算出，血液在流经肺部时每 100 mL 血液可释出 4 mL CO_2。

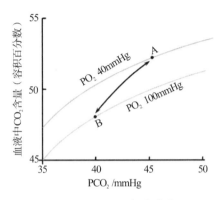

图 4-1-21　CO_2 解离曲线

（3）影响二氧化碳运输的因素：主要因素是 O_2 与血红蛋白的结合状态。因为 O_2 与 Hb 结合可促进 CO_2 释放，而去氧 Hb 则容易与 CO_2 结合，这个现象最早被何尔登描述，故称之为何尔登效应（Haldane effect）。

从图 4-1-21 中可以看出，在相同的 PCO_2 下，动脉血由于 HbO_2 较多，因此携带的 CO_2 比静脉血少。这是因为 HbO_2 酸性较强，而去氧 Hb 酸性较弱，故酸性较弱的去氧 Hb 容易与 CO_2 结合生成 HHbNHCOOH；而且，其也容易与 H^+ 结合，使 H_2CO_3 解离过程中产生的 H^+ 被及时中和，这有利于反应向右进行，从而提高血液运输 CO_2 的量。换言之，何尔登效应可以促使：①在组织中，HbO_2 释出 O_2 而成为去氧 Hb，去氧 Hb 摄取并结合 CO_2；②在肺部，Hb 与 O_2 结合，加强 CO_2 释放。从这两个方面可以看出，O_2 和 CO_2 的运输可以相互影响，CO_2 通过波尔效应影响 O_2 与 Hb 的结合和释放，而 O_2 通过何尔登效应影响 CO_2 与 Hb 的结合和释放（图 4-1-22）。综合两者，可以理解波尔效应与何尔登效应是 O_2 与 CO_2 跟 Hb 的结合与释放相互影响的原因。

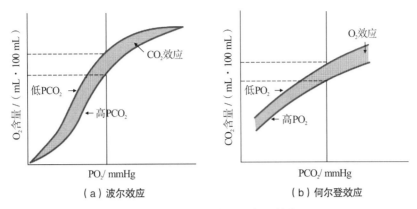

图 4-1-22　波尔效应与何尔登效应

第二节　呼吸系统功能的调节

呼吸运动的调节机制复杂。如前所述,呼吸运动的原始动力来自呼吸机的收缩与舒张,而呼吸肌属于骨骼肌,因此,其受到运动神经支配,可以受意识支配。但是,人的意识对呼吸运动的支配是非常有限的,如人不能有意识地无限吸气或无限呼气。可以做个实验,尝试连续吸气 10 分钟,一般人根本做不到,终究会因为憋不住而转为长呼一口气。而且,当一个人完全放弃对呼吸进行控制时,如熟睡时,呼吸运动依然可以平稳地进行。因此,在本节中首先探讨机体如何做到一吸一呼的节律性呼吸运动,然后讨论哪些因素可以影响呼吸运动。

一、呼吸中枢与呼吸节律的形成

(一)呼吸中枢

呼吸中枢指中枢神经系统内启动呼吸运动和调节呼吸运动的神经元群。呼吸中枢在中枢神经系统内分布广泛,包括大脑皮层、间脑、脑桥、延髓、脊髓等各个部分。这些不同的神经中枢在呼吸节律的产生与调节中所起的作用各不相同,但是,它们相互协同,共同执行正常的节律性的呼吸运动。

图 4-2-1 所示为一个经典实验的结果。1923 年,英国生理学家 Lumsden 进行了一个横切猫的脑干的实验,观察到在不同平面横切脑干,可使呼吸运动发生不同的变化。图 4-2-1 左侧为脑干从后侧看的模式图,用切除法分别在 A、B、C、D 水平去掉其高位的神经部分,观测其对呼吸运动的影响,从而推测中枢神经的各部位对呼吸运动

的控制功能;右侧曲线分别为该水平的脑干部分被切除后的呼吸运动变化,以及在切

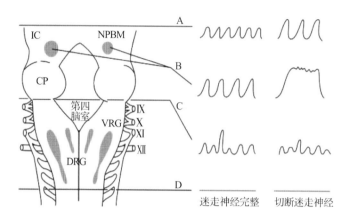

图 4-2-1　脑干不同平面横断后的呼吸运动变化

除脑干部分后继续切除迷走神经支配的呼吸运动变化。

这个经典的实验结果显示:

(1)A 平面,在中脑和脑桥之间横断脑干,呼吸节律无明显变化。该结果提示,呼吸节律产生于低位脑干,而高位脑干对节律性呼吸运动的产生不是必需的。

(2)B 平面,在脑桥的上、中部之间横断脑干,呼吸变慢变深;在此基础上再切断双侧颈迷走神经,则吸气过程显著延长,仅偶尔被短暂的呼气所中断。这种形式的呼吸称为长吸式呼吸。该结果提示,脑桥上部有抑制吸气活动的结构,称为呼吸调整中枢;脑桥中下部有延长吸气活动的结构,称为长吸中枢;迷走神经传入冲动也有抑制吸气和促进吸气转换为呼气的作用。当延髓失去来自脑桥上部和迷走神经传入这两方面的抑制作用后,吸气活动不能及时被中断为呼气,便出现长吸式呼吸。

(3)C 平面,在脑桥和延髓之间横断脑干,无论迷走神经是否完整,长吸式呼吸均消失,出现喘息样呼吸,表现为不规则的呼吸节律。该结果提示,在脑桥中下部可能存在能兴奋吸气活动的长吸中枢。因此,在 20 世纪 20～50 年代形成了"三级呼吸中枢学说",该学说认为:①延髓内有喘息中枢,产生最基本的呼吸节律;②脑桥下部有长吸中枢,对吸气活动产生紧张性易化作用;③脑桥上部有呼吸调整中枢,对长吸中枢产生周期性抑制作用。这三者的共同作用形成正常的呼吸节律。后来的研究结果肯定了关于延髓有呼吸节律基本中枢和脑桥上部有呼吸调整中枢的结论,但未能证实脑桥中下部存在长吸中枢。

(4)D 平面,在延髓和脊髓之间横断脑干,则呼吸运动停止。这表明基本的呼吸中枢在延髓。脊髓本身以及呼吸肌和支配呼吸肌的传出神经均不能产生呼吸节律,但是,脊髓呼吸运动神经元是联系高位呼吸中枢和呼吸肌的中继站。此外,脊髓在某些呼吸反射活动的初级整合中可能具有一定的作用。

(二)呼吸节律的形成

关于正常呼吸节律的形成机制,被广泛接受的学说是起步细胞学说和神经元网络学说。

起步细胞学说认为,节律性呼吸由延髓始发引起,如同心跳由窦房结细胞的节律性兴奋作为起搏信号引起整个心脏随之兴奋而产生节律性收缩一样,延髓内具有起步样活动的神经元,该神经元具有节律性兴奋的特性,由此形成呼吸节律。

神经元网络学说认为,呼吸节律的产生有赖于延髓内的呼吸神经元之间的复杂联系与相互作用。为进一步解释其机制,一些学者在大量的实验研究资料基础上提出了多种理论模型,其中最有影响力的是诞生于 20 世纪 70 年代的中枢吸气活动发生器和吸气切断机制模型,如图 4-2-2 所示。该模型认为,呼吸节律由吸气与吸气中断转为呼气这两种状态的交替进行而产生,这两个状态由两类神经元活动主导,即延髓内存在着中枢吸气活动发生器和吸气切断机制作用的神经元。中枢吸气活动发生器神经元兴奋,可使吸气肌运动神经元兴奋,引发吸气过程。呼吸神经元相对集中于臂旁内侧核和相邻的 Kolliker-Fuse(KF)核,合称 PBKF 核群。而吸气切断机制的神经元接收来自吸气神经元、PBKF 神经元和迷走神经肺牵张感受器的传入信息,因它们的兴奋作用而活动增强。当其活动增强到一定的阈值时,中枢吸气活动发生器的神经元活动受到抑制,吸气活动终止,即吸气过程被切断,由吸气过程转换为呼气过程。而在接下来的呼气过程中,接受吸气活动的刺激减弱,使得切断机制神经元活动减弱,继而吸气活动发生器神经元的活动逐渐恢复,再次启动吸气活动。如此循环,则形成了节律性呼吸运动。

呼吸节律的形成机制解释了为什么我们在睡眠中,甚至是某些意识丧失的情况下依然能进行呼吸。

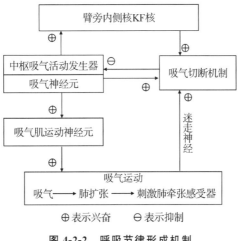

图 4-2-2　呼吸节律形成机制

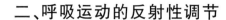

二、呼吸运动的反射性调节

呼吸节律起源于脑,但呼吸运动的频率、深度、呼吸模式等则受到由呼吸器官本身以及血液循环等其他器官系统引起的反射性调节(图 4-2-3)。这些反射性调节主要有化学感受性反射、机械感受性反射以及防御性反射三类。

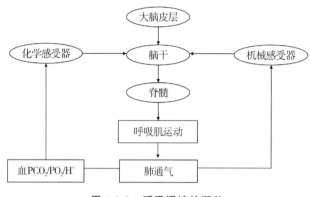

图 4-2-3　呼吸调控的概貌

(一)化学感受性反射

机体通过呼吸运动吸入氧、排出二氧化碳,这两类物质是与呼吸功能最密切的化学物质。此外,二氧化碳的代谢与氢离子密切相关。因此,血液、组织液或脑脊液中的 O_2、CO_2 和 H^+ 的改变是影响呼吸运动的最常见、最直接的化学性因素。

1. 化学感受器

调节呼吸运动的化学感受器是指以 O_2、CO_2 和 H^+ 等化学物质为适宜刺激的感受器。根据化学感受器所在部位不同,将其分为外周化学感受器和中枢化学感受器,见图 4-2-4。

(1)外周化学感受器:位于颈动脉体和主动脉体(参见上一章图 3-2-1),这些化学感受器能感受到动脉血中 PO_2、PCO_2 以及 H^+ 浓度的变化。动脉血中 PO_2 降低,PCO_2 升高与 H^+ 浓度升高,会使外周化学感受器受到刺激而兴奋性加强,发放神经冲动增加。由外周化学感受器兴奋而发放的神经冲动分别经窦神经和迷走神经传入延髓,其产生的效应是反射性引起呼吸加深、加快,以及血压升高,详见上一章相关内容。需要说明的是,循环系统相关章节与呼吸系统相关章节提到的外周化学感受器是同一个,只是在不同的章节中关注的侧重点不同。在学习过程中,要注意整体把握这些知识体系。换言之,动脉血中 PO_2 降低、PCO_2 升高与 H^+ 浓度升高通过刺激位于颈动脉体和主动脉体的外周化学感受器,产生的反射效应包括血压升高,呼吸加深、加快。

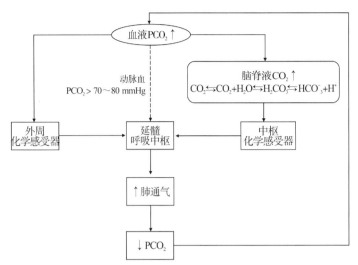

图 4-2-4　呼吸调节的化学性反射途径

而呼吸加深、加快可通过肺通气加强来促进吸入氧气和排出二氧化碳,从而缓解 PO_2 降低、PCO_2 升高与 H^+ 浓度升高的原始变化。同时,血压升高,血液循环加强,氧与二氧化碳在血液中的运输也加强,也有利于机体吸入氧气和排出二氧化碳。可见,外周化学感受反射对维持呼吸、循环的功能起到重要的调节作用。

虽然颈动脉体和主动脉体两者都参与了呼吸和循环的调节,但是,这两者之间的侧重面不同,其中,颈动脉体更侧重于参与呼吸调节的功能,而主动脉体在循环调节方面显得更为重要。

(2)中枢化学感受器:与外周化学感受器相对应而得名,它与其所在的部位有关,指在中枢神经系统内存在的化学感受器。最初发现,当动物的外周化学感受器被摘除或切断其传入神经后,即外周化学感受器的作用被消除后,升高吸入气体的 CO_2 水平仍然可以使呼吸加强,与外周化学感受反射效应相同。后来进一步发现,在延髓腹外侧浅表部位也存在一种化学感受器,其与延髓呼吸中枢截然分开,因此称之为中枢化学感受器。中枢化学感受器的适宜刺激与外周化学感受器的适宜刺激是一致的,但是,中枢化学感受器所感受到的脑脊液内的刺激因素与血液中的刺激因素作用之间存在血脑屏障,使得中枢化学感受器反射与外周化学感受器反射之间有明显的差异,具体表现在 H^+ 的作用上,因为 H^+ 不能通过血脑屏障。

中枢化学感受器接收到的有效刺激是脑脊液和局部细胞外液中的 H^+,CO_2 并非其直接的刺激因子。但是,血液中的 CO_2 能自由扩散透过血脑屏障,与脑脊液中的 H_2O 反应生成 H_2CO_3,然后解离生成 H^+,从而对中枢化学感受器产生刺激作用。而且,任何能提高脑脊液中 H^+ 浓度的因素都能通过刺激中枢化学感受器而加强呼吸。需要注意的是,血液中的 H^+ 几乎不能自由通过血脑屏障,因此,血液中的 H^+ 对中枢化学感受器的作用不及 CO_2。

另外,缺氧是刺激外周化学感受器的有效因素,但是,缺氧不能刺激中枢化学感受器。而且,中枢神经细胞对缺氧非常敏感,缺氧 4 分钟即可造成神经细胞的不可逆性损伤,中枢神经细胞易因缺氧而死亡。这是中枢化学感受器与外周化学感受器对缺氧刺激的不同之处。然而,中枢化学感受器对血液 CO_2 升高的敏感性比外周化学感受器高,但其反应的潜伏期比较长,这是因为脑脊液中的碳酸酐酶含量很少,扩散进入脑脊液的 CO_2 与 H_2O 反应生成碳酸的反应速率较慢。

2. CO_2、H^+ 和低 O_2 对呼吸运动的调节

CO_2、H^+ 和低 O_2 均可对呼吸运动进行调节,图 4-2-5 所示为这三个因素对肺泡通气产生的影响。

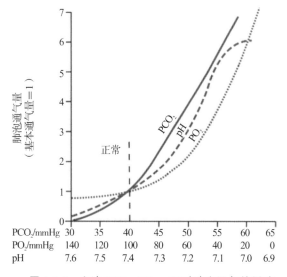

图 4-2-5 血液 PCO_2、PO_2、pH 对肺泡通气的影响

(1)CO_2 对呼吸运动的调节:CO_2 是调节呼吸运动最重要的生理性化学因素。当吸入气中 CO_2 含量增加时,肺泡气 PCO_2 升高,动脉血 PCO_2 也随之升高,因而呼吸加深加快,肺通气量增加。但是,当吸入气 CO_2 含量超过一定水平时,肺通气量不相应增加,肺泡气和动脉血 PCO_2 则显著升高,从而抑制中枢神经系统包括呼吸中枢的活动,引起呼吸困难、头痛、头昏,甚至昏迷,出现 CO_2 麻醉。而在动脉血液 PCO_2 降到很低水平时可出现呼吸暂停。因此,CO_2 在呼吸运动中起着经常性的调节作用,一定水平的 PCO_2 是维持呼吸中枢活动正常的必备条件。

CO_2 增加而刺激呼吸运动通过两条途径进行:①刺激中枢化学感受器而兴奋呼吸中枢;②刺激外周化学感受器,经窦神经和迷走神经将信号传入延髓。这两者均反射性引起呼吸加深、加快,使肺通气量增加,排出 CO_2 也增加。相较而言,中枢化学感

受器在 CO_2 引起的通气反应中起主要作用。研究资料提示,动脉血 PCO_2 只需升高 2 mmHg 就可刺激中枢化学感受器,使肺通气增加;而刺激外周化学感受器,动脉血 PCO_2 需升高 10 mmHg。而且,当失去外周化学感受器的作用后,CO_2 引起的通气反应仅下降约 20%。但是,因为中枢化学感受器的反应较外周化学感受器的反应慢,所以,当动脉血 PCO_2 突然增高时,迅速起作用的是外周化学感受器。此外,当中枢化学感受器受到抑制而对 CO_2 的敏感性降低或产生适应后,外周化学感受器则发挥重要的作用。

(2)H^+ 对呼吸运动的调节:如图 4-2-4 所示,动脉血液 H^+ 浓度升高时,呼吸运动加深、加快,肺通气量增加;相反,H^+ 浓度降低时,呼吸运动则受到抑制,肺通气量降低。其调节作用也是通过外周化学感受器和中枢化学感受器两条途径实现的。同样的,两者对 H^+ 刺激的敏感性也是中枢化学感受器比外周化学感受器高,两者相差约 25 倍。但是,血液中的 H^+ 难以通过血脑屏障,这限制了其对中枢化学感受器的作用。因此,血液中的 H^+ 主要通过刺激外周化学感受器而调节呼吸运动,而中枢化学感受器的有效刺激物是脑脊液中的 H^+。

(3)低 O_2 对呼吸运动的调节:低氧对呼吸中枢的刺激与前面两个因素比较一致,如图 4-2-4 所示。吸入气体的氧分压较低时,肺泡气以及动脉血中的氧分压也随之降低,其调节作用是使呼吸运动加深、加快,从而增加肺通气量。但是,动脉血 PO_2 的改变对正常呼吸运动的调节作用不大,一般在动脉血 PO_2 下降到 80 mmHg 以下时才出现可觉察的低 O_2 对肺通气量的增加。因此,低 O_2 并非如 CO_2 一样对呼吸运动起着经常性的调节作用,仅在显著低 O_2 的特殊情况下才发挥其调节作用。

与上述的 CO_2 及 H^+ 刺激呼吸运动均通过两条作用途径不同,低 O_2 对呼吸运动的刺激作用仅通过外周化学感受器实现。研究资料显示,若切断动物外周化学感受器的传入神经,则低 O_2 对呼吸运动的刺激效应完全消失。事实上,低 O_2 对中枢的直接作用是抑制性的,神经细胞对低 O_2 非常敏感,持续的低 O_2 可直接导致神经细胞功能不可逆性的损伤。

3. CO_2、H^+ 和低 O_2 在呼吸运动调节中的相互作用

上述为 CO_2、H^+ 和 O_2 三个因素分别对肺通气功能的影响,即 CO_2、H^+ 和 O_2 三个因素中只改变一个因素而保持其他两个因素不变时的通气效应。由图 4-2-4 可见,三者分别引起的肺通气反应的程度比较接近。但是,在自然呼吸情况下,CO_2、H^+ 和 O_2 三个因素往往关联在一起,它们会同时发生变化,其中一种因素的改变往往会引起另外一种或两种因素相应地发生变化,或者几种因素同时发生变化。此时,三者之间有相互作用,它们对肺通气的调节作用会相互影响,因而呈现出一种综合性的调节效

应,如图 4-2-5 所示。

图 4-2-6 所示为一种因素改变而对另外两种因素不加控制时的情况。对比图 4-2-5 可以看出,CO_2 对呼吸的刺激作用最强,而且比其单独作用时更强;H^+ 对呼吸的刺激作用次之;而低 O_2 的刺激作用最弱。这是因为综合不同原发因素的结果可因几种因素总和而增强,也可因其相互抵消而减弱。

(1)当 PCO_2 升高时,H^+ 浓度也随之升高,两者的作用发生总和,其结果是肺通气反应比单纯 PCO_2 升高时更强。

(2)H^+ 浓度增加可因加强肺通气而使 CO_2 排出增加,PCO_2 下降,H^+ 浓度也随之降低,部分抵消了 H^+ 的刺激作用,其结果是肺通气量的增加程度比单因素 H^+ 浓度升高时低。

(3)PO_2 降低也因加强肺通气而使 CO_2 排出增加,其结果是 PCO_2 和 H^+ 浓度均降低,从而减弱了低 O_2 的刺激作用。

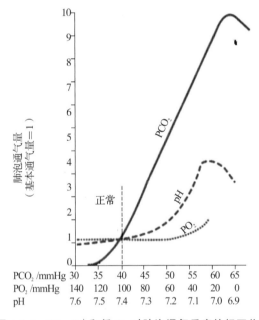

图 4-2-6 CO_2、H^+ 和低 O_2 对肺泡通气反应的相互作用

(二)肺牵张反射

肺牵张反射指由肺扩张引起吸气抑制或由肺萎陷引起吸气兴奋的反射,包括肺扩张反射和肺萎陷反射两个方面。该反射最早由 Breuer 和 Hering 于 1868 年发现。当时,Breuer 在其老师 Hering 的实验室进行研究,发现在麻醉动物身上,肺扩张或向肺内充气可引起吸气活动的抑制,而肺萎陷或从肺内抽气则可引起吸气活动的加强;切

断迷走神经后,上述反应消失,说明这是由迷走神经参与的反射性反应。该反应用发现者的名字命名,简称为黑-伯反射。黑-伯反射包括肺扩张反射和肺萎陷反射两个方面。

1. 肺扩张反射

肺扩张反射是指肺扩张可抑制吸气活动的反射。肺扩张反射的感受器属牵张感受器,其位于从气管到细支气管的平滑肌中,具有阈值低、适应慢的特点,因此也被称为慢适应感受器。在肺扩张时,呼吸道被牵拉,进而刺激到肺牵张感受器,其神经传入冲动沿迷走神经有髓鞘纤维进入延髓,作用于延髓的呼吸中枢,促使吸气转为呼气(图 4-2-7)。

肺扩张反射的生理意义在于促进吸气过程向呼气过程的转换,并使呼吸频率增加。在动物实验中,切断两侧颈迷走神经后,动物的吸气过程延长,吸气加深,呼吸变得深而慢。

不同动物的肺扩张反射的敏感性有种属差异。其中,兔的肺扩张反射最敏感,而人的敏感性最低,成人在潮气量超过 1500 mL 时才可能出现显著的肺扩张反射。因此,肺扩张反射一般不参与平静呼吸时呼吸运动的调节。

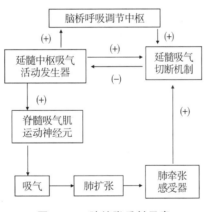

图 4-2-7　肺扩张反射示意

2. 肺萎陷反射

肺萎陷反射是肺萎陷时吸气活动增强,促进呼气转换为吸气的反射。肺萎陷反射感受器也位于气道平滑肌内,但其性质尚不清楚。肺萎陷反射一般在较大程度时才出现,所以在平静呼吸时其发挥的调节作用并不明显,但在防止呼气过深以及肺不张方面可能起到一定的作用。

(三)呼吸肌本体感受性反射

本体感受器反射是一种骨骼肌牵张反射。骨骼肌的组织学结构包括肌梭和腱器

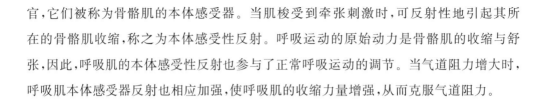

官,它们被称为骨骼肌的本体感受器。当肌梭受到牵张刺激时,可反射性地引起其所在的骨骼肌收缩,称之为本体感受性反射。呼吸运动的原始动力是骨骼肌的收缩与舒张,因此,呼吸肌的本体感受性反射也参与了正常呼吸运动的调节。当气道阻力增大时,呼吸肌本体感受器反射也相应加强,使呼吸肌的收缩力量增强,从而克服气道阻力。

(四)防御性呼吸反射

呼吸道的鼻、咽、喉、气管和支气管黏膜受到机械性或化学性刺激可引起防御性呼吸反射,排除呼吸道中的异物,从而保持呼吸道畅通。主要的防御性呼吸反射包括咳嗽反射和喷嚏反射。

1. 咳嗽反射

咳嗽是人们最常发生的症状之一,吃饭喝水呛着了会咳嗽,伤风感冒了会咳嗽,发生咽炎、气管炎、支气管炎乃至肺炎时都会出现咳嗽。咳嗽是发生呼吸道疾病时最常见的症状;同时,咳嗽也是一种防御性的反射,是呼吸道黏膜受到刺激引起的一个反射活动,其传入冲动经迷走神经传入延髓,触发咳嗽反射。其中,大支气管以上部位的感受器对机械刺激敏感,而二级支气管以下部位对化学刺激敏感。

咳嗽反射的过程:先有一次短促的或较深的吸气,随后声门紧闭,呼气肌强烈收缩,使肺内压和胸膜腔内压急剧上升;然后声门突然开放,气体在升高的肺内压作用下由肺内高速冲出,同时咳出进入呼吸道内的异物或者痰,从而起到维护呼吸道通畅的作用。因此,咳嗽反射被认为是一种防御性反射。但是,某些疾病引起的剧烈咳嗽可影响正常的呼吸功能,影响休息,还可因胸膜腔内压显著升高而阻碍静脉回流,使静脉压升高,甚至脑脊液压升高而带来危险。

2. 喷嚏反射

喷嚏反射与咳嗽反射类似,不同的是:①刺激作用于鼻黏膜的感受器,该反射的感受器局限于鼻腔;②刺激上传的途径不同,传入神经是三叉神经而不是经迷走神经传入延髓;③反射效应是腭垂下降,舌压向软腭,而不是声门关闭;④呼出气主要从鼻腔喷出,以清除鼻腔中的刺激物。

需要注意的是,曾有记载,咳嗽或喷嚏的最大气流速度可达 965 km/h,因此,咳嗽或喷嚏时应注意卫生防护,以免播散细菌和病毒。

除受上述反射性调节外,呼吸运动还可受到其他多种感受器的传入性影响。例如,肺毛细血管充血或肺泡壁间质积液可刺激肺毛细血管旁感受器,刺激信号经迷走神经无髓鞘纤维传入延髓,引起反射性呼吸暂停,并出现血压降低、心率减慢;颈动脉窦、主动脉弓、心房、心室等处的压力感受器受到显著刺激还可反射性地抑制呼吸运动。但是,这些反射活动的调节作用均较弱。

三、特殊条件下呼吸运动的变化和调节

当机体处于某些特殊环境中时,如剧烈运动、高海拔、深水潜水,或者处于加速度、失重、旋转、高温、低温等环境中,呼吸运动都会出现显著的改变,但是,其仍然遵循上述呼吸运动调节的基本原理。以下简要介绍在剧烈运动、高海拔、深水潜水(或高气压)状态下呼吸运动的变化情形。

(一)运动时呼吸运动的变化和调节

在剧烈运动时,机体代谢活动增强,呼吸运动也随之加深、加快,表现为肺通气量增加,潮气量可从安静时的 500 mL 增加到 2000 mL,呼吸频率可从 12～18 次/分增加到 50 次/分,肺通气量可达 100 L/min 以上。图 4-2-8 为安静休息与运动时肺通气量变化的对比。从图中可以看出,运动开始时,肺通气量骤然升高,随之进一步缓慢升高,然后维持一个高水平;而在运动停止时,通气量先骤然降低,随之缓慢下降,最后恢复到运动前的水平。

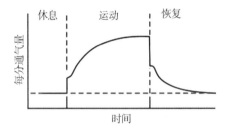

图 4-2-8　运动时肺通气量的变化

运动开始时的肺通气量骤然升高与条件反射有关。研究表明,在给予运动暗示但受试者尚未开始运动时,也可出现肺通气量显著增大的反应,而且,该反应的程度与受试者的运动经验、精神状态、所处场景等因素有关。在运动开始后,来自肌肉、肌腱、关节等本体感受器的传入冲动也可反射性加强呼吸运动,增加肺通气量。在运动过程中,血液 pH 降低,PCO_2 升高、PO_2 下降等都可通过化学感受性反射促进肺通气量增加。此外,运动时代谢加强,体温升高,这对肺通气量增加也有一定的促进作用。

在运动停止后,肺通气量有一个下降的过程,而不是立即恢复到安静水平,这是因为在运动时欠下了"氧债",在运动停止后存在一个偿还的过程。然而,此时使肺通气量依然处于高水平的刺激因素不是 CO_2 的增加,也不是低 O_2,相反的,是因为 CO_2 与 PO_2 扩散迅速使血液 PCO_2 与 PO_2 迅速恢复正常。此时的肺通气量依然处于高水平的刺激因素是运动导致血液中乳酸增加进而引起的 H^+ 浓度升高。据统计,在偿还氧

债时,积累的乳酸有 80% 转化为糖原,20% 被代谢为 CO_2 和 H_2O。

(二)高海拔条件下呼吸运动的变化和调节

海平面大气压为 760 mmHg,随着海拔高度增加(如登山、飞行等),虽然空气的组成成分不变,但是,总大气压和其各组成成分的分压都会逐渐降低。例如,在海拔 5500 m 处,大气压下降到约 380 mmHg,为海平面的 1/2,而其 PO_2 约为 79 mmHg;在海拔 8848 m 的珠穆朗玛峰顶的大气压仅约为 250 mmHg,约为海平面的 1/3,其 PO_2 约为 52 mmHg。但是,高海拔低大气压对机体功能的影响主要是缺 O_2 导致的,而其低 PO_2 对刺激呼吸的调节作用并不明显。对一般人而言,在海拔 3500 m 时即可能出现缺 O_2 反应,主要表现为头痛、恶心、乏力、倦怠、嗜睡,有时会出现欣快感;在海拔 5500 m 时可出现抽搐,而在海拔 7000 m 以上则可发生昏迷甚至死亡。专业的训练可在一定程度上缓解这些反应。

在呼吸运动调节方面,急性缺 O_2,如实验中吸入低 O_2 气体、乘飞机到达高原等,可通过刺激外周化学感受器而反射性地引起呼吸运动增强,从而增加肺通气量。如前所述,机体在自然呼吸情况下,肺通气增加使 CO_2 排出增多,可以减弱机体对缺 O_2 的通气反应。但是,若从平原到高原而出现慢性缺 O_2,除肺通气增加外,机体的心血管系统、造血系统、内分泌系统、代谢系统等功能都会发生相应的改变,因为人是一个机制复杂的完整体系,各系统相互之间有着复杂的功能联系。

另外,人和动物都有适应环境的能力,称为"习服"。例如,平原居民进入高原低 O_2 环境久居后,对长期持续性的缺 O_2 刺激可产生适应性生理反应,这种状态称为低 O_2 习服。低 O_2 习服过程开始于进入低 O_2 后的几十分钟,其所需时间与海拔高度有关。在海拔 2900 m 的高原,习服只需 4 天即可完成;但在海拔 4300 m 大约需要 10 天;而在 8000 m 以上,则需要 30 天以上。低 O_2 习服的主要调节反应包括肺通气量增加、红细胞增多、肺扩散容量增加、组织毛细血管形成增多、细胞利用 O_2 的能力增强等多方面的功能变化,甚至是组织学变化。

(三)潜水(或高气压)条件下呼吸运动的变化和调节

潜入水底时,机体所承受的压力随着下水深度的加深而增大。如果潜水超过一定深度,过高的环境压力会导致机体的生理功能紊乱甚至病理性损伤,严重时可造成死亡。深海潜水从以下几个方面对机体造成影响。

1. 高气压可造成压力性组织损伤

人体组织中比例最大的成分是水(细胞内液与细胞外液),而液体不会因为环境压力的增大而被压缩,但是,肺泡内是气体,气体可随着压力的增加而被压缩。当人体潜入 20 m 深的海水中,肺内气体容积将被压缩至 1/3,因此,潜水者必须呼吸和其所处环境压力一致的气体才能防止肺泡塌陷。相反地,当潜水员自水下上升时,肺泡气随着环境压力的减小而膨胀,可引起如同肺泡"爆炸"般的肺组织压力性损伤,导致气栓、气胸,甚至死亡。因此,当从深水上升时,潜水者应有效地逐渐将气体呼出体外,避免出现压力性损伤。

此外,深海潜水时,随着压力的增大,呼吸运动还会变得深而慢,其机制可能与气体密度的变化有关,因为随着压力升大,气体密度增大,呼吸阻力也增大。快速且大深度潜水时还可出现高压神经综合征,主要表现为肢体或全身性震颤、恶心、呕吐、眩晕、思维障碍等神经中枢缺氧的症状。

2. 高分压下气体对组织具有毒性作用

由于深水中环境压力增大,因此潜水者必须呼吸和其所处环境压力一致的气体才能防止肺泡塌陷。但是,持续性吸入高 O_2 分压的气体也可对组织产生毒性作用。例如,当环境压力为 3 个大气压并吸入纯 O_2 时,动脉血液 O_2 分压可高达 2200 mmHg,此时每 100 mL 血液中物理溶解的 O_2 量可达 6.6 mL。而正常组织耗 O_2 量为 5 mL/100 mL血液,此时,溶解的 O_2 已足以满足组织代谢的需要,无须动用化学结合的 O_2,静脉血中的 Hb 也呈氧合状态,组织中的 O_2 分压也非常高。在这样的高 O_2 分压情况下持续 1 小时便可引起急性 O_2 中毒。急性 O_2 中毒以神经系统症状为主,主要表现为惊厥、昏迷,可出现面部肌肉颤动、心悸、出汗、眩晕、恶心、指端发麻等症状。长时间吸入高 O_2 可引起慢性 O_2 中毒。慢性 O_2 中毒以肺部症状为主,包括胸骨后不适、胸痛、咳嗽、呼吸困难等。因此,随着下潜深度的增加,必须降低吸入气中 O_2 的浓度和分压,以防止 O_2 中毒。

3. 快速减压可引起减压病

在潜水或进入高压环境时,肺泡气中的 N_2 随血液运输至组织中,使组织中 N_2 分压升高,直至肺泡、血液和组织中的 N_2 分压达到平衡,该过程称为 N_2 饱和过程。相反地,在潜水者从深水中出水的过程中,环境压力降低,组织中的 N_2 进入血液,再经肺换气排出体外,直至肺泡、血液和组织中的 N_2 分压重新达到另一种平衡状态,该过程称为 N_2 脱饱和过程。N_2 脱饱和过程较为缓慢,而且,其取决于下潜深度以及在水下停留的时间,下潜越深,停留时间越长,则 N_2 脱饱和所需时间越长。因此,如果减压速度适宜,则从组织释放入血液的 N_2 能够被及时呼出体外;如果出水速度超过了安全减压的速度,则 N_2 来不及呼出体外而被堆积在组织和血管内,由此形成气泡和气栓,引发减压病。

同理,在航天员升空时,机舱内若不进行适当的人工加压,航天器升空而气压减小时,N_2 亦能从血液或组织中溢出形成气泡,引发减压病。对于减压病,可让患者进入加压舱,先行加压使 N_2 重新进入组织,随后再逐步降低舱内压力,使组织中的 N_2 缓慢释放入血液并被呼出体外,从而解除减压病。

第三节　呼吸系统常见疾病的预防

由于呼吸道与外界大气相通,空气中的有害物质,如各种致病的微生物、粉尘、蛋白变应原、有害气体等,都会随着我们的呼吸运动进入体内的呼吸系统而致病,因此呼吸道疾病的发病率较高。而且,呼吸道疾病很容易造成机体缺氧,所以呼吸系统疾病的死亡率也非常高。了解一些常见的呼吸系统疾病的发病情况以及预防措施是非常必要的。

一、呼吸系统常见传染病及其预防

若空气中存在传染性疾病的病原体,这些传染源从人体的鼻腔、咽喉、气管和支气管途径进入人的呼吸道,就可引起呼吸道感染。依据传染源的类型,通常可分为病毒性呼吸道传染病与细菌性呼吸道传染病,还有由支原体、衣原体等病原体引起的感染等。其中,以病毒引起的呼吸道感染最常见。呼吸道病毒大致有正黏病毒、副黏病毒、冠状病毒、腺病毒、风疹病毒等类别。有些病毒的传染性比较弱,由其引起的感染为普通的感染,如普通感冒等;有些病毒的传染性强,甚至极强,这类疾病需要严加防护,否则会造成重大的人员伤亡和严重的经济损失。

(一)病毒源性呼吸系统传染病

常见的病毒源性呼吸道传染病主要有流行性感冒、麻疹、水痘、风疹、流行性脑脊髓膜炎、流行性腮腺炎等,它们中的多数现在已有成熟有效的疫苗,按照规定,按时、按剂量接种疫苗,能有效地防范这些传染病。但是,有些病毒的变异性比较强,常常防不胜防,可造成突然的、严重的、大面积的流行。近年来特别突出的有 2003 年出现的"严重急性呼吸综合征(severe acute respiratory syndrome,SARS)病毒"引起的传染性非典型肺炎疫情,以及 2019 年年末爆发的全球性"新型冠状病毒"引起的新冠疫情。

SARS 病毒是 2003 年 4 月 16 日世界卫生组织宣布正式确认的一个冠状病毒的变种,该变种冠状病毒与流感病毒有亲缘关系,但它非常独特,以前从未在人类身上发现。其引起的疾病是一类传染性很强的呼吸系统疾病,该病起病急,传播快,病死率高,被传染的患者多数与患者有过直接或间接接触,或生活在流行区内。临床上表现为缺氧、发绀、38℃以上高热、气促、呼吸加速、呼吸窘迫综合征等,X 线片表现为肺部不同程度的病变等,称为非典型性肺炎。世界卫生组织将该病毒命名为"SARS 病毒"。

离我们最近的一次传染性极强的、传播范围极广的、造成重大影响的病毒源性呼吸系统传染病是 2019 年年末暴发的全球性的新型冠状病毒肺炎(简称"新冠肺炎")。世界卫生组织于 2020 年 1 月将该病的病原体命名为 2019 新型冠状病毒(2019-nCoV),它是冠状病毒大家族的一个新的变种,一种以前从未在人体中发现的冠状病毒新毒株。人感染了冠状病毒后常表现为发热、咳嗽、气促、呼吸困难等。在较严重的病例中,感染可导致肺炎、严重急性呼吸综合征、肾衰竭,甚至死亡。病理解剖发现,该疾病首先累及肺,表现为肺脏出现实变,有大量的渗出,以及炎症细胞因子、炎症细胞大量浸润等;同时,在小的支气管里出现很多分泌物,堵塞小气道,影响气体的交换;机体的免疫系统受累严重,白细胞与淋巴细胞减少,其与病情的进展甚至死亡有非常明确的相关性。免疫力降低也非常容易并发细菌、真菌感染。电镜下肺里还能够看到病毒颗粒。用核酸检测方法可以发现病毒核酸。

新型冠状病毒主要的传播途径是呼吸道飞沫传播和接触传播,研究证实,气溶胶传播也是新冠病毒的一种传播途径。流行病学调查显示,新发病例往往与确诊的病例有过近距离密切接触。几种主要的传播途径中,直接传播是指与患者打喷嚏、咳嗽、说话的飞沫以及呼出的气体近距离直接接触吸入病原体而致病;气溶胶传播是指吸入飞沫混合在空气中形成的气溶胶而致病;接触传播是指飞沫沉积在物品表面,手接触被污染的物品后再接触口腔、鼻腔、眼睛等的黏膜而导致感染;母婴传播是指新冠病毒可通过胎盘传染给了婴儿,且新冠病毒还可在胎盘细胞中活跃复制。老年人和体弱多病的人更容易被感染,因此,科学佩戴口罩、严格隔离措施、积极接种疫苗是非常重要的阻断传播途径的防御措施。

(二)肺结核

肺结核是一类典型的细菌性病原引起的呼吸道疾病,是发生在肺部的结核病,是一种常见的呼吸道传染病,俗称"痨病"。结核病危害人类健康的历史久远,埃及出土的 6000 年前的"木乃伊"中就发现了结核菌感染的证据,中国湖南长沙马王堆汉墓发掘出的 2100 多年前的尸体中也发现了左肺上部和左肺门的结核病钙化灶。结核菌引起的感染迁延不愈,是一种慢性传染病,在特效药问世之前其致死率很高,是史上患病率与病死率最高的疾病之一,曾被称为"白色瘟疫"。

结核病是由结核分枝杆菌引起的全身性传染性疾病。结核分枝杆菌简称为结核分枝杆菌,有多个亚型,引起人类患病的致病菌主要是人型结核菌及牛分枝杆菌,其中,以人型结核菌占比最大,约为 95%,而牛分枝杆菌仅占 4%~5%。其他亚型的结核分枝杆菌,如非洲分枝杆菌、卡氏分枝杆菌、田鼠分枝杆菌等则很少感染人。结核分枝杆菌为需氧菌,即这类细菌生存在能为其提供氧气的环境中,而在无氧条件下则不易生长。但是,这并非意味着在无氧条件下它们会迅速地死亡,相反,这些细菌可以潜伏存活较长时间,一旦遇到有氧的时机则快速繁殖生长。由于肺内的氧气充足,结核分枝杆菌从呼吸道侵入人体后便在肺部"安营扎寨",因此,肺是结核病中发病率最高的部位。但是,其他部位也可发生结核病,人体除毛发外,几乎全身所有的组织都可以感染结核病。结核分枝杆菌感染肺并破坏肺组织引起的病变称为"肺结核"或"肺痨",而其感染淋巴系统、脑膜、肠道等组织引起的病变称为"结核性淋巴病变""结核性脑膜炎""肠结核""骨结核"等。

肺结核一年四季都可以发病,15~35 岁是结核病发病的高峰年龄。潜伏期通常为 4~8 周。其传播的主要方式是呼吸道传播,其他途径也可传播疾病,如消化道传播。大多数感染者不表现出明显的症状,称为潜伏结核感染。其中,5%~10%的潜伏感染会发展至活动性结核,若没有得到适当的治疗,死亡率可超过 50%,且一个活动病例平均每年可使 10~15 人被感染。而且,即便是没有症状的潜伏感染者,其免疫力也受到明显破坏,更容易同时罹患其他疾病。

大多数结核病例出现在发展中国家,其中以非洲的人均发病率最高,资料显示高达 28%;亚洲国家按人均发病率算,半数以上的病例出现在菲律宾、印度尼西亚、孟加拉国、巴基斯坦、印度、中国这 6 个国家。随着结核疫苗的出现,结核病的发病率已显著降低。但是,近年来,由于不少国家逐渐放松了对结核病的预防工作,减少了财政投入,加上人口增长、流动人口增加、人类免疫缺陷病毒(human immunodeficiency virus,HIV,也称"艾滋病病毒")传播等因素,因此,结核病的发病率在某些国家和地区有所回升。为提醒世人对该疾病危害的严重性加以重视,世界卫生组织确定每年 3 月 24 日为"世界防治结核病日"。

对于肺结核病的预防,主要需要注重以下几个方面。

1. 卡介苗接种

卡介苗的接种对预防细胞免疫功能不全的婴儿及儿童发生血行性播散性肺结核及结核性脑膜炎具有明显作用。因此,严格执行卡介苗接种制度对减少婴儿、儿童发生肺结核及肺外结核病的效果是肯定的。

2. 结核患者接触者的预防

肺结核患者要遵医嘱全程规则地服药。经过正规治疗 2 周后,肺结核的传染性下降可达 95%。结核患者接触者需要到结核病定诊单位进行检查,排除患病的可能,并同时做好以下几点预防措施:

(1)做一次彻底的消毒。根据结核分枝杆菌耐寒冷、耐干热,但不耐湿热的特点,将患者使用过的餐具、毛巾、衣物等物品煮沸 10～15 分钟;书籍、棉被、化纤衣物等不能用水煮的物品要在阳光下暴晒 4～6 小时,也可用紫外线灯消毒两小时。此外,需对患者居住的空间用消毒液进行消毒,用紫外线灯进行空气消毒。

(2)定时开窗通风,以保持室内空气新鲜。据资料统计,每 10 分钟通风换气一次,四五次换气就可以吹掉空气中 99% 的结核分枝杆菌。

(3)日常生活中培养良好的卫生习惯。良好的卫生习惯包括但不限于勤洗手、勤换衣、定期消毒、卫生用具专人专用、实行分食制、使用公筷等。

3. 药物预防

对于结核菌素试验强阳性的人、与开放性结核患者接触者以及其他慢性疾病患者,如硅肺患者、糖尿病患者、肾病血液透析患者、长期服用肾上腺皮质激素患者等,为了消灭休眠结核菌,需按规定服用异烟肼等药物,以减少结核病发生的机会。

药物预防的目的,主要是针对已经感染结核菌以及有较高发病可能的人,进行预防性服药以减少结核病的发生。由于是否发病取决于感染结核菌毒力的大小以及身体抵抗力的强弱两种因素的影响,即结核菌毒力强而被感染的人抵抗力低则容易发病,因此,药物预防的对象主要是与患者密切接触的人;结核菌素试验呈强阳性反应的人,主要是儿童;X 线胸片有较明显的非活动性肺结核病灶而以前没有经过抗结核治疗的人;HIV 感染伴结核菌素反应阳性者。

二、呼吸道常见感染性疾病及其预防

(一)感冒

感冒是一类急性上呼吸道感染的常见病、多发病,是鼻腔、咽或咽喉部急性炎症的统称,是最常见的传染病。感冒多由鼻病毒、副流感病毒、呼吸道合胞病毒、埃可病毒、柯萨奇病毒、冠状病毒、腺病毒等引起。俗称的"感冒"包括普通感冒、流行性感冒、咽炎、支气管炎等。

普通感冒是一种轻微的常见病,在任何季节都可发生,且在不同季节,感冒的致病病毒并非完全一样。感冒病例分布是散发性的,不引起流行,常易合并细菌感染。病毒从呼吸道分泌物中排出并传播,当机体抵抗力下降时,如受凉、营养不良、过度疲劳、烟酒过度、全身性疾病及鼻部本身的慢性疾病影响到呼吸道的畅通等,容易诱发感染。通常情况下,主要的表现为起病较急,症状有打喷嚏、流鼻涕、鼻塞、口咽部干燥、咽痛、咽部异物感、喉部痒、喉痛或有痰、咳嗽、头痛及全身酸痛、乏力等。如无并发症,感冒一般经 3～7 天即可自行痊愈;少数全身症状严重的患者方需要住院治疗。有的感冒患者会出现继发性细菌感染。对感冒的治疗没有很好的特效药,一般是对症治疗,应用一些缓解症状的药物,感冒的恢复靠的是机体的免疫功能。所以,坚持锻炼,提高免疫力是治疗感冒的最有力措施。

需要注意的是,普通感冒与流行性感冒是不一样的疾病,后者要严重得多,其对免疫力较差的婴幼儿、老人等人群有时候是致命的,因此,这类患者要及时到医院就诊治疗。另外,某些传染病早期也会表现出类似感冒的症状,需要及时到医院加以鉴别,以免延误病情。

诱发感冒的因素包括季节变化、人群拥挤的环境、不良的生活方式、吸烟、营养不良、应激、过度疲劳、失眠、免疫力低下等,因此,可针对性地采取一些防治措施,主要包括:①不去人群聚集的地方,减少接触传染源的机会;②外出佩戴口罩,降低相互传染的概率;③针对具体症状采取适当的缓解措施,如多喝水、清淡饮食少油腻、少食多餐、多食蔬菜水果等;④补充营养,增强免疫力;⑤预防交叉感染,如室内消毒等。

(二)气管炎、支气管炎

气管炎和支气管炎,顾名思义是指发生在气管和支气管的炎症。因为气管的炎症很容易波及支气管,所以,有时把它们合称为气管-支气管炎。按照病程来分,可分为急性支气管炎和慢性支气管炎。其中,急性气管炎、支气管炎主要是由感染、理化刺激或过敏引起的气管和支气管黏膜的急性炎症。其症状主要表现为咳嗽、咳痰,多为干咳或少量黏液性痰,之后转为黏液脓性痰,痰量增多,咳嗽加剧,偶有痰中带血;若伴有支气管痉挛,则可出现气促、胸骨后发紧感;有的患者可有发热。急性炎症为自限性,一般 3～5 天后症状逐渐缓解。这类疾病的预防、治疗措施主要是:①积极锻炼身体,增强个人体质,预防感冒;②养成良好的生活习惯,不吸烟,不饮酒,减少对呼吸道的伤害;③已发生感染者应注意休息、保暖、多饮水;④进行对症处理,如化痰、镇咳、解热镇痛等;⑤如果合并细菌感染,应正确使用抗生素。

如果长期罹患气管-支气管炎,或者气管炎、支气管炎迁延不愈,则会引起气管、支气管黏膜及其周围组织的慢性非特异性炎症,即慢性气管炎、慢性支气管炎。主要临床表现为长期咳嗽、咳痰或伴有喘息,以反复发作为特征,每年发作持续 3 个月,连续

2 年或 2 年以上。早期症状轻微,多在冬季发作,春暖后缓解;晚期炎症加重,症状常年存在,不分季节。疾病发展还可并发阻塞性肺气肿、肺源性心脏病,可严重影响劳动能力和身体健康。

对慢性气管炎、支气管炎的预防,主要措施包括:①积极治疗急性发作期的感染,避免其迁延不愈而演变成慢性炎症;②缓解期主要应加强体质锻炼,提高自身抗病能力,减少急性发作;③因为吸烟是引起慢性支气管炎的重要因素,所以要养成良好的生活习惯,戒烟限酒,减少诱发因素。

(三)哮喘与过敏性哮喘

1. 哮喘的概念

哮喘可从两个角度来描述:广义的哮喘是指包括肺部疾病、心脏疾病等引起的一类呼吸系统的症状;狭义的哮喘是指支气管哮喘,也称为哮喘病,是一类特指的疾病,是由多种细胞(如肥大细胞、嗜酸性粒细胞、T 淋巴细胞、中性粒细胞、气道上皮细胞等)和细胞因子参与的气道慢性炎症性疾病。这种慢性炎症会引起反复发作性的喘息、气急、胸闷、咳嗽等症状,常在夜间和清晨发作及加剧,多数患者可自行缓解或经过治疗缓解,但有些支气管哮喘如果诊治不及时,则会引发严重的后果,甚至危及生命。

在哮喘的早期,其病理学的变化是可逆的,很少出现器质性改变。但是,若疾病继续进展,则可出现肺过度充气及肺气肿,肺组织变得柔软疏松,可合并肺大疱;支气管及细支气管内含有黏稠痰液及黏液栓;支气管壁增厚,黏膜肿胀充血形成皱襞;黏液栓塞;甚至可出现局部肺不张等。这些变化均可导致和加重呼吸困难,加重哮喘病的病情。

2. 发病情况

哮喘的患病率为 $1\%\sim5\%$,但患病率的地区差异性较大。有关资料显示,全国前五大城市中,13~14 岁学生的哮喘发病率为 $3\%\sim5\%$,成年人患病率约 1%;男女患病率大致相同;约 40% 的患者有家族史;城市发病率高于农村,发达国家发病率高于发展中国家。发达国家的支气管哮喘患病率与死亡率逐渐上升,全世界的支气管哮喘者约有 1 亿人,哮喘成为严重威胁人类健康的主要慢性疾病。

3. 分类

对于哮喘,目前尚无国际统一的分类方法,常用的分类方式有以下几种。

(1)根据免疫学分型:根据哮喘的发生与免疫反应的关系,可将支气管哮喘分为变应性哮喘和非变应性哮喘,其中以变应性哮喘更为常见。变应性哮喘又可分为 IgE 介导型哮喘和非 IgE 介导型变应性哮喘。这类分型是目前被广泛认可的支气管哮喘分类方法。但是,由于近年来有人认为所有的支气管哮喘都与变态反应有关,因此对该分类方法也有不同意见。

(2)根据发病诱因分类:根据哮喘的发生与发病的不同诱因关系,可将支气管哮喘分为变应性哮喘、感染性哮喘、药物性哮喘、运动性哮喘、职业性哮喘、心因性哮喘以及某些特殊类型的哮喘,如妊娠性哮喘等。这种分类也被广泛应用,但是,由于哮喘病的病因复杂多变,这种根据发病诱因进行分类的方法也存在缺陷。例如,变应性哮喘也可因其他原因,如感染因素、心理因素等而诱发或加重。

(3)根据哮喘的病程分类:根据哮喘病程的长短可将哮喘病分为慢性哮喘和急性哮喘。但是,也有学者认为这种分类方法不恰当,因为哮喘原本就是慢性疾病,可分为缓解期和急性发作期。

(4)根据病情严重程度分类:根据病情的严重程度,可将哮喘分为 4 型,即轻度间歇性哮喘、轻度持续性哮喘、中度持续性哮喘、重度持续性哮喘。这种分类方法也称为哮喘病严重程度的阶梯分类法。临床上为了满足诊断和治疗的需要,还常常根据患者是否有气道阻塞和阻塞的严重程度,将其进一步分为隐匿型哮喘、咳嗽变异性哮喘、难治性哮喘、脆性哮喘等。目前,世界各国的哮喘防治专家共同起草并不断更新的《全球哮喘防治倡议》(Global Initiative for Asthma,GINA)方案就是按照这种方式分类的。

其他的分类方法:①根据发病年龄分类,主要分为婴幼儿哮喘(2 岁以下)、儿童哮喘(3～12 岁)、青少年哮喘(13～20 岁)、成年人哮喘(20～60 岁)和老年性哮喘(60 岁以上);②根据发病时间分类,可分为常年性哮喘和季节性哮喘;③根据对糖皮质激素的反应分类,可分为非激素依赖型哮喘、激素依赖型哮喘和激素抵抗型哮喘;④此外,还可根据中医辨证分类,中医对哮喘病的分类有急性期和缓解期之分,急性期可分为寒喘、热喘两种类型,缓解期可分为肺虚型、肾虚型、脾虚型三大主型。

4. 病因

对哮喘的病因还不十分清楚,患者个体过敏体质与外界环境的影响是发病的危险因素。此外,哮喘病还与多基因遗传有关。许多资料表明,哮喘病患者的亲属患病率高于总群体患病率,并且亲缘关系越近,患病率越高,病情越严重。但是,对于致病基因是哪些,且其与哮喘病有着怎样的关系,目前尚未完全明确。

外界环境中,与哮喘病的发生有显著关系的危险因素主要有以下几类。

(1)吸入物:分为特异性和非特异性两种。特异性吸入物主要指尘螨、花粉、真菌、动物毛屑等易引起过敏反应的因素;非特异性吸入物主要是一些对呼吸道有害的气体,如硫化物、氯、氨、甲醛、甲酸等。有些职业性哮喘病与某些特异性吸入物有显著的关系,如甲苯二异氰酸酯等化学物品、蛋白酶、淀粉酶、蚕丝、动物皮屑或排泄物等。

（2）感染：哮喘病的发作与呼吸道反复感染有关，如某些细菌、病毒、支原体等被易感人群吸入后可诱发哮喘。

（3）食物：有些人群对特定的食物过敏，接触这类食物可使其哮喘发作，这种现象在哮喘患者中比较常见。其中，最常见的易过敏食物是鱼类、虾蟹、蛋类、牛奶等。有些婴幼儿容易对某类食物过敏，但随着年龄的增长，这类过敏会逐渐缓解，甚至完全不再过敏。

（4）其他因素：

①气候改变：对某些人来说，气温、气压、空气中离子等改变可诱发其哮喘发作，特别是在寒冷季节或秋冬气候转变时较易发病。

②精神因素：有些人在情绪激动、紧张不安、怨怒等不良情绪的诱导下容易发生哮喘，一般认为是由大脑皮层和迷走神经反射或过度换气所致。

③运动：剧烈运动可诱发 70%～80% 的哮喘患者哮喘发作。

④药物：有些药物可引起哮喘发作，如普萘洛尔（心得安）等。

5. 发病机制

虽然对哮喘的发病机制尚不完全清楚，但从已知的内容上，可将其概括为免疫-炎症反应机制、神经调节机制和气道高反应性这三个方面的相互作用。

（1）免疫-炎症反应机制：免疫系统在功能上分为体液（抗体）介导的和细胞介导的免疫，均参与哮喘的发病。概括来说，哮喘的炎症反应是多种炎症细胞、炎症介质和细胞因子共同参与、相互作用的结果，关系十分复杂。

（2）神经调节机制：一般认为，神经因素也是哮喘发病的重要环节。支气管受复杂的自主神经支配，除了胆碱能神经、肾上腺素能神经之外，还有非肾上腺素能非胆碱能神经系统，它们共同调节支气管平滑肌的收缩与舒张活动。

（3）气道高反应性：气道对各种刺激因子出现过强或过早的收缩反应，这是哮喘患者病情发生、发展的一个非常重要的因素。目前普遍认为，气道高反应性与气道炎症反应密切相关。当气道受到变应原或其他刺激后，多种炎症细胞、炎症介质以及不同细胞因子的参与，可引起气道上皮的损害以及上皮下神经末梢的裸露等，这些变化会引起气道高反应性。

6. 防御措施

虽然哮喘病的发病机制有待于进一步研究，治愈水平有待于进一步提高，但是，根据已知的相关致病因素，积极做好防御措施，能在很大程度上减少该疾病的发生。因此，对这类疾病的健康教育与预防措施的正确引导显得尤为重要。具体的实施方案是避免各种诱因，同时，努力锻炼身体，提高自身免疫力。

(四)慢性阻塞性肺部疾病

1. 概念

慢性阻塞性肺部疾病(chronic obstructive pulmonary disease,COPD,简称"慢阻肺"),是一组常见的以持续性气流受限为特征的疾病。以前该疾病的定义描述为"不可逆性气流受限",新观点认为该病在一定程度上是可以预防和治疗的,因此,采用"持续性气流受限"的概念。慢性阻塞性肺疾病是一种破坏性的肺部疾病,其气流受限通常呈进行性发展,并且与肺对有害颗粒或气体的异常炎症反应有关。虽然慢阻肺是气道疾病,但是,由于肺的功能是呼吸,为机体的全身活动提供氧气,排出二氧化碳,因此,当呼吸功能受损时,全身的系统都会受到影响,甚至危及生命。

2. 慢阻肺的病理变化

慢性阻塞性肺疾病主要表现为慢性支气管炎及肺气肿的病理变化。

(1)慢性支气管炎的主要病理变化:①各级支气管壁均有多种炎症细胞浸润,以中性粒细胞、淋巴细胞为主;②支气管黏膜上皮细胞变性、坏死,形成溃疡,在炎症发作期,黏膜上皮细胞的纤毛倒伏、变短、不齐、粘连、部分脱落,可见到大量中性粒细胞,严重者为化脓性炎症,黏膜充血、水肿、变性、坏死和溃疡形成,在缓解期,黏膜上皮修复、增生、鳞状上皮化生、肉芽肿形成;③黏膜层的分泌细胞数目增多、肥大、分泌亢进,使支气管腔的内分泌物增多、聚集,支气管腺体增生肥大,腺体肥厚,与支气管壁厚度比值增大,支气管的气流畅通性下降,气流阻力增大;④基底膜变厚坏死,肉芽组织和机化纤维组织增生导致管腔狭窄。基底部炎症导致气管壁的损伤修复过程反复发生,进而引起气管结构重塑、胶原含量增加及瘢痕形成,这些结构上的改变是慢性阻塞性肺疾病气流受限的主要病理基础之一。

(2)肺气肿的主要病理变化:①肺组织过度膨胀,弹性减退,肺泡壁变薄,肺泡腔扩大、破裂或形成大疱,弹力纤维网被破坏;②细支气管壁有炎症细胞浸润,管壁上皮细胞受损,黏液腺及杯状细胞增生、肥大;③管腔可变得纤细狭窄或扭曲扩张,管腔内有痰液存留;④细支气管的血管内膜可增厚或管腔闭塞,肺血液供应减少。

这些组织学的改变造成肺组织弹性阻力增大,肺的动态顺应性降低,呼吸功能减弱,如用力肺活量下降。缓解期大多恢复正常。当病变累及大气道时,肺通气功能发生障碍,最大通气量降低。随着病情发展,肺组织弹性持续减小,肺泡持续扩大,肺回缩发生障碍,则残气量以及残气量占肺总量的百分比增加。同时,肺气肿还导致大量肺泡周围的毛细血管因肺泡膨胀而受到挤压,肺毛细血管内的血流量减少,因此,肺泡虽有通气,但与之匹配交换的血流减少,导致生理无效腔气量增大;也有部分肺区虽有血液灌流,但肺泡通气不良,也会影响气体交换。由此,肺的通气功能和换气功能均受损,从而引起机体缺氧和二氧化碳潴留,发生不同程度的低氧血症和高碳酸血症。如果不及时阻断这种恶性循环,最终会出现呼吸功能衰竭。

3. 症状与并发症

(1)症状:上述病理变化可导致呼吸功能障碍,故患者常出现以下症状。但是,慢性阻塞性肺疾病患者的临床症状与其患病的严重程度、全身效应,以及是否并发其他疾病等因素有关。以下为慢阻肺的常见症状,需要注意的是,以下每一个症状单独看都是非特异性的,因此,要结合病史进行综合分析。

①咳嗽:咳嗽通常为慢阻肺的首发症状,开始时为间歇性咳嗽,早晨咳嗽较重,逐渐发展到早晚或整日均咳嗽,即慢性咳嗽。

②咳痰:部分病例无咳痰,但大多数咳嗽有少量黏液性痰,清晨时咳痰较多,合并感染时痰量增多,并常有脓性痰,有时还会咯血。

③气短或呼吸困难:呼吸困难是慢阻肺最显著的症状,尤其是动辄气短。早期在劳动时出现,以后逐渐加重,严重者日常活动甚至休息时也会感到气短。

④喘息和胸闷:喘息和胸闷也出现在慢阻肺,但它并非特异性症状,需要与其他原因引起的喘息和胸闷相鉴别。

⑤其他症状:慢阻肺还可出现体重下降、营养不良等,可合并心肌梗死、心绞痛、骨质疏松等非特异性症状。

(2)并发症:如果慢阻肺不能得到及时、有效的治疗,病程继续发展则可能引起以下并发症。

①慢性呼吸衰竭:呼吸衰竭常在慢阻肺急性加重时发生,表现为症状明显加重,发生低氧血症和/或高碳酸血症,并出现缺氧和二氧化碳潴留相应的临床表现。

②自发性气胸:肺气肿的组织学病变加重,引起局部肺泡膜的撕裂,此时会出现突然加重的呼吸困难,并因为机体氧供应不足而出现发绀,患侧肺组织的破裂导致气体进入胸膜腔,使该侧胸部叩诊出现鼓音,听诊呼吸音减弱或消失,通过 X 线检查可以确诊。

③睡眠障碍:慢阻肺会因为呼吸困难而影响睡眠。此外,睡眠呼吸暂停低通气综合征也是一种多发病,两者合并存在的概率相当高。重症慢阻肺患者常死于夜间,尤其是有明显低氧血症和高碳酸血症的慢阻肺患者。

④慢性肺源性心脏病:慢阻肺影响呼吸功能,易造成机体缺氧,而肺血管对缺氧敏感,因此易出现肺动脉痉挛、血管重塑等,导致肺动脉高压,使右心室射血阻力增大。长久、持续的高阻力则引起右心室肥厚扩大,最终发展为右心功能不全。

4. 病因与预防

(1)病因:慢阻肺的发病因素很多,包括个体易感因素以及环境因素两个方面。其中,环境因素中最主要的因素是吸烟以及接触职业粉尘等,此外还有化学物质刺激、感染等。

①吸烟:吸烟为慢阻肺发病因素之首,吸烟者慢性支气管炎的患病率比不吸烟者显著增高,且烟龄越长,吸烟量越大,慢阻肺的患病率越高。因烟草中含焦油、尼古丁、氢氰酸等化学物质,可损伤气道上皮细胞和纤毛运动,刺激支气管黏液腺和杯状细胞增生肥大,分泌黏液,还可诱导氧自由基产生和中性粒细胞释放蛋白酶,进而破坏肺弹力纤维,引起肺气肿。

②职业粉尘和化学物质:职业粉尘及化学物质,如烟雾、工业废气、矿物粉尘等,因其浓度过高,接触时间过长,会引起气管、支气管、肺组织的损伤,进而发展为慢阻肺。

③空气污染:空气中浓度过高的有害气体,如二氧化硫、二氧化氮、一氧化碳等,会随着人的呼吸进入呼吸道,引起呼吸道黏膜上皮损伤,使纤毛清除异物的功能下降,黏液分泌增加,同时,也增加了呼吸道细菌感染的机会。

④感染因素:慢性支气管炎等慢性炎症,如果得不到及时控制,反复持久的感染也会导致慢阻肺发生。

⑤氧化应激:许多研究资料显示,慢阻肺患者的氧化应激增加。在氧化应激反应中,过氧化物可对许多生物大分子,如蛋白质、脂质、核酸等,产生直接的破坏作用,导致细胞功能障碍或细胞死亡;而且,它们还可以破坏细胞外基质,并产生一系列损伤效应。

(2)预防:由于上述因素与慢阻肺的关系非常密切,而且慢阻肺难以彻底治愈,因此,戒除这些诱因对预防慢阻肺尤为重要。具体的预防措施主要有以下几个方面。

①避免发病的高危因素,降低发病风险:其中,戒烟是预防慢阻肺最简单易行、最重要的措施,在疾病的任何阶段,戒烟都有益于阻止慢阻肺的发生与发展。控制环境污染、改善职业环境以减少有害气体或有害颗粒的吸入,也是预防慢阻肺的重要措施。

②增强机体免疫力,减少呼吸道感染:增强机体免疫力可避免呼吸道发生异常炎症反应。同时,对呼吸道的各种感染,尤其是婴幼儿、儿童期的呼吸系统感染,应积极治疗,防止急性感染转变为慢性感染,从而降低慢阻肺的发病率。

③加强体育锻炼,提高身体素质:适当的体育锻炼可以增强体质,有利于改善机体健康状况,提高机体免疫力。

④定期对慢阻肺高危人群进行肺功能监测:定期监测肺功能,尤其是高危人群,有助于早期发现慢阻肺,并及时予以积极治疗,防止病情恶化。

三、肺癌及其预防

癌症与心血管疾病是当今威胁人类健康与生命的最主要杀手。而在众多的癌症中,肺癌的发病率与死亡率增长最快,已成为威胁人类健康和生命的最重大的恶性肿瘤之一。文献报道,在男性,肺癌的发病率和死亡率均占所有恶性肿瘤的第一位;在女性,肺癌的发病率与死亡率占第二位。

虽然肺癌与其他癌症一样,发病原因与发病机制至今尚未完全明确,但是,有一些因素与肺癌的发病密切相关,其中,长期大量吸烟与肺癌的发生关系非常密切。研究资料显示,长期大量吸烟者患肺癌的概率是不吸烟者的 10～20 倍,而且,开始吸烟的年龄越小,日后罹患肺癌的概率越高。而且,吸烟不仅直接影响吸烟者本人的身体健康,还会使周围的人被动地吸入烟雾,对周围人的健康产生不良影响,增加被动吸烟者罹患肺癌的概率。

除了吸烟外,一些从事与石棉、砷、铬、镍、煤焦油以及放射性元素等有关的职业的人,由于长期接触这些致癌物质,因此也成为肺癌发病率较高的群体。此外,大气污染导致的肺部慢性疾病也容易发展为肺癌。其他因素,包括遗传因素等都可增加罹患肺癌的概率。

然而,罹患肺癌后早期并不出现明显的症状,或者出现咳嗽等非典型症状,因此,肺癌不易早期发现。而且,肺癌很容易发生转移。此外,某些类型的肺癌恶性程度高,被发现时往往已经到了晚期,这都增加了肺癌的诊断与治疗难度。所以,对于肺癌,积极的预防措施非常重要。

目前,肺癌的发病机制尚未完全明确,这对预防工作也十分不利。就目前比较明确的因素来说,预防肺癌应重点做好以下几点。

(一)减少环境污染

国家卫生健康委统计信息中心和全国肿瘤防治研究办公室对肺癌发病的联合统计分析显示,肺癌的主要危险因素有吸烟、新鲜蔬菜摄入少、呼吸系统疾病史、身体质量指数低、厨房油烟、大气污染等。流行病调查结果显示,住宅周围 500 m 内有污染源(如冶炼、化工、焦化)的人群,肺癌发病率会提高。职业接触粉尘、石棉尘也会显著提高肺癌的发病率。此外,室内污染对肺癌的影响也不容忽视。

(二)及时处理肺部疾患

由于肺癌的预后极差,因此应高度重视肺癌的早期表现。若出现不明原因的刺激性干咳,伤风感冒后咳嗽持续不愈,突发痰中带血或少许鲜血丝,弥漫不固定的胸痛、背痛、肩痛、上腹痛等,以及固定部位反复发生肺炎等,应及时去医院就诊。

(三)养成良好的生活习惯

防范肺癌的关键要从生活细节着手,除了不吸烟、预防职业性肺癌外,增加食物中蔬菜、水果的占比,多食富含胡萝卜素、维生素 C、维生素 E、叶酸、微量元素硒等食品,也有利于降低肺癌的发病率。同时,规律的生活、愉快的心情、劳逸结合的生活环境、持之以恒地锻炼身体等,都能提升防病抗病的能力。中老年人应定期检查身体,当出现刺激性干咳、痰中带血丝等症状时,应及时到医院就诊。若家中有人曾患肺癌,其他成员更应引起注意,须定期体检。

第五章 ———————

消化系统的功能与常见疾病的预防

　　通常说的消化是指人体获取的食物在消化系统内进行消化与吸收,并最终转化为机体生存所需的各种能量的过程。人们对消化的认识由来已久,中国传统医学非常重视"调理脾胃",因为"脾为后天之本",食物在胃中"腐熟"并化生为"气、血、精、液",从而为机体的各项功能活动提供物质基础。而且,中医从"调理脾胃"入手,在维持良好的消化功能方面建立了一个非常完善的理论体系,并在悠久的岁月中对人们的日常保健起到重要的应用指导作用。但是,在学习健康知识时需要注意,传统的中医学理论与现代医学体系的侧重面有不同之处,要全面地、系统地理解和融合中西医的健康知识。

第一节　消化系统的结构与功能

一、消化系统结构与功能的概述

(一)消化系统的组成

　　消化系统由消化管和消化腺两大部分组成。摄取的食物被消化与吸收,整个活动都在消化管道内进行;消化腺分泌各种消化液,参与食物在消化管道内被消化与吸收的过程。消化管包括口腔、咽、食管、胃、小肠、大肠等部分。消化腺有小消化腺和大消化腺两种。小消化腺散在于消化管各部的管壁内,大消化腺主要指3对唾液腺、肝脏和胰脏。其中,3对唾液腺是指腮腺、舌下腺与颌下腺,见图5-1-1。

(二)消化系统功能的概述

　　人体从外界摄取食物,通过消化系统进行消化与吸收,为机体提供水、电解质及各种营养物质,以满足机体新陈代谢的需要。这个过程主要包含以下几个方面的活动:

①将摄入的食物进行研磨,并同消化液混合形成食糜,通过消化道的运动将内容物向下推进,这个过程称为机械性消化;②消化系统分泌消化液对各种食物进行消化,这个过程称为化学性消化;③被消化的食物通过小肠黏膜被转运到血液循环里,这个过程称为吸收,吸收的主要场所是小肠,口腔和食管基本不吸收食物,但是有些脂溶性药物,如硝酸甘油等可在口腔被吸收。④通过神经调节、体液调节、自身调节等途径维持消化和吸收功能的动态平衡。

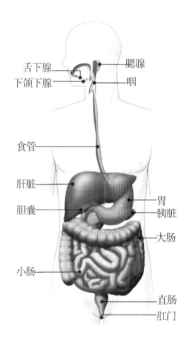

图 5-1-1　消化系统的组成

二、消化系统的结构及其功能特点

消化系统的各个部分的结构各有特点,它们在消化与吸收过程中执行的功能也各不相同。但是,就消化管道而言,以平滑肌为主体构成的空腔器官有一些共同的结构与功能特点。同样的,三大唾液腺也有共同的结构与功能特点。

(一)消化管道

1. 消化管道的结构

消化管的肌层在口腔、咽部、食管上 1/3、肛门等部位为骨骼肌,因此,在这些部位,人可以自主地控制咀嚼、吞咽、排便等活动。但是,消化道的其他部位,即食管下2/3、胃、小肠、大肠等部分都是以平滑肌为主要成分构成的空腔性器官,它们在组织学结构上有共同的特性。这些空腔器官由里向外一般可分为 4 层,依次是黏膜、黏膜下层、肌层和外膜,见图5-1-2。其中,黏膜层分布着大量的分泌细胞,可分泌黏液,使腔面保持滑润,使食物能顺利通过消化道,并保护消化管壁免受食物和消化液的化学侵蚀和机械损伤。此外,黏膜的一些细胞还可分泌具有生物活性的物质,参与消化过程。消化管的一些部位的黏膜下陷,并形成各种小的消化腺,这些消化腺具有分泌功能,可分泌消化酶,参与消化食物,而有些细胞可分泌一些内分泌物质,参与调节消化系统的功能。而且,黏膜层向管腔内形成皱褶,皱褶上还有被称为绒毛的指状突起。这些黏膜皱褶与绒毛结构极大程度上增加了消化管的内表面积,增加了完成消化与吸收功能的场所,为消化管道吸收食物提供了良好的结构基础。黏膜下层由疏松结缔组织组成,有血管、淋巴管和神经丛穿行其中。

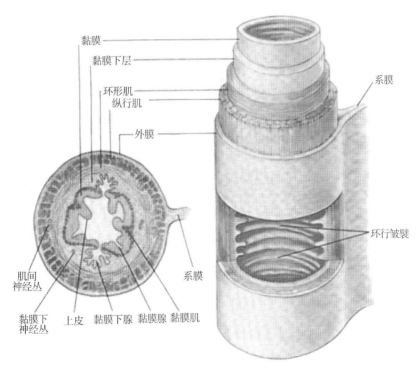

图 5-1-2　消化管道的结构

2. 消化道的神经支配

消化道的神经支配比较复杂,同其他系统一样,受到交感神经与副交感神经的支配。但是,与其他系统不同的是,消化管道平滑肌还另有一套局部的神经支配,称为内在神经系统。相对的,交感神经与副交感神经也称为外在神经。

(1)内在神经系统:胃肠道的内在神经系统又称为肠神经系统,或称局部神经,是由无数不同类型的神经元和神经纤维所组成的复杂神经网络,从食管中段直至肛门的消化道管壁内均有内在神经丛分布。内在神经丛由神经元和神经纤维组成,其中,神经元包括感觉神经元、中间神经元和运动神经元,各种神经元之间通过短的神经纤维形成网络联系,把胃肠壁的各种感受器和效应器联系在一起,它们形成一个相对独立且功能完整的局部网络整合系统,可通过局部反射活动对胃肠道的运动与功能发挥重要的调节作用。例如,在切除外来神经后,食物对胃肠道的刺激仍能引起胃肠运动及消化道腺体的分泌,显然,此时的作用主要是通过内在神经系统的局部反射来完成的。但是,在完整的机体内,胃肠道的活动主要受副交感神经和交感神经的调节。

胃肠道的内在神经系统根据神经所在位置分为两组,即肌间神经丛和黏膜下神经丛,见图 5-1-3。肌间神经丛分布于平滑肌的纵行肌与环行肌之间,主要支配胃肠平滑肌,调节胃肠运动,包括胃肠道的紧张性收缩、节律性收缩的强度与频率等。黏膜下神经丛分布于消化道黏膜下层,主要支配黏膜的腺细胞和上皮细胞,也可支配黏膜下血管,调节胃肠道的分泌和局部血流量。

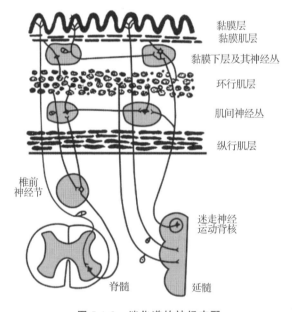

图 5-1-3　消化道的神经支配

(2)外来神经系统:支配消化道的自主神经称为外来神经,即交感神经和副交感神经。除口腔、咽、食管上段和肛门外括约肌外,消化道的其余部分都受到副交感神经和交感神经的双重支配。与循环系统和呼吸系统的神经调节作用相似,交感神经与副交感神经的调节作用分别是使系统的功能加强与减弱,二者向相反的两个方向进行功能调节,相互拮抗,使系统的功能达到动态平衡的状态。与循环系统和呼吸系统不同的是,总体上讲,交感神经兴奋使消化与吸收的功能减弱,而副交感神经兴奋使消化与吸收功能加强;而且,相对而言,以副交感神经对胃肠功能的调节作用为主。

支配胃肠道的副交感神经主要来自迷走神经和盆神经,支配消化道的腺细胞、上皮细胞和平滑肌细胞,其释放的递质是乙酰胆碱,作用于胃肠道平滑肌和消化腺,使胃肠道运动增强,消化道括约肌舒张,消化腺分泌增加,这一作用可被阿托品阻断,因此,临床上可用阿托品作为解除痉挛的药物。少数副交感神经节后神经纤维释放某些肽类物质,如血管活性肠肽、P 物质、脑啡肽、生长抑素等,因而有肽能神经之称,调节胃的容受性舒张、机械刺激引起的小肠充血等。支配消化道的交感神经节前纤维来自第5 胸段至第 2 腰段脊髓侧角,其神经末梢释放的递质为去甲肾上腺素,支配胃、小肠和大肠,使胃肠道运动减弱,消化腺分泌减少,消化道括约肌收缩。

支配胃肠道的副交感神经与交感神经都是混合神经,含有传入纤维和传出纤维。当消化道感受器接受刺激后,产生的兴奋一方面可通过传入纤维传导到壁内神经丛,并引起肠壁的局部反射;另一方面还可通过脊髓或脑干将兴奋传导至高位中枢,反射性调节胃肠道活动,如胃-胃反射、胃-胰反射、肠-胰反射等,即来自胃或肠产生的信号经迷走神经的传入纤维传到中枢,然后,中枢的指令又经迷走神经的传出纤维传到消化器官,调节消化器官的功能活动,如图 5-1-4 所示。

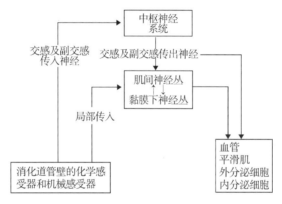

图 5-1-4　消化系统的神经调节通路

3. 消化系统的血液循环特点

消化系统血液循环的主要特点:

(1)血液循环来源非常丰富。供给胃肠道的血液主要来自腹主动脉三大分支:腹腔干动脉、肠系膜上动脉和肠系膜下动脉。

(2)储存血量大。在静息状态下,消化系统(包括胃、肠、肝、胰、脾)的血流量约占心排血量的 1/3。当出现急性大量失血或其他严重应激情况,储存在消化系统的这部分血液可进入循环,以保证心、脑等重要器官的供血。

(3)血流量与功能状态相匹配。空腹时消化道的血流量比较少,在进餐后,小肠绒毛及其邻近的黏膜下层的血流量可增加到空腹时的 8 倍以上,胃肠壁肌层的血流量也随之增加,至 2～4 h 后才降至进餐前水平。可见,消化道血流量与局部组织的活动水平密切相关。日常生活中,人们常常在饭后感到困倦,需要休息一下,正是因为餐后的大量循环血液流向胃肠道。

(4)流经胃肠道血液循环的静脉血汇入肝脏的门静脉,通过门静脉进入肝脏,肝脏从而发挥进一步的解毒、合成等作用,见图 5-1-5。

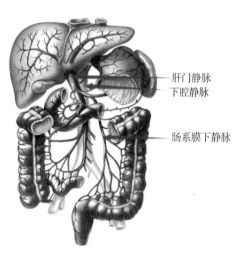

肝门静脉
下腔静脉

肠系膜下静脉

图 5-1-5　肠系膜静脉与肝门静脉的关系

(二)消化道平滑肌的功能特性

1. 消化道平滑肌的一般生理特性

在消化道肌性管道中,除口腔、咽、食管上端和肛门外括约肌为骨骼肌外,其余部分均为平滑肌。消化道平滑肌和骨骼肌、心肌组织一样,也具有兴奋性、传导性、自律性和收缩性。但是,这些特性在不同的肌肉组织中各有其自身的特点。消化道平滑肌的生理学特性主要有如下几点。

(1)对牵张、温度和化学刺激敏感。消化道平滑肌对牵张、温度和化学刺激敏感而对电刺激不敏感。例如,阑尾炎发作时,因为炎症反应引起炎症性刺激(温度升高)、局部肿胀(温度刺激与机械牵张)、炎症物质刺激(化学刺激)等,对阑尾的平滑肌刺激显著,患者感到明显腹痛。

(2)紧张性收缩:消化道平滑肌经常保持一种微弱的持续收缩状态,这种状态称为紧张性收缩。消化道平滑肌的紧张性收缩是消化道腔内的基础压力、胃肠的形状和位置得以维持的主要原因。消化道平滑肌的各种功能性收缩活动都是在紧张性收缩的基础上发生的。

(3)富有伸展性:消化道管腔内的容积在空腹与进食后变化很大,依进食量的多少而出现不同程度的扩张。因此,消化道平滑肌为适应肠腔内容物的需要而进行收缩和伸展,甚至可扩张到原长度的2～3倍,以适应胃肠道容纳更多的食物,且不发生明显的压力变化与运动障碍。消化道平滑肌的这种特性称为延展性。

(4)自动节律性:与心脏能产生自动节律性类似,消化道平滑肌离体后,在适宜的环境内也能自动进行节律性收缩。但是,与心肌细胞相比,消化道平滑肌的自动节律性较缓慢,而且远不如心肌细胞的自动节律性规则。

(5)兴奋性低,收缩缓慢:消化道平滑肌也是具有兴奋性的组织,但是,与心肌组织相比,其兴奋性低,且收缩缓慢。消化道平滑肌收缩的潜伏期、收缩期和舒张期所占的时间都比骨骼肌的长得多,收缩与舒张一次的时程可达20 s以上,而且,每次收缩与舒张的变异较大。

2. 消化道平滑肌的电生理特性

与心肌细胞的静息电位和动作电位不一样的是,消化道平滑肌的电活动形式比较复杂,除了静息电位和动作电位之外,还有第三种形式,即慢波电位,见图5-1-6。平滑肌的这三种电活动与消化道平滑肌的收缩特性密切相关。

(1)静息电位:细胞在安静的情况下存在于细胞膜内、外的一个稳定的电位差。消化道平滑肌的静息电位幅值小,且极不稳定,在-50～-60 mV间波动。消化道平滑肌的静息电位的产生主要与K^+外流产生有关,此外,Na^+、Cl^-、Ca^{2+}以及生电性钠泵活动等都参与了静息电位的形成。这可能是消化道平滑肌的静息电位绝对值略小于心肌和骨骼肌细胞的原因。

(2)慢波电位:安静状态下,消化道平滑肌细胞可自动产生的一种节律性去极化和复极化电位波动,因其频率较慢,简称慢波。慢波是在静息电位基础上自动产生的,慢波的存在是消化道平滑肌产生收缩节律的主要原因,因此慢波也称为基本电节律。消化道不同部位平滑肌细胞的慢波频率不同,胃的慢波频率约3次/分,十二指肠为11～12次/分,回肠末端为8～9次/分。慢波的波幅为5～15 mV,持续时间为数秒至十几秒。

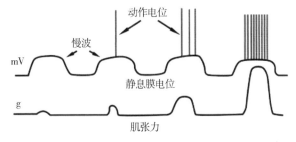

图 5-1-6 消化道平滑肌的电生理特性

关于慢波的起源,目前认为慢波源自平滑肌层的纵行肌与环行肌之间的卡哈尔

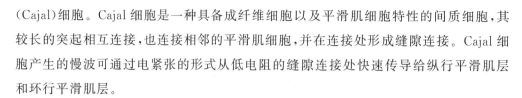

(Cajal)细胞。Cajal 细胞是一种具备成纤维细胞以及平滑肌细胞特性的间质细胞,其较长的突起相互连接,也连接相邻的平滑肌细胞,并在连接处形成缝隙连接。Cajal 细胞产生的慢波可通过电紧张的形式从低电阻的缝隙连接处快速传导给纵行平滑肌层和环行平滑肌层。

(3)动作电位:当消化道平滑肌细胞在基本电节律的电位波动基础上接收到刺激,并且细胞膜去极化达到阈电位时,可触发一个或多个动作电位,即动作电位。平滑肌细胞的动作电位之后出现肌肉收缩。消化道平滑肌细胞动作电位的去极相相对于其他细胞的动作电位去极相较慢,主要由开放较慢的离子通道介导的内向离子流引起。这些离子流主要是 Ca^{2+} 与 Na^+,而其复极化主要由 K^+ 通道开放、K^+ 外流引起。相对于骨骼肌细胞而言,消化道平滑肌细胞动作电位的锋电位上升慢,幅值较低,且持续时间较长,达 10~20 ms,频率为 1~10 次/秒。而且,消化道平滑肌细胞动作电位数目的多少与平滑肌收缩的幅度之间存在明显的相关性,每个慢波上出现的动作电位数目越多,其触发平滑肌收缩的 Ca^{2+} 内流量也越多,平滑肌的收缩力越大,见图 5-1-6。

概括而言,消化道平滑肌的电活动除了静息电位和动作电位之外,还有第三种形式,即慢波电位,或称为基本电节律。基本电节律在静息电位的基础上产生,也是动作电位产生的基础,因此,其也被认为是平滑肌的起步电位。在基本电节律的基础上产生动作电位,引起平滑肌节律性收缩,并由此决定消化道运动的方向、节律和速度。

(三)三大唾液腺

食物的消化过程从口腔开始,食物在口腔中被咀嚼磨碎,并与唾液混合,形成食团而被吞咽。在这个过程中,唾液起着重要的作用,倘若唾液缺乏,食物将难以下咽。此外,唾液对食物也有较弱的化学性消化作用。

1. 唾液及其来源

唾液由三对大的唾液腺和口腔黏膜中许多散在的小唾液腺分泌的混合液所组成。这三对大的唾液腺分别是腮腺、颌下腺和舌下腺。由于这三对腺体的导管开口在口腔,其分泌物成为口腔唾液的成分,因此这三对腺体称为唾液腺,其解剖位置如图 5-1-7所示,左右对称。唾液腺对口腔的消化功能非常重要。

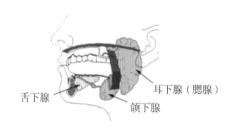

舌下腺　　耳下腺(腮腺)　　颌下腺

图 5-1-7　三对唾液腺

（1）腮腺：三对唾液腺中最大的一对，其形态略呈三角楔形，位于外耳道前下方、咬肌后部的表面，腮腺的后部肥厚，深入下颌后窝内。腮腺的前端靠近上缘处发出腮腺管，经咬肌表面前行，然后绕过咬肌前缘转向深部，穿过颊肌，开口于颊部黏膜，开口处形成一个黏膜乳头，位置与上颌第二磨牙相对。

（2）颌下腺：也称为下颌下腺，其形态略呈卵圆形，位于下颌下三角内，即下颌骨体和舌骨舌肌之间。颌下腺由腺体内面发出颌下腺管，在口底沿黏膜深部前行，开口于舌下肉阜。

（3）舌下腺：三对唾液腺中最小的一对，其形态细长且略扁，位于口底黏膜深层，其发出 5～15 条腺管，有大小两种。其中，小管直接开口于口底黏膜；大管常与颌下腺管汇合或单独开口于舌下肉阜。

2. 唾液的成分和作用

唾液为无色、无味，近于中性的低渗黏稠液体。正常情况下，成人每日分泌量为 1～1.5 L，其中水分占 99%，有机物主要为黏蛋白、唾液淀粉酶、溶菌酶、免疫球蛋白（IgA、IgG、IgM）、激肽释放酶等，其含有的无机物与血浆大致相同，还含有一定量的气体，如 O_2、NH_3、N_2、CO_2 等。

唾液在口腔对食物咀嚼和吞咽过程所起到的生理作用主要包括：

（1）唾液中绝大部分是水，能起到湿润与溶解食物的作用，使之易于吞咽，并且引起味觉。

（2）唾液中的水分能清洁和保护口腔，清除口腔中的残余食物。

（3）唾液中的溶菌酶和免疫球蛋白具有杀灭细菌和病毒的作用。

（4）唾液淀粉酶可分解少量淀粉为麦芽糖，此酶的最适 pH 是 7.0，在食物进入胃后仍可继续发挥作用，直到胃酸分泌增多，使 pH 小于 4.5，此酶才会失活，分解淀粉的作用终止。

（5）某些进入体内的异物，如铅、汞、碘、药物等，可随唾液的分泌而排出。需要注意的是，倘若人被某些毒性很强的微生物，如狂犬病毒、脊髓灰质炎病毒等感染，这些微生物也可由唾液排出，使唾液具有传染性。

（四）肝脏

肝脏是体内最大的腺体，也是一个非常重要的器官，以代谢功能为主，其分泌的胆汁参与小肠内的消化吸收过程。肝脏分泌的胆汁储存在胆囊中，由胆囊释放到十二指肠中。因此，肝脏与胆囊关系密切。

1. 肝脏的结构

（1）肝脏的形态：

①肝脏的位置：肝脏主要位于右上腹，上面与膈肌及腹前壁相接，下缘沿右肋弓向左上行，一般在肋弓下无法触及肝脏，幼儿的肝下缘位置较低，露出到右肋下一般属正常情况。肝的位置可随呼吸运动而改变，吸气时略下降。

②肝脏的外观：正常肝呈红褐色，质地柔软。成人的肝重量相当于体重的 2%，由镰状韧带、冠状韧带、三角韧带、肝圆韧带将其固定在右上腹。从前面看，肝圆韧带将其分为左、右肝叶；从底部看，肝脏面正中有略呈"H"形的三条沟，其中横行的沟位于肝脏面正中，有肝左、右管居前，肝固有动脉左、右支居中，肝门静脉左、右支，肝的神经和淋巴管等由此出入，该部位被称为肝门，进出肝门的结构外包被腹膜，称为肝蒂，见图 5-1-8。

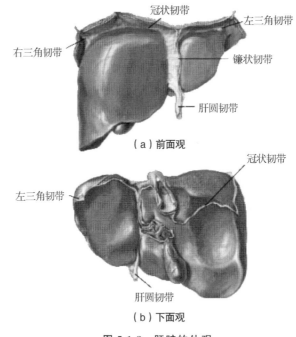

图 5-1-8　肝脏的外观

肝脏与胆囊相连，肝脏分泌的胆汁经肝管流入胆囊内储存、浓缩，并由胆囊从胆总管释放进入十二指肠。肝脏的左下方与胃相邻，紧靠胰腺，它们的相互位置如图 5-1-9 所示。

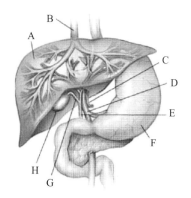

注：A—肝脏；B—肝静脉；C—肝动脉；D—肝门静脉；E—胆总管；F—胃；G—胆管；H—胆囊

图 5-1-9　肝的位置与解剖关系

（2）肝脏的特点：

①肝脏组织学特性：肝脏在以下几个方面与其他脏器有显著的区别。

（A）肝脏细胞的再生力很强，切除部分肝脏组织后，其余的肝脏组织可以再生，最终形成一个完整的肝脏。

（B）肝脏是一个脆弱的器官，因为肝脏的毛细血管通透性很高，因此病毒侵入肝脏很容易导致肝炎。急性肝炎如果得到及时治疗，则大部分可治愈，否则会迁延不愈，发展成慢性肝炎。

（C）肝脏的脂肪含量很低。肝脏能将脂肪与磷酸及胆碱结合，转变成磷脂，并转运到体内其他部位。倘若肝脏转变脂肪为磷脂的能力减弱，则脂肪不能被转移，便在肝脏内积聚，成为"脂肪肝"，不及时干预可发展为肝硬化。因此，在日常生活中应注意保护肝脏。

②肝脏的血液循环：肝脏与其他组织一样有动脉与静脉分布，而与其他组织不一样的是，还有一支被称作门静脉的血管也从肝门进入肝脏组织。门静脉由肠系膜上静脉和脾静脉汇合而成，收集来自消化道、脾、胰、胆囊的血液，图 5-1-10 所示。门静脉携带丰富的营养物质，将其输送入肝脏作为肝脏自身的代谢能源。门静脉在肝内反复分支，最后与肝动脉的分支共同汇入肝血窦，因此，门静脉是介于两端毛细血管间的静脉系。门静脉主干及较大的属支均无瓣膜结构，故当门静脉高压时，血液可经其属支逆流；而且，门静脉与腔静脉之间存在较多的交通支，故当门静脉高压时，为了使淤滞在门静脉系统的血液回流，这些交通支大量开放，从而建立侧支循环，主要包括食管下段与胃底静脉曲张，脐静脉重新开放，门静脉系的痔静脉与腔静脉系的中、下痔静脉吻合，形成痔核。

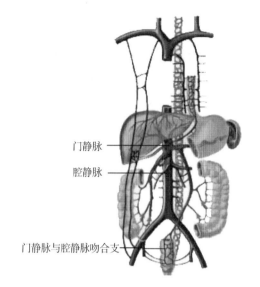

门静脉

腔静脉

门静脉与腔静脉吻合支

图 5-1-10　肝门静脉及其与腔静脉之间的交通支

2. 肝脏的功能

(1)肝脏功能概述:

①分泌胆汁。肝细胞可不断地分泌胆汁。正常情况下,肝细胞每天分泌并经过肝管输送到胆囊的胆汁为 800～1000 mL。胆汁主要促进脂肪在小肠内的消化与吸收,还可排泄一些有害物质。若缺乏胆汁,则从食物中摄入的脂肪将从粪便中大量丢失,还会伴有脂溶性维生素的吸收不良。

②物质代谢:

(A)糖代谢:食物中的淀粉在消化道内被消化成葡萄糖后被吸收,由门静脉运送到肝脏,肝脏将葡萄糖转变为肝糖原进行储存。当机体需要时,肝糖原则被分解为葡萄糖,作为机体的能源物质。当血糖浓度高于正常时,葡萄糖合成糖原增加;反之,当血糖浓度低于正常时,肝糖原则被分解为葡萄糖进入血液,以提高血糖水平。因此,肝糖原的合成与分解在调节血糖浓度,维持血糖水平稳定中起到了重要作用。此外,一些非糖物质,如蛋白质分解产物氨基酸、脂肪分解产物甘油等,也可在肝内通过糖异生转变为糖;相反的,葡萄糖也可在肝内转变为脂肪酸和某些氨基酸。

(B)蛋白质代谢:食物中的蛋白质在消化道内被消化成氨基酸后被吸收,其中,仅有约 20％氨基酸不经过任何化学加工而进入体循环被运送到各组织,大部分的氨基酸由门静脉运送到肝脏,在肝内进行脱氨、转氨、合成等生物化学作用后再进入血液循环,供全身器官组织使用。而且,由于肝脏是合成血浆蛋白的主要场所,而血浆蛋白是维持血浆胶体渗透压的主要成分,因此,罹患肝病可导致血浆蛋白减少,引起组织水肿,如肝硬化可引起腹水。一些凝血因子也主要在肝脏内合成,如纤维蛋白原、凝血酶原,以及凝血因子Ⅱ、Ⅶ、Ⅸ、Ⅹ等,罹患肝病可引起凝血因子合成不足,出现凝血时间延长,甚至发生出血倾向。此外,蛋白质氧化、脱氨作用也主要在肝内进行,脱氨后生成胺并进一步转变为尿素由尿液排出,因此,罹患肝病时会出现血氨升高。

(C)脂类代谢:脂类代谢的主要场所和脂肪运输的枢纽也在肝脏。经消化吸收的脂肪一部分进入肝脏转变成体脂而储存。当机体饥饿时,储存的体脂被运送到肝脏进行分解,转化为能量被机体利用。脂肪在肝内被水解为甘油和脂肪酸,甘油可通过糖代谢途径被利用,而脂肪酸被氧化成水和 CO_2。此外,肝脏还是体内的磷脂、胆固醇、脂肪酸合成的主要器官之一。体内血脂的各种成分在肝细胞的调节下维持着相对稳定的比例。当脂肪代谢紊乱时,脂肪可堆积于肝脏内形成脂肪肝。

(D)维生素代谢:脂溶性维生素主要储存于肝脏,如人体内 95% 的维生素 A 储存于肝脏内。而且,肝脏也是维生素 C、D、E、K、B_1、B_6、B_{12},以及烟酸、叶酸等储存和代谢的场所。

(E)肝脏对激素代谢的作用:一些激素的生物转化、灭活等代谢也在肝脏进行。例如,甲状腺激素、雌激素、雄激素、肾上腺皮质激素等,均在肝脏内被灭活、降解,最终随胆汁排泄出去。罹患肝病的患者可因雌激素灭活障碍而导致体内雌激素积蓄,引起男性乳房发育、女性月经不调、性征改变等,还可引起醛固酮和抗利尿激素等的灭活障碍,从而引起钠、水在体内潴留而发生水肿(详见泌尿系统章节)。

③肝脏的解毒作用:消化道吸收的营养物质汇入门静脉并进入肝脏,其中一些对机体有害的物质及微生物、抗原物质等,都可在肝脏内进行氧化、甲基化及结合反应等,转化为比较无毒的或溶解度大的物质,随胆汁或尿液排出体外,这个过程被称为肝脏的解毒作用。因此,肝脏是体内主要的解毒器官,保护机体免受有害物质的损害,对维持机体健康非常重要。

肝脏解毒的方式:

(A)化学作用:通过氧化、还原、分解、结合、脱氨等途径解毒,其中,结合作用是一种重要的方式。毒素可在肝内与葡糖醛酸、硫酸、氨基酸等结合后变为无害物质随尿排出。食物中氨基酸脱氨以及肠道内细菌分解含氮物质时所产生的氨对机体有害,其可在肝内合成尿素随尿排出。因此,当肝功能衰竭时血氨含量升高,严重时可导致肝性昏迷。

(B)分泌作用:来自肠道的细菌以及一些随食物摄取进入体内的重金属,如汞,可随胆汁分泌而被排出。

(C)蓄积作用:某些生物碱,如士的宁和吗啡等物质可在肝脏蓄积,然后逐渐少量释放,从而减轻机体的中毒程度。

（D）吞噬作用:肝组织内含有大量具有很强的吞噬功能的细胞,可吞噬血液中的异物、细菌及其他颗粒。门静脉血液中的细菌绝大多数被肝内的吞噬细胞所吞噬。因此,当肝脏功能受损时,人体易中毒或感染。

④肝脏的防御和免疫作用:肝脏含有大量具有很强的吞噬功能的细胞,可吞噬血液中的异物、细菌及其他颗粒。并且,一些抗原物质在肝脏中经过单核-巨噬细胞的吞噬处理后可刺激机体的免疫反应。因此,健康的肝脏可发挥免疫调节作用。

⑤肝脏的其他作用:除了上述作用外,肝脏还参与调节循环血量、参与机体代谢产热、维持水电解质平衡等。胚胎时期的肝脏还具有造血功能。

（2）胆汁的消化功能:胆汁有两大作用,其一是作为消化液,促进脂肪在肠内的消化和吸收,这主要是胆盐、胆汁酸的作用(参见小肠的化学性消化部分);其二是将某些代谢产物从肝脏排出,如生成、排出胆色素。

①胆汁的分泌与储存:约 75% 的胆汁由肝细胞生成,25% 由胆管细胞生成。成人每日分泌量为 800～1000 mL,其分泌量与进餐与否、饮食的质和量和饮水量有关,进餐时肝脏产生的胆汁比平时显著增多。其中,在消化期间分泌的胆汁直接由肝脏以及胆囊大量排至十二指肠内,而在非消化期间肝脏分泌的胆汁则储存于胆囊中。

②胆汁的主要成分:胆汁的成分复杂,除了水、钠、钾、钙、碳酸氢盐等无机成分外,还含有大量的有机物成分,主要是胆盐、胆色素、脂肪酸、胆固醇、卵磷脂、黏蛋白,还可能有极少量的 Cu^{2+}、Zn^{2+}、Mn^{2+} 等重金属离子。但是,胆汁中没有消化酶,其参与消化功能的成分是胆盐。胆汁味苦有色,由肝细胞不断生成。在消化期由肝脏分泌的胆汁经肝管流出至十二指肠,称为肝胆汁,呈金黄色,pH 为 7.8～8.6;在非消化期由肝脏分泌的胆汁流入胆囊而被储存,当消化时再由胆囊经胆总管排入十二指肠,称为胆囊胆汁,呈黄绿色,并因碳酸氢盐被胆囊吸收而呈弱酸性,pH 约 6.8。弱碱性胆汁从胆囊释放进入十二指肠后,有助于中和食糜中的胃酸,从而保护十二指肠黏膜免受胃酸侵蚀,并提供小肠内消化酶所需的 pH 环境。

胆汁的颜色取决于胆汁中胆红素的含量。胆红素来自衰老的红细胞的代谢分解。衰老的红细胞被单核巨噬细胞系统吞噬破坏,血红蛋白转变成胆红素。其中,80%～85% 来自循环血液中衰老红细胞血红蛋白的血红素,另外 15%～20% 来自骨髓中无效红细胞生成和组织内一些含铁卟啉辅基的血色蛋白。这种胆红素未酯化,因其不能直接与凡登白实验中的偶氮试剂反应,故被称为间接反应胆红素,简称间接胆红素(或非结合胆红素)。间接胆红素进入血液后与白蛋白结合,随血浆到达肝脏,再通过肝细胞膜上的特异载体转运系统进入肝细胞,在肝细胞内与葡糖醛酸结合形成胆红素-葡糖醛酸酯。这种胆红素-葡糖醛酸酯能与偶氮试剂直接反应,因此被称为直接反应胆红素,简称直接胆红素(或结合胆红素),其占胆汁中胆红素的90%。直接反应胆红素随胆汁排入肠道,经肠道细菌及β-葡糖醛酸苷酶的作用而转变为尿胆原,尿胆原大部分随粪便排出,也有一部分通过血液循环由肾脏滤过而从尿中排出。

胆汁中的胆盐和胆汁酸在小肠消化、吸收脂肪中起重要作用。肝内的胆固醇约有一半转化成胆汁酸,剩余的则随胆汁进入胆囊或排入小肠。胆盐是肝细胞利用胆固醇合成的胆汁酸与甘氨酸或牛磺酸结合,再与 Na^+、K^+ 结合而形成的钠盐或钾盐,占胆汁固定成分的50%。胆盐为双嗜性分子,其疏水面朝向内部,亲水面朝外与水接触,因此,可在水溶液中形成微胶粒,是胆汁参与消化和吸收的主要成分(详见小肠的消化与吸收部分)。卵磷脂占胆汁固体成分的30%~40%,也是双嗜性分子,参与脂肪的乳化和混合微胶粒的形成并促进胆固醇溶解于微胶粒中。正常情况下,胆汁中的胆盐、胆固醇和卵磷脂维持在适当的比例,这也是胆固醇维持溶解状态的必要条件。当胆固醇分泌过多,或胆盐、卵磷脂合成减少,胆固醇就容易沉积下来,这是胆结石形成的重要原因。

③胆汁的功能:胆汁对脂肪在小肠内的消化与吸收具有重要的作用,其作用主要由胆盐来承担,具体体现在以下几点。

(A)促进脂肪消化。由于胆盐为双嗜性分子,其疏水面朝向内部,亲水面朝外与水接触,在水溶液中形成微胶粒,因此,胆盐可使脂肪乳化成脂肪微滴分散在肠腔内,增加脂肪与脂肪酶的作用面积,起到加速脂肪分解的作用。

(B)促进脂肪吸收。胆盐分子可聚合成直径 $3\sim6~\mu m$ 的微胶粒,肠腔中脂肪分解的产物可渗入微胶粒中,如脂肪酸、甘油一酯、胆固醇等,形成水溶性的混合微胶粒复合物。由此,胆盐作为运载工具,能将不溶于水的脂肪分解并运送到小肠黏膜刷状缘表面,促进脂肪消化产物的吸收。如果缺乏胆盐,则约40%的脂肪不能被小肠消化、吸收。

(C)促进脂溶性维生素吸收。胆盐可促进脂肪分解产物的消化吸收,因此对脂溶性维生素 A、D、E、K 的吸收也有促进作用。

(D)中和胃酸。胆汁呈碱性,排放入十二指肠后,可中和一部分胃酸,从而减少胃酸对十二指肠的腐蚀作用。

(E)促进胆汁自身分泌。胆汁中的胆盐、胆汁酸排放至小肠发挥其对脂肪的消化与吸收功能后,90%以上的胆盐在回肠末端被重吸收并进入门静脉,被运输到肝脏后,再次形成胆汁分泌入小肠,这一过程称为胆盐的肠-肝循环,如图5-1-11所示。返回到肝脏的胆盐有刺激肝胆汁分泌的作用,称为胆盐的利胆作用,因此胆盐在临床上常作利胆剂使用。

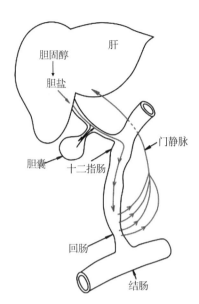

图 5-1-11　胆盐的肠-肝循环

　　肝脏合成胆汁酸的过程是一个具有反馈控制的连续过程,合成量取决于胆汁酸在肠-肝循环中返回肝脏的量。如果绝大部分的分泌量又返回肝脏,则肝细胞只需合成少量的胆汁酸以补充它在粪便中的丢失量;反之,若返回量少,则合成量会增加。

(五)胰腺

1. 胰腺的结构

　　(1)胰腺的形态:胰腺细长,横卧于上腹的腹后壁和胃后方,成人的胰腺长 14～18 cm,重 60～90 g,形态上可分头、体、尾 3 部分,见图 5-1-12。这几部分之间并无明显界限。右侧端为胰头部分,胰头被十二指肠所环抱,后面与胆总管、门静脉和下腔静脉相邻。中间的大部为胰体,其前面隔小网膜囊与胃后壁相邻,后面与左肾和左肾上腺等相邻。胰体向左逐渐移行变细的部分为胰尾,胰尾与脾门相邻。胰腺中央全长横

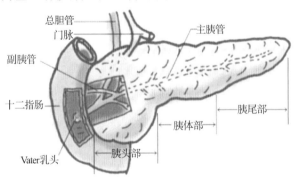

图 5-1-12　胰腺的形态

贯着胰导管,胰腺分泌的胰液汇合入胰导管,胰导管与胆总管一起开口于十二指肠,分泌胰液入小肠执行消化功能。

(2)胰腺的组织学特点:胰腺分为外分泌部和内分泌部两个部分。其中,外分泌腺由腺泡和腺管组成,腺泡分泌胰液,腺管是胰液排出的通道。胰液中含有碳酸氢钠、胰蛋白酶原、胰脂肪酶、胰淀粉酶等促消化的因子,通过胰腺管排入十二指肠,在小肠消化蛋白质、脂肪和糖的过程中起重要作用。而胰腺的内分泌部分由散在分布于胰腺外分泌部中的大小不同的细胞团组成,这些细胞团称为胰岛,如图 5-1-13 所示。其内分泌激素进入血液或淋巴,主要参与调节碳水化合物的代谢(详见第七章)。

胰腺的血液供应来自肠系膜上动脉,胰静脉经门静脉进入肝脏。胰岛的毛细血管经小静脉汇入围绕腺泡的毛细血管,因此,靠近胰岛腺泡的血液含有高浓度的胰岛细胞所释放的激素。

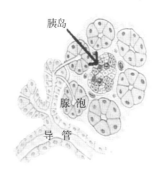

图 5-1-13　胰腺的组织学结构

2. 胰液成分与功能

胰液为无色透明的碱性液体,主要由导管细胞分泌,渗透压与血浆相等。胰液含有较多的 HCO_3^-,故 pH 为 7.8～8.4。胰液的分泌量不小,正常成年人每日分泌量为 1～2 L,其中水约占97.6%,无机物主要有 HCO_3^-、Na^+、Cl^-、K^+ 等,有机物主要是各种消化酶,包括胰淀粉酶、胰蛋白酶原、胰脂肪酶等,因此,胰腺在化学性消化中起重要作用。

(1)碳酸氢盐的作用:胰液中的碳酸氢盐浓度高,其含量与胰液的分泌速率有关,最高可达 140 mmol/L,比血浆中高 4 倍。其生理作用主要是:①中和进入十二指肠内的 HCl,使肠黏膜免受 HCl 侵蚀;②为小肠内的各种消化酶提供适宜的 pH,保护酶的活性。

(2)消化酶的作用:胰液所含的消化酶分别是胰淀粉酶、胰蛋白酶原、胰脂肪酶,分别消化分解食物中的淀粉、蛋白质、脂肪。

①胰淀粉酶:是一种 α-淀粉酶,其从胰腺细胞中分泌时就具有活性,可水解淀粉、

糖原及其他碳水化合物,水解产物为二糖及少量单糖,但是,它不能水解纤维素。胰淀粉酶水解效率高,速度快,淀粉与胰液接触约 10 min 就可完全被水解。

②胰蛋白酶和糜蛋白酶:胰蛋白酶原和糜蛋白酶原从胰腺的腺泡中被分泌时是无活性的,在肠激酶的作用下,被激活为有活性的胰蛋白酶和糜蛋白酶。而胰蛋白酶可继续激活胰蛋白酶原,形成一种正反馈;同时,胰蛋白酶还可激活糜蛋白酶原为糜蛋白酶,由此生成更多的有活性的胰蛋白酶和糜蛋白酶;此外,胃酸、组织液等也可激活胰蛋白酶原成为胰蛋白酶。这两种酶的作用是将蛋白质分解为䏽、胨和多肽,并进一步分解为小分子多肽和氨基酸。

正常情况下,胰液中的蛋白水解酶并不会消化胰腺自身,这是因为它们从胰腺中被分泌时是以无活性的酶原形式存在的;同时,腺泡细胞还分泌少量胰蛋白酶抑制物,该抑制物是一种多肽,在 pH3～7 的环境内可与胰蛋白酶结合,并使其失活,从而防止少量胰蛋白酶在腺体内被激活而发生自身消化。如果胰腺导管梗阻、痉挛或饮食不当引起胰液分泌急剧增加,则胰管内压力会骤然升高,从而导致胰小管和胰腺腺泡破裂,使得胰蛋白酶原渗入胰腺间质而被组织液激活,可出现胰腺组织的自身消化,从而发生急性胰腺炎。因此,应养成良好的饮食习惯,不要暴饮暴食。

③胰脂肪酶:分解脂肪的主要消化酶,该酶属于糖蛋白,最适 pH 为 7.5～8.5。胰脂肪酶可将甘油三酯分解为甘油、甘油一酯及脂肪酸。但是,胰脂肪酶只有在辅脂酶存在的条件下才能发挥作用。辅脂酶是脂肪酶的辅助因子,由胰腺以酶原形式分泌,经胰蛋白酶激活,与脂肪酶在甘油三酯表面形成一种高亲和力的复合物,紧紧地黏附在脂肪颗粒的表面,防止胰脂肪酶被胆盐从脂肪表面置换下来。胰液中还含有胆固醇酯酶和磷脂酶 A2,它们分别水解胆固醇酯和磷脂。

此外,胰液中还含有羧基肽酶、核糖核酸酶、脱氧核糖核酸酶等。它们被胰腺分泌时也以酶原的形式存在,已活化的糜蛋白酶可将它们激活。激活后的这些酶分别分解各自的底物,羧基肽酶水解多肽末端的肽键,释出具有自由羧基的氨基酸;核酸酶则将相应的核酸分解成单核苷酸。

(六)消化管道散在分泌细胞的功能

消化道黏膜中存在许多内分泌细胞,其总数超过体内其他内分泌细胞的总和。因此,消化道是人体内最大、最复杂的内分泌器官。

1. 消化道的内分泌细胞

不同类型的内分泌细胞的分布各异,多为单个散在分布于胃肠道黏膜上皮细胞之间,主要有开放型细胞与闭合型细胞两种细胞形态类型。

(1)开放型细胞:大部分胃肠道内分泌细胞为开放型细胞。该类细胞呈锥形,细胞核大,密度低,线粒体散在分布于分泌颗粒之间,分泌颗粒集中在细胞基底部。分泌细胞顶端有微绒毛突起伸入胃肠腔,当其感受到胃肠内食物成分、pH 值等刺激时,可引发分泌活动。

(2)闭合型细胞:在胃肠道内分泌细胞中占少数。该类细胞呈卵圆形、锥形,位于基膜上,核居中,核下聚集分泌颗粒。这类细胞主要存在于胃底和胃体的泌酸区与胰腺内,细胞顶端无微绒毛,与胃肠腔无直接接触,其分泌受神经或周围内环境变化的影响。

2. 胃肠激素的分泌方式

众多胃肠激素的分泌方式也有差异。多数胃肠激素被直接释放进入血液,经血液循环运输至靶器官或靶细胞发挥调节作用,这类方式称为远距分泌,如促胃液素、促胰液素、胆囊收缩素(CCK)、抑胃肽(GIP)等都是通过这种方式分泌的,它们的作用也比较广泛。有些胃肠激素并不是直接释放入血,而是通过细胞间隙扩散至周围邻近的靶细胞,在其扩散的局部发挥作用,这类方式称为旁分泌,如胰多肽是沿着细胞与细胞之间的缝隙进入胃和肠腔,再作用于靶细胞,因此,这种方式又称为腔分泌。此外,血管活性肠肽、P 物质、促胃液素释放肽等胃肠激素可作为胃肠道肽能神经元的递质或调质而起作用,所以这类物质的分泌也视为神经分泌。还有一些胃肠激素分泌到细胞外后会进一步扩散到细胞间隙,再反过来作用于分泌该激素的细胞自身,这类分泌称为自分泌。

3. 胃肠激素的生理作用

由消化道黏膜的散在的内分泌细胞合成和释放的具有生物活性的化学物质称为胃肠激素。胃肠激素主要有以下 3 个生理作用:

(1)调节消化腺的分泌和消化道的运动:这是胃肠激素的主要生理作用,几种主要胃肠激素的作用见表 5-1-1。

(2)调节其他激素的释放:在食物在胃肠道内被消化的过程中,从胃肠道分泌细胞释放的一些激素可以影响其他激素的释放,如抑胃肽(GIP)有很强的刺激胰岛素分泌的作用。此外,生长抑素、胰多肽、血管活性肠肽、促胃液素释放肽等对生长激素、胰岛素、胰高血糖素、促胃液素等的释放均有调节作用。

(3)营养作用:有些胃肠激素具有刺激消化道组织的代谢和促进生长的作用,这类作用称为营养作用。例如,胃泌素能刺激胃泌酸部位黏膜和十二指肠黏膜的蛋白质、RNA 和 DNA 的合成,从而促进其生长。此外,小肠黏膜内 I 细胞释放的缩胆囊素也具有重要的营养作用,它能引起胰腺内 DNA、RNA 和蛋白质的合成增加,促进胰腺外分泌组织的生长。

另外,有些激素除了存在于胃肠道内,还存在于脑组织内,这些在脑和胃肠道中双重分布的肽类统称为脑肠肽。脑肠肽既可以在外周调节胃肠道的各种功能,也可以在中枢参与对胃肠道生理功能的调节。已知的脑肠肽有胃泌素、缩胆囊素、P物质、生长抑素、神经降压素等20余种。表5-1-1汇总了几种主要胃肠激素的分泌状况及其生理作用。

表5-1-1 几种主要胃肠激素比较

名称	分泌细胞	分布部位	主要生理作用	引起释放的刺激因素
促胃液素	G细胞	胃窦、十二指肠、空肠上段	促进胃酸和胃蛋白酶原分泌;使胃窦和幽门括约肌收缩,延缓胃排空;促进胃肠运动和胃肠上皮生长;促进胰液(主要是酶)分泌和胆汁	蛋白质消化产物、迷走神经兴奋、胃窦部扩张
促胰液素	S细胞	小肠上部	促进胰液及胆汁(主要是水和HCO_3^-)的分泌,抑制胃酸分泌和胃肠运动,收缩幽门括约肌,抑制胃排空,促进胰腺组织生长	盐酸、蛋白质消化产物、脂肪酸
缩胆囊素(CCK)	I细胞	小肠上部	促进胰液(胰酶)分泌、胆囊收缩,增强小肠和结肠运动,抑制胃排空,增强幽门括约肌收缩,松弛Oddi括约肌,促进胰腺组织生长	蛋白质消化产物、脂肪酸、盐酸
抑胃肽(GIP)	K细胞	小肠上部	促进胰岛素分泌,抑制胃酸和胃蛋白酶分泌,抑制胃排空	葡萄糖、脂肪酸、氨基酸
胃动素生长抑素(SS)	MO细胞 D细胞	小肠胃、小肠、胰等	促进消化间期胃和小肠的运动抑制胃液、胰液分泌,抑制促胃液素分泌,促进胰酶和胰岛素的分泌	迷走神经、盐酸、脂肪、蛋白质、脂肪酸、盐酸

三、消化吸收的过程

(一)口腔内消化

1. 口腔的结构

口腔由口唇、颊、腭、牙、舌、咽峡和唾液腺。唾液腺主要指腮腺、下颌下腺和舌下腺,如图5-1-14所示。食物进入口腔,刺激口腔黏膜,口腔内的腺体分泌唾液,同时,牙齿嚼碎食物,然后将其与唾液搅拌,并在唾液的润滑作用下吞入咽部。唾液中的淀粉酶参与分解碳水化合物,将淀粉分解成麦芽糖。

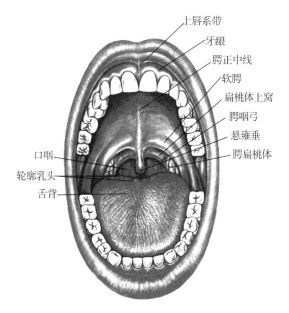

图 5-1-14　口腔结构

口唇构成口腔的前壁,在上唇的外面正中线上有一纵行的浅沟,称为人中,是人类特有的结构,也是中医学中一个重要的穴位。对昏迷的患者急救时常在人中处进行针刺或指压刺激,有助于促使患者苏醒。

舌是一个肌性器官,以骨骼肌作为基础,表面覆以黏膜而成。舌的血液循环及神经支配丰富,感觉敏锐,运动灵敏,具有协助咀嚼、吞咽食物、产生味觉、辅助发音等功能。舌背的黏膜呈淡红色,有许多的小突起,称为舌乳头。舌乳头中含有味觉感受器,是舌产生味觉的结构基础。舌表面覆盖着一层薄苔。当机体的功能发生变化时,舌乳头的形态与色泽、舌苔的厚薄与颜色甚至纹路等均有反映,是中医进行舌诊的重要依据。而且,在中医理论体系中,舌体的不同部位与机体的五脏六腑也有对应的功能联系,如图 5-1-15 所示。

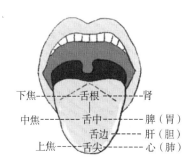

图 5-1-15　舌与脏腑功能的对应关系

此外,还有三对唾液腺(图 5-1-7),即腮腺、下颌下腺、舌下腺的导管开口于口腔。

2. 口腔的消化功能

咀嚼是口腔参与消化的重要环节,也是消化系统执行消化功能的第一个步骤。咀嚼是由咀嚼肌群依照一定的顺序进行收缩与舒张,从而带动牙齿将口腔内食物切碎的复杂的节律性动作。咀嚼肌是骨骼肌,由躯体运动神经支配,因此,咀嚼是受大脑皮质控制的随意运动。作用包括:①切碎、研磨食物,并搅拌食物使之与唾液混合而成食团,湿润食物以便于吞咽;②促进食物与唾液淀粉酶充分混合,有利于唾液淀粉酶进行化学性消化;③咀嚼动作可通过神经反射途径引起胃、肠、胰、肝、胆囊等消化器官的活动,从而为食物在经过消化道时被进一步消化、吸收做准备。由腮腺、颌下腺和舌下腺分泌的唾液,经过唾液腺导管进入口腔,起到湿润口腔、清洁和保护口腔、协助分解淀粉等作用。

需要注意的是,进行口腔消化的武器是牙齿,因此,做好牙齿的保健对维持健康至关重要。

(二)吞咽

1. 咽的结构

咽是呼吸道和消化道的共同通道,分为鼻咽部、口咽部、喉咽部三个部分,分别与鼻腔、口腔、喉相通(图 5-1-16)。

2. 吞咽功能

咽在吞咽时参与完成复杂的吞咽反射动作,并保证食物顺利进入食管。

吞咽是指食团从口腔经过咽和食管进入胃内的过程,是由口腔、咽、食管密切配合的、高度协调的反射性活动。吞咽过程所需时间很短,按照食团在吞咽时所经过的部位分析其过程,可将吞咽动作分为以下 3 个时期。

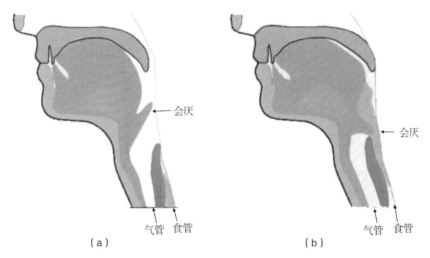

图 5-1-16 吞咽过程

（1）第1期：也称为口腔期，指食团从口腔进入咽的时期。此期在大脑皮层控制下完成，是随意运动，主要依靠舌的运动把食团由舌背向咽部推进。

（2）第2期：也称为咽期，指食团从咽进入食管上端的时期。此期食团刺激软腭和咽部的触觉感受器，引起一系列快速的反射动作。由于咽与口腔、鼻腔、喉腔、食管相通，因此，吞咽食物时，要想让食物顺利地从口腔进入食管，就必须在食物通过咽部的瞬间关闭咽与鼻腔、喉腔的通道，食物才能经咽进入食管，而不至于呛入鼻腔或气管。这一过程在一瞬间内完成，是由食团刺激软腭感受器引起的一系列肌肉反射性收缩活动，详见图5-1-8。主要过程：①软腭上抬、后缩，关闭腭咽，阻止食物进入鼻腔；②舌骨与喉部上抬、前移，与会厌相接，关闭气道，阻止食物进入喉、气管，同时，前移可使食管上括约肌打开，以利于食物进入食管；③环咽肌开放，使食团进入食管。

（3）第3期：也称为食管期，指食团从食管上端经贲门进入胃的时期。当食团通过食管上端括约肌后，该括约肌反射性收缩，食管随之产生由上而下的蠕动，将食团向胃中推送。

从上述过程看，吞咽过程虽然时间很短，但是包括了一系列复杂的活动。脑神经功能障碍（如偏瘫）的患者，易因吞咽功能障碍而出现进食时食物误入气管。小儿吃饭时嬉闹也容易将食物呛入呼吸道。

（三）食管的结构与功能

1. 食管的结构

从食管开始，消化道为以平滑肌为主的肌性管道。成人食管全长25～30 cm，其中有3个狭窄部，如图5-1-17所示。第一个狭窄位于食管的起端，即咽与食管的交接处，由环咽肌和环状软骨所围成；第二个狭窄在食管入口以下约7 cm处，位于左支气管跨越食管的部位；第三个狭窄在食管通过膈肌的裂孔处。这三个狭窄部易滞留异物，也是食管癌的多发部位。食管的主要功能是运送食物入胃，以及阻止胃内容物逆流入食管。

2. 食管的功能

在正常进食的情况下，胃内的食糜或其他内容物一般不会向食管反流。这是因为在食管下端和胃连接处有一宽3～5 cm的高压区，该段食管内压比胃内压

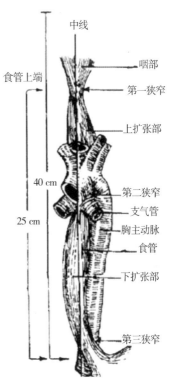

图 5-1-17　食管三个狭窄部位

高5～10 mmHg,因而能阻止胃内容物向食管反流。这个高压力区段的平滑肌起到了阻止胃内容物反流的作用,被称为食管下括约肌。食团刺激食管壁感受器,通过迷走神经的调节作用而影响食管下括约肌的收缩与舒张。此外,某些体液因素也可对食管下括约肌进行调节,如食物入胃后刺激胃泌素、胃动素等的释放,可加强食管下括约肌的收缩。但是,某些异常情况可致食管下括约肌功能失调,从而引起反流性食管炎、食管贲门失弛缓症等疾病。

(四)胃内消化

口腔咀嚼、吞咽的食物经过食管流入胃,在胃中暂时储存并进一步被消化。

1. 胃的结构

胃位于腹腔左上方,上与食管下端相连,下与十二指肠球部相连。按照功能部位划分,可将胃分为胃贲门、胃底、胃体和幽门四部分。贲门为胃与食管的连接处,幽门为胃与十二指肠球部的相连处。胃壁黏膜中含有大量腺体,可分泌胃液。人的胃在空腹时大约为一个拳头大小,但进食后容量可以扩大到 1500 mL,如图 5-1-18 所示。

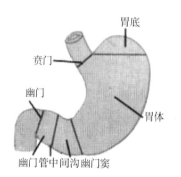

图 5-1-18　胃分为胃贲门、胃底、胃体和幽门

胃肠道主要受中枢神经系统和肠神经系统的双重支配。虽然肠神经系统也受中枢神经系统的调控,但是,它有独立的反射弧,对胃肠道具有相对独立的功能调节,所以被单独列出。此外,消化道壁内还具有数量庞大的具有分泌功能的细胞,其分泌功能十分复杂。

2. 胃的消化功能

胃能暂时储存通过食管进入的食物;同时,胃通过运动以及胃液的作用,使食物在停留于胃内的期间被进一步消化,并逐步将消化后的食糜向小肠内推进。

(1)胃的机械性消化:胃对食物的机械性消化是靠胃运动研磨食物而完成的;同时,胃的运动还使食物与胃内的消化液充分混合,从而使消化液更好地发挥化学性消化的作用。而胃的运动主要有以下 3 种形式。

①容受性舒张：在空腹时，胃约一个拳头大小，但进食后可以扩大到1500 mL。此时，胃的扩大并非由食物进入胃而将其撑大的。设想一下，如果由以弹性良好的平滑肌为主构成的胃需要靠食物撑开，那么食物就不能被轻松地吞进胃里了，恐怕需要很大的力量才能把食物推进胃里，而事实并非如此。在咀嚼和吞咽食物时，食物刺激位于咽、食管、胃壁的牵张感受器，通过迷走神经反射，反射性引起胃底和胃体肌肉舒张。由于胃的反射性舒张在食物抵达胃内时就已经完成，使胃能很好地容纳被吞进的食物，因此，胃的舒张被称为容受性舒张，能使胃腔容量由空腹时的50 mL扩张到1.5 L。所以，虽然摄入了大量食物，但胃内压基本不变，使胃能很好地容纳和储存食物。同时，由于胃内的压力没有明显升高，食物能较长时间地停留在胃内，防止食糜过早地排入十二指肠，因此，胃具备储存食物的功能。而食物在胃内停留时间较长，也利于食物在胃内消化。

②紧张性收缩：胃、肠道平滑肌经常处于一定程度的持续收缩状态，这种状态称为紧张性收缩。换言之，胃的紧张性收缩在空腹时也存在，但进食后食物的刺激作用可使平滑肌的收缩加强。胃的紧张性收缩能使胃维持一定的形态与位置，使胃腔内保持一定的压力，避免胃壁过于松弛而出现胃下垂、胃扩张。此外，紧张性收缩也是胃、肠道的其他运动形式的基础，胃、肠道平滑肌的蠕动以及后面提到的小肠的分节运动等，都是在平滑肌紧张性收缩的基础上进行的。

③蠕动：蠕动是胃、肠道运动的基本形式，是胃、肠道平滑肌的一种自发的、节律性的、缓慢的、按一定方向进行的、规律性的收缩与舒张活动。

胃的蠕动在食物进入胃5分钟后即开始，由胃的中部起始，向胃幽门方面推进，频率约3次/分。蠕动初期较弱，在向幽门推进的过程中逐渐增强，当接近幽门时明显增强。而且，胃蠕动时幽门括约肌舒张，胃内的食糜在蠕动波产生的压力作用下被逐渐推入十二指肠，见图5-1-19。胃蠕动产生的这种作用称为幽门泵。然而，由于胃蠕动

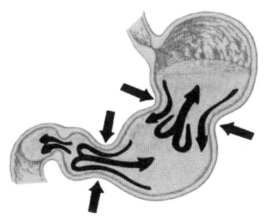

图5-1-19 胃蠕动

波前进的速度比胃内容物向前推进的速度快,因此,蠕动波往往先于内容物到达幽门终末部,而大部分食糜又被反向推回至胃窦部或胃体部。胃蠕动使得胃内食糜不断被推进、后退,从而将食糜反复研磨、搅拌,这个过程称为机械性消化。同时,这个过程也使得食糜与胃内的消化液充分混合,有利于化学性消化。此外,胃蠕动产生的幽门泵作用将被研磨粉碎的食糜从胃内推入十二指肠,这个过程称为胃的排空。

胃的蠕动与胃平滑肌基本电节律有关,同时也受到其他一些因素的影响,而这些调节因素可通过影响胃的基本电节律和动作电位而影响胃蠕动。影响胃蠕动的因素包括神经和体液因素,也包括胃肠道的局部调节因素,如迷走神经兴奋、促胃液素、胃动素等可增加基本电节律和动作电位的频率,从而增加蠕动的频率和幅度;而交感神经兴奋、促胰液素等的作用则相反,可降低胃蠕动的频率和幅度(详见下一节)。

④胃排空:食糜由胃排入十二指肠的过程。推动胃排空的直接动力是胃内压力与十二指肠内压力的差值,而胃内与十二指肠内产生压力的原动力是消化道平滑肌的收缩,即胃的运动与十二指肠的运动。胃运动加强则胃内压增大,当胃内压大于十二指肠内压时,胃排空加强;相反,胃运动减弱时,胃排空延缓。

(2)胃的化学性消化:胃具有分泌功能,其分泌的液体混合物称为胃液。虽然不同类型的细胞分泌的物质不同,它们执行的功能也各不相同,但总体来说,它们都参与了胃消化食物的过程。因此,由胃液参与的消化称为化学性消化,以区别由胃的运动产生的机械性消化。但是,需要注意的是,机械性消化与化学性消化是胃内消化的两个方面,是同时进行的,不分先后。

胃肠道的分泌包括内分泌与外分泌两个方面,表 5-1-1 中列举的由胃分泌的促胃液素、促胰液素、缩胆囊素、抑胃肽、胃动素、生长抑素等都属于胃的内分泌物质。这些内分泌物质由散在于胃黏膜中的内分泌细胞分泌,主要包括:①G 细胞,主要分布于胃窦部,分泌促胃液素和促肾上腺皮质激素样物质;②D 细胞,主要分布于胃体、胃底、胃窦的黏膜内,分泌生长抑素;③S 细胞,也称为肠嗜铬样细胞,主要分布于胃底、胃体黏膜,合成和释放组胺。这些由胃肠道内分泌细胞分泌的物质并不直接参与胃肠道对食物进行消化的过程,它们起着类似于激素的调节功能,因此也称为胃肠道激素。本节所述的胃通过分泌胃液来完成对食物的化学性消化功能,是指胃的外分泌功能。

胃黏膜中的外分泌腺有 3 种:①贲门腺,分布在胃与食管连接处宽 1~4 cm 的环状区内,主要由黏液细胞组成,分泌碱性黏液;②胃底腺,分布在占全胃约 2/3 的胃底和胃体部,由壁细胞、主细胞、黏液颈细胞 3 类细胞组成,它们分别分泌盐酸、胃蛋白酶原、黏液和内因子;③幽门腺,分布于幽门部,主要由黏液细胞组成,分泌碱性黏液和少量胃蛋白酶原。胃液主要由这 3 种腺体和胃黏膜上皮细胞的分泌物组成。

纯净的胃液是一种无色透明的液体,酸性强,pH 为 0.9~1.5。正常人每日分泌的胃液量为 1.5~2.5 L,其中,与胃内消化功能相关的主要成分是盐酸、胃蛋白酶原、内因子和黏蛋白,其余成分主要为水以及 HCO_3^-、Na^+、K^+ 等无机物。

盐酸:胃液中的盐酸通常称为胃酸,由胃的壁细胞分泌。它在胃中有两种存在形式,即游离状态与结合状态。游离状态的盐酸称为游离酸;结合状态的盐酸与蛋白质相结合,称为结合酸。游离酸与结合酸在胃液中的总浓度称为胃液总酸度。胃酸的分泌强度与食物刺激有关。在空腹 6 h 后且无任何食物刺激的情况下,胃能分泌少量的盐酸,称为基础胃酸分泌,其分泌速度为 0~5 mmol/h。当受到食物刺激或者药物作用时,如胃泌素或组胺的作用,胃酸的分泌量显著增大,正常成人胃分泌盐酸的最大量可达 20~25 mmol/h。胃酸的分泌量与壁细胞的数量及功能状态有关。总体上,男性的胃酸分泌量多于女性,年纪大的人胃酸的分泌速率有所下降,且个体差异大。

胃液中 H^+ 的浓度为 150~170 mmol/L,比血浆中的 H^+ 浓度高出 300 万~400 万倍。由此可见,壁细胞分泌 H^+ 是逆着巨大的浓度梯度进行的,是一个主动转运的过程,是依靠壁细胞顶膜上的质子泵进行的分泌。质子泵是一种镶嵌于细胞膜中,具有逆向转运 H^+、K^+,并催化 ATP 水解提供能量的酶,故也称为 H^+-K^+-ATP 酶。此外,壁细胞内还含有丰富的碳酸酐酶,它可催化由细胞代谢产生的 CO_2 以及由血浆中摄取的 CO_2 迅速与水结合,形成 H_2CO_3,而 H_2CO_3 再解离成 H^+ 和 HCO_3^-。H^+ 在顶端膜上的质子泵的帮助下主动分泌到管腔,并从管腔内换回一个 K^+。同时,顶端膜上的 K^+ 通道和 Cl^- 通道开放,使进入壁细胞内的 K^+ 又回到管腔,同时,细胞内的 Cl^- 也随之分泌入管腔,继而与 H^+ 结合形成 HCl。而细胞内的 HCO_3^- 在基底侧通过基底膜上的 Cl^--HCO_3^- 逆向转运体与 Cl^- 交换后进入血液。在消化期,胃酸大量分泌,同时伴有大量的 HCO_3^- 进入血液与 Cl^- 进行交换,使血液暂时碱化,这种现象称为"餐后碱潮"。在壁细胞基底侧膜上存在着 Na^+-K^+ 泵,因此,Na^+ 被泵出细胞转运至血液,同时,K^+ 被泵入壁细胞内,以补充由细胞分泌入管腔内的部分 K^+,详见图 5-1-20。

图 5-1-20 中质子泵,即 H^+-K^+-ATP 酶,在壁细胞泌酸过程中的作用十分重要,它是各种因素引起胃酸分泌的最后通路。如果用药物,如奥美拉唑等阻断壁细胞膜上的质子泵的功能,则可减少胃酸的分泌,这也是临床上用这类药物治疗胃酸分泌过多的作用机制。

由胃的壁细胞分泌的盐酸具有以下生理作用:①盐酸激活胃蛋白酶原,使无活性的胃蛋白酶原转变成具有活性的胃蛋白酶,同时,为胃蛋白酶分解蛋白质提供适宜的 pH 值环境;②盐酸可杀死随食物进入胃内的细菌。盐酸是一种强酸,可使蛋白质变性,包括细菌的蛋白质,使细菌失去活性;③盐酸随食糜推进入小肠后,可促进促胰液

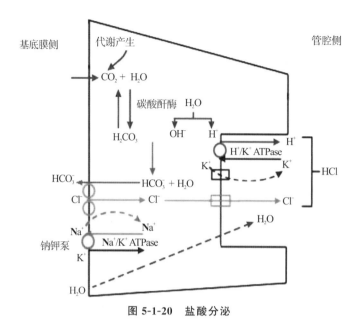

图 5-1-20　盐酸分泌

素、缩胆囊素的释放,从而促进小肠分泌胰液、胆汁和小肠液,促进小肠内的消化;④盐酸在胃内形成酸性环境,有利于小肠对铁和钙的吸收;⑤盐酸促进胃内食物中的蛋白质变性,使其易于被消化。倘若胃酸分泌不足,如萎缩性胃炎,则会出现食欲不振、腹胀、腹泻等消化不良和贫血症状;而胃酸分泌过多则会侵蚀胃和十二指肠的黏膜,这是引起溃疡病发病的重要原因之一。

胃蛋白酶原:主要由胃的主细胞合成与分泌,其他细胞,如黏液颈细胞、贲门腺和幽门腺的黏液细胞、十二指肠近端的腺体细胞等也能分泌少量的胃蛋白酶原。胃蛋白酶原在最初被分泌时不具备生物活性,胃酸的作用可使胃蛋白酶原被激活,成为有活性的胃蛋白酶。胃蛋白酶是一种内切酶,可以水解食物中的蛋白质,使之成为蛋白际、蛋白胨及少量多肽和氨基酸。胃蛋白酶发挥生物学效应的最适 pH 为 $2.0\sim3.5$,而胃酸刚好为其提供这个最适 pH 环境。随着环境中 pH 值升高,胃蛋白酶的活性逐渐降低,当环境的 pH 大于 5.0 时则完全失活。

内因子:与盐酸来源一样,也由壁细胞分泌,是一种糖蛋白。内因子的重要功能是与进入胃内的食物中的维生素 B_{12} 结合形成复合物,并以维生素 B_{12}-内因子复合物的形式在回肠末端被吸收。换言之,维生素 B_{12}(也称为钴胺素,因为其是一种含有 3 价钴的多环系化合物)不能独自被小肠吸收,只有与内因子形成复合物才能被吸收。因此,当内因子缺乏或产生抗内因子抗体时,可发生维生素 B_{12} 吸收不良。而维生素 B_{12} 在红细胞生成中起重要作用。因此,当出现胃大部切除、慢性萎缩性胃炎、泌酸功能降低等情况影响到胃的壁细胞功能时,会发生维生素 B_{12} 缺乏,导致红细胞生成障碍,出现恶性贫血。

黏液:胃的黏液来源比较广泛,可由胃黏膜表面的上皮细胞、颈黏液细胞、贲门腺和幽门腺所分泌。黏液主要成分是糖蛋白,具有较高的黏滞性,易形成凝胶,在正常人的胃黏膜表面形成一层厚约 0.5 mm 的黏液凝胶保护层,这层黏液凝胶保护层为胃黏膜上皮细胞厚度的 10～20 倍,因此能较好地保护胃黏膜。胃黏液对胃的保护作用主要包括:①润滑作用,减少食糜在胃内往返运动时对胃壁的摩擦损伤;②缓冲作用,保护胃黏膜免受坚硬食物的机械性损伤;③中和作用,由于黏液呈中性或弱碱性,因此可在一定程度上缓冲胃液的酸度,减弱胃蛋白酶的活性,避免盐酸及胃蛋白酶对胃黏膜造成损伤;④黏性保护,由于黏液具有较高的黏滞性,在胃黏膜表面形成较厚的黏液层,阻止胃腔中的 H^+ 向胃壁扩散,从而保护胃壁的上皮细胞,见图 5-1-13。

(3)胃黏膜的保护作用:由胃的壁细胞分泌的盐酸与化学课程中学过的盐酸是同一种物质,是一种强酸。作为强酸的盐酸具有很强的腐蚀性,但为什么由胃的壁细胞分泌而来的盐酸却只消化食物而不消化腐蚀胃自身呢?原因有以下几点:①胃的壁细胞分泌的盐酸有一个量的限度,即此处的强酸浓度并非很高;②如前所述,黏液在胃黏膜表面形成一层较厚的黏液凝胶保护层,阻止胃腔中的 H^+ 向胃壁扩散,从而保护胃壁的上皮细胞;③胃在分泌 H^+ 的同时,有 HCO_3^- 留在胃表面的黏液层中,可以中和向胃黏膜细胞侵蚀的 H^+,抵挡胃酸对胃黏膜细胞的腐蚀作用,即黏液与 HCO_3^- 共同在胃黏膜表面形成一层黏液-碳酸氢盐屏障,对胃黏膜起到保护作用,如图 5-1-21 所示;④胃黏膜上皮细胞的顶端膜和相邻细胞侧膜之间存在紧密连接,构成胃黏膜屏障,也具有防止 H^+ 由胃腔向胃黏膜逆向扩散的作用,从而成为胃黏膜保护的第二道防线;⑤胃黏膜细胞还能合成和释放一些具有生物活性的物质,如前列腺素、表皮生长因子等,可以抑制胃酸和胃蛋白酶原的分泌,刺激黏液和碳酸氢盐的分泌,促进胃黏膜黏液糖蛋白的合成,扩张胃黏膜的微血管增加黏膜的血流量等,参与胃黏膜损伤后的修复及抗炎作用;⑥胃黏膜上皮细胞新陈代谢快,具有较强的自我更新能力,衰老的黏膜上皮细胞通过细胞凋亡途径被清除,由位于胃颈部的干细胞增殖分化进行补充。因此,正常情况下,胃酸消化食物的能力很强,但并不损伤胃黏膜自身。但是,倘若某种因素影响了上述胃黏膜保护机制,胃酸就会对胃造成伤害,引起胃溃疡等疾病。

烟与酒精都是刺激胃黏膜,损害上述胃黏膜屏障、黏液—碳酸氢盐屏障的重要因素,因此应戒烟戒酒,以保护胃的健康。此外,某些药物,如阿司匹林等,对胃黏膜也有显著的刺激作用,了解这些药物的不良反应对人们合理用药意义重大,如阿司匹林应尽量在饭后服用,以减少其对胃的刺激。另外,神经紧张性增加也是影响胃功能的重要因素,因此,良好的生活方式对维持胃的健康十分重要。

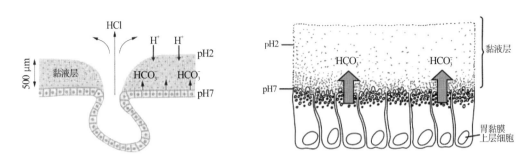

图 5-1-21　胃的黏液-碳酸氢盐屏障

（五）小肠的消化与吸收

食物通过胃的消化后，由胃排空至小肠，在小肠内进一步被消化，同时，食物中被消化成最终产物的各种营养物质也在小肠被吸收，并进入血液循环，为机体的各种生命活动提供各种养分。

1. 小肠的结构

小肠位于腹中，是消化管中最长的一段，全长 3～8 m，上端与胃幽门相延续，下端与盲肠相邻连通大肠，盘曲于腹腔内，分为十二指肠、空肠和回肠三部分，如图 5-1-22 所示。其中，十二指肠固定在腹后壁，空肠和回肠形成很多肠袢，被肠系膜系于腹后壁。

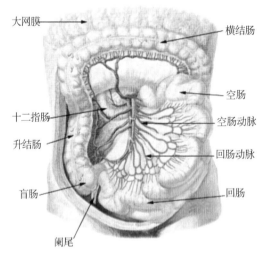

图 5-1-22　小肠与大肠

从小肠的横截面看，小肠的内层为黏膜层。小肠黏膜，特别是空肠的黏膜，具有许多环状皱襞和绒毛，极大地增加了黏膜的表面积（图 5-1-23），有利于营养物质的吸收，因此，小肠是食物吸收的主要部位。黏膜下层中有由表层上皮下陷形成的肠腺，开口于黏膜表面，分泌肠液。此外，小肠的血液循环丰富，有利于将小肠吸收的营养物质运送到全身。

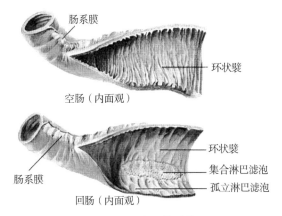

图 5-1-23　小肠的结构

（1）十二指肠：位于胃与空肠之间，因其长度约相当于 12 个横指并列而得名，它是小肠中长度最短、管径最大、位置最深且最为固定的部分。肝脏与胰腺的导管最终分别汇入胆总管和胰管，并开口于十二指肠，如图 5-1-24 所示，因此，十二指肠的消化功能十分重要。

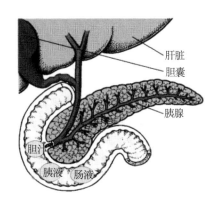

图 5-1-24　肝脏与胰腺的分泌物分别经胆总管和胰管开口于十二指肠

（2）空肠：十二指肠之后的小肠部分，前段为空肠，后段为回肠，两者之间没有明显的界线，其形态和结构上的变化是逐渐过渡的。相对而言，空肠管径较粗，管壁较厚，血管较多，颜色较红；而回肠管径较细，管壁较薄，血管较少，颜色较浅。空肠因为消化和吸收力强，蠕动快，肠内常呈排空状态而得名。

（3）回肠：约占小肠的下 3/5，其特点是色淡红，管壁薄，管径小，黏膜面环形皱襞稀疏，除有孤立淋巴滤泡外，还可见集合淋巴滤泡。回肠后接续大肠。回肠末端的黏膜细胞具有比较特殊的功能，有些物质，如内因子，能特异性地在回肠末端被吸收。

2. 小肠的消化功能

和胃对食物的消化类似,小肠对食物的消化也有机械性消化和化学性消化两种形式。

(1)小肠的机械性消化:由小肠的运动完成。小肠的运动形式主要有以下几类,其中,小肠的紧张性收缩及蠕动与胃的紧张性收缩及蠕动是一致的。

①紧张性收缩:平滑肌的紧张性收缩是胃和肠道共有的特性,因此,小肠也有一定的紧张性收缩活动。这使小肠能保持基本形状,并维持小肠腔内一定的腔内压。小肠的其他运动形式都是在其紧张性收缩的基础上发生的,因此,紧张性收缩有助于肠内容物的混合,有利于食糜在小肠内的消化与吸收。

②蠕动:胃和肠道运动的基本形式之一,是胃、肠道平滑肌的一种自发的、节律性的、缓慢的、按一定方向进行的规律性的收缩与舒张活动。但是,蠕动的起始部位在胃与小肠是不同的,胃的蠕动由胃的中部起始,向胃幽门方面推进;而小肠的蠕动可发生在小肠的任何部位,它是由小肠的环行肌和纵行肌进行的收缩运动,并且由上而下依次发生。因此,小肠的蠕动具有推进性,使肠腔内的食糜一边在小肠内被消化、吸收,一边向前推进,其向前推进的速度为 0.5~2.0 cm/s。空腹时,小肠的蠕动波很弱,相对而言,近端小肠的蠕动速度大于远端,每个蠕动波只把食糜推进一小段距离。另外,进食后蠕动明显增强。

虽然大多数小肠的蠕动波是从十二指肠向回肠方向推进,但是,在回肠末端可出现一种与蠕动方向相反的运动,称为逆蠕动。逆蠕动可使食糜在小肠内逆向移动,避免食糜过早地通过回盲部进入大肠,有利于食糜在小肠内更加充分地被消化、吸收。此外,小肠还有一种传播速度较快(2~25 cm/s)、传播距离较远的蠕动,称为蠕动冲。蠕动冲可把食糜从小肠始端一直推送到末端,有时还可推送到大肠,是在进食时由吞咽动作或食糜刺激十二指肠引起的。

肠管蠕动可推动肠腔内气体和液体随之流动,从而产生一种断续的气过水声(或咕噜声),称为肠鸣音。临床上在腹部用听诊器可以听到肠鸣音,有时我们自己也听得到肚子"咕咕叫"。肠鸣音的强弱可反映肠蠕动的情况。正常情况下,肠鸣音每分钟有四五次,全腹均可听到,其频率、声响、音调变异较大。休息时,肠鸣音频率、声音均较低,进食后频率加快,声音增强。肠鸣音亢进提示肠蠕动增强,如腹泻时;肠鸣音减弱或消失则常提示肠麻痹。

③分节运动:肠管多处环行肌同时收缩/舒张的一种节律性活动,如图 5-1-25 所示。它是小肠特有的运动形式,但是在空腹时罕见,进食后逐渐增强。而且,小肠各段分节运动的频率也各不相同,上部频率较高,下部频率较低,在十二指肠每分钟约 11

次,回肠末端每分钟约 8 次。一段肠管的许多点同时收缩,把食糜分割成许多节段;随后,原来收缩处舒张,原来舒张处收缩,使原来的节段分为两半,而相邻的两半则合并为一个新的节段,如此反复,使食糜不断地分开,又不断地混合。因此,分节运动可以使食糜与消化液充分混合,有利于对食物进行化学性消化;使食糜与小肠壁紧密接触,有利于营养物质的吸收;挤压肠壁,有利于促进小肠壁中血液和淋巴液的回流,由此加强了小肠的消化、吸收功能。

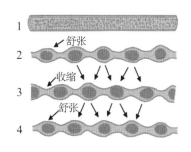

图 5-1-25　小肠分节运动

④移行性复合运动:表现为在非消化期或空腹期,小肠也存在周期性的移行性的运动,是胃的运动向下游扩散形成的。移行性复合运动有利于清除小肠的内容物,减少细菌的生长,可使小肠平滑肌在空腹时依然保持良好的功能状态。

⑤回盲括约肌运动:回肠末端与盲肠交界处的环行肌显著增厚,其收缩与舒张起着括约肌的作用,因此,该部位的平滑肌称为回盲括约肌,见图 5-1-26。回盲括约肌在平时保持轻度收缩状态,其内压力比结肠内压力略高。进食时,食物刺激胃壁引起胃-回肠反射,使回肠运动增强,当蠕动波到达回肠末端时,回盲括约肌舒张,允许少量食糜被排入结肠。因此,回盲括约肌可以控制回肠内容物向大肠排放,防止回肠内容物过快进入大肠;同时,还可阻止大肠内容物逆流入回肠。

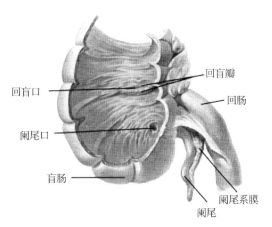

图 5-1-26　回盲瓣、盲肠与阑尾

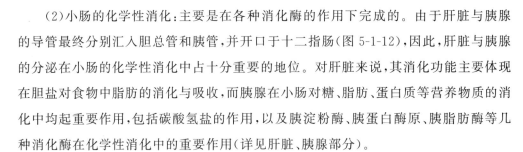

（2）小肠的化学性消化：主要是在各种消化酶的作用下完成的。由于肝脏与胰腺的导管最终分别汇入胆总管和胰管，并开口于十二指肠（图 5-1-12），因此，肝脏与胰腺的分泌在小肠的化学性消化中占十分重要的地位。对肝脏来说，其消化功能主要体现在胆盐对食物中脂肪的消化与吸收，而胰腺在小肠对糖、脂肪、蛋白质等营养物质的消化中均起重要作用，包括碳酸氢盐的作用，以及胰淀粉酶、胰蛋白酶原、胰脂肪酶等几种消化酶在化学性消化中的重要作用（详见肝脏、胰腺部分）。

除了胆汁与胰液在小肠化学性消化中起重要作用之外，小肠液也在小肠的消化过程中起到一定的作用。小肠液来源于十二指肠腺和肠腺的分泌。其中，十二指肠腺的分布局限在十二指肠的黏膜下层内，其分泌的液体内含黏蛋白，因此黏稠度较高。肠腺则分布于全部小肠的黏膜层内，其分泌物构成了小肠液的主要部分。

小肠液是一种弱碱性液体，pH 约 7.6，渗透压与血浆相等。其分泌量的变动范围很大，与其所处的消化功能状况有关，成人每日的分泌量为 1～3 L。其成分包括大量的水，无机物主要有 Na^+、K^+、Ca^{2+}、Cl^-、HCO_3^- 等，有机物包括黏蛋白、IgA、溶菌酶、肠激酶等。此外，小肠液中还混杂着脱落的肠上皮细胞、白细胞，以及由肠上皮细胞分泌的免疫球蛋白，还含有一些由肠黏膜上皮细胞分泌的消化酶，如肽酶、寡糖酶（蔗糖酶、麦芽糖酶、乳糖酶）、脂肪酶等。

小肠液的功能主要包括：①稀释作用，小肠液的分泌量较大，可以稀释肠内的消化产物，降低食糜的渗透压以利于吸收；②消化作用，十二指肠腺在促胰液素作用下，可分泌富含 HCO_3^- 的碱性液体，与胰液和胆汁一起为小肠内多种消化酶提供适宜的 pH 环境。此外，小肠液中还有肠激酶，可将胰液中的胰蛋白酶原激活为有活性的胰蛋白酶，从而促进蛋白质的消化；③保护作用，十二指肠分泌的碱性、含黏蛋白的液体，黏度高，有润滑作用，可保护十二指肠免受胃酸的侵蚀，小肠液中的 IgA 可防止小肠受到有害抗原物质的损害，溶菌酶可溶解肠壁内的细菌。

3. 小肠的吸收功能

小肠是吸收的主要场所，这是以下几个方面的综合结果：①小肠长，小肠长达 3～8 m，如图 5-1-14 所示，这使得食物在小肠内停留的时间足够长，有足够的时间进行消化与吸收；②小肠内有各种消化酶，肝脏与胰腺分泌的各种酶都通过胆总管和胰管进入十二指肠（图 5-1-16），食物中的糖、脂肪、蛋白质都有相应的酶将其分解；③小肠的内表面积很大，小肠的黏膜层有环状皱襞和绒毛，如图 5-1-15 所示，极大地增大了黏膜的表面积，增加了食物吸收的场所；④进入小肠的食物经过胃、小肠的机械性消化与化学性消化，成为易于吸收的小分子状态；⑤小肠绒毛内有丰富的毛细血管、毛细淋巴管，有利于吸收的营养物质源源不断地进入血液循环，因此，小肠是吸收的主要部位。

但是,各种营养物质的吸收有各自的特点,如图 5-1-27 所示,多数物质主要在小肠的前半段被吸收,但是,维生素 B_{12} 与胆盐在回肠的末端被吸收。

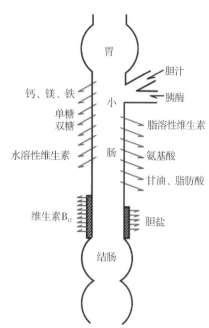

图 5-1-27　各种主要物质在小肠的吸收部位

(1)水分的吸收:消化道的水分绝大部分在小肠内被吸收,较少的部分在大肠内被吸收。在十二指肠和空肠上段,由肠腔吸收进入血液与由血液分泌进入肠腔的水分量都很大,因此,在小肠上段,液体量减少并不多。但是,在回肠,离开肠腔被吸收进入血液的液体比分泌进入肠腔的多,因而肠内容物大为减少。从吸收机制上看,水通常是随着溶质分子的吸收而被动地吸收。各种溶质特别是 NaCl 的主动吸收所产生的渗透压梯度是水分吸收的主要动力。由于上皮细胞膜及细胞紧密连接对水通透性很高,因此,3~5 mOsm/(kg·H_2O)较低的渗透压即可驱使水吸收。其吸收途径有跨细胞途径和旁细胞途径,如图 5-1-28 所示。

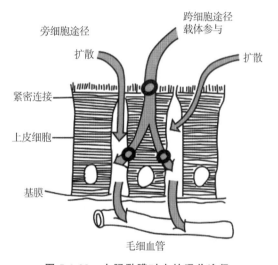

图 5-1-28　小肠黏膜对水的吸收途径

(2)无机盐的吸收:消化道的无机盐中,通常单价离子盐吸收较快,多价离子盐吸收较慢,而与钙结合而形成沉淀的盐则不容易被吸收。例如,钠、钾、铵盐等易被吸收,$MgSO_4$、Na_2SO_4 等不易吸收。但是,不被小肠吸收的盐可升高肠腔内的渗透压,从而减少水的吸收,因此,在临床上可作为泻药使用。不同的无机盐离子被吸收的机制不一样。

①钠的吸收:肠道吸收钠的能力较强,小肠和结肠均可吸收钠。对比单位面积吸收的钠量,空肠最多,回肠其次,结肠最少。从粪便排出的钠很少。肠黏膜上皮从肠腔吸收 Na^+ 是逆浓度梯度的主动转运过程,其动力来自上皮细胞基底侧膜中的钠泵活动。Na^+ 吸收产生的渗透压促进水被吸收,如图 5-1-29 所示。此外,钠泵的活动还为葡萄糖、氨基酸等物质的吸收提供动力。

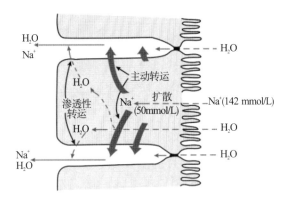

图 5-1-29　小肠黏膜对钠与水的吸收

②铁的吸收:铁的吸收也是一个主动过程,需要特殊的铁转运体,而铁的转运体存在于十二指肠和空肠的肠上皮细胞,因此,铁主要在十二指肠和空肠被吸收。其吸收的量与机体对铁的需求有关,成人一般每日吸收的铁约为 1 mg,而孕妇、生长中的儿童及缺铁的患者铁的吸收量较大。铁以 Fe^{2+} 的形式被吸收。十二指肠和空肠的肠上皮细胞的铁转运体蛋白释放进入肠腔,与肠腔中的 Fe^{2+} 结合为复合物,再通过受体介导的入胞方式进入细胞内;随后,转铁蛋白在胞内释放出 Fe^{2+} 并重新分泌到肠腔中再利用;而进入胞内的 Fe^{2+},小部分从细胞基底侧膜以主动转运形式进入血液,大部分重新氧化为 Fe^{3+} 并与胞内的脱铁蛋白结合成铁蛋白,暂时储存在细胞内,之后缓慢释放,如图 5-1-30 所示。

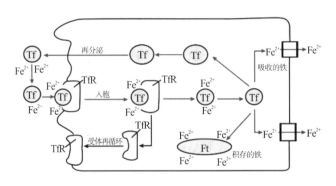

注:Tf—转铁蛋白;TfR—转铁蛋白受体

图 5-1-30　小肠黏膜对铁的吸收过程

食物中的铁主要为 Fe^{3+}，需要还原为 Fe^{2+} 才能被吸收，酸性环境易于将 Fe^{3+} 还原为 Fe^{2+}，因此，胃酸可促进铁的吸收。对于胃大部分切除或慢性萎缩性胃炎患者，长期胃酸分泌不足可影响铁的吸收，从而出现缺铁性贫血。食物中的维生素 C、果糖等可促进铁的吸收，但植酸和草酸等可与铁形成不溶性复合物，从而抑制铁的吸收。

③钙的吸收：钙的吸收也是主动转运过程，而且需要与钙结合蛋白结合，而钙结合蛋白主要分布于十二指肠。因此，虽然小肠各部分均有吸收钙的能力，但主要部位为十二指肠。食物中的钙仅有一小部分被吸收，大部分随粪便排出，因为钙盐只有在水溶液状态且不被肠腔中任何其他物质沉淀的情况下才能被吸收，如氯化钙、葡萄糖酸钙溶液。因此，肠内的酸度对钙的吸收有重要影响，食物中脂肪酸、乳酸等可促进钙的吸收，而草酸和植酸因可与钙形成不溶性复合物而抑制钙的吸收。而且，钙的吸收量也受机体需求的调控，如儿童、孕妇和哺乳期妇女钙的需求量增大因而吸收量也增加。

④阴离子的吸收：在小肠内吸收的阴离子主要有 Cl^-、HCO_3^-，由钠泵产生的电位差可促进肠腔内阴离子向细胞内移动；此外，阴离子也可以独立地吸收。

（3）糖的吸收：淀粉类食物是糖的主要来源，其在被分解为单糖时才能被小肠黏膜上皮细胞所吸收。而且，不同类别的单糖的吸收速率存在较大差别，己糖的吸收快，戊糖的吸收慢。在己糖中，半乳糖和葡萄糖的吸收最快，果糖次之，甘露糖最慢。膳食中碳水化合物的最终消化产物是葡萄糖，其绝大部分在十二指肠和上段空肠内被吸收，见图 5-1-31。

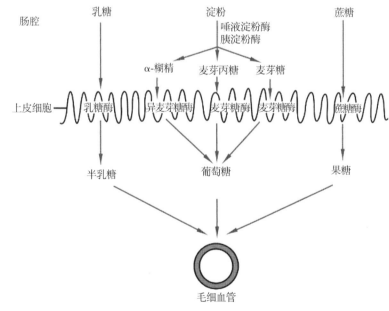

图 5-1-31　糖的消化和吸收过程

单糖的吸收是一个逆浓度差、消耗能量的主动过程；而且，葡萄糖的吸收是与

Na$^+$的吸收偶联进行的,属于继发性同向主动转运,其转运能量来自钠泵。在肠上皮细胞顶端膜上存在 Na$^+$-葡萄糖同向转运体,它可与肠腔中的两个 Na$^+$ 和一个葡萄糖分子结合,将它们同时转运入细胞。不同的单糖的吸收速率不同是因为各种单糖与转运体蛋白的亲和力不同。半乳糖由于其分子结构和葡萄糖相似,因此两者之间存在竞争性抑制。而果糖的吸收机制与葡萄糖有所不同,它通过顶端膜上的非 Na$^+$ 依赖性转运体转运入细胞,是不耗能的被动转运过程。

在上皮细胞内,细胞膜上的钠泵将进入细胞的 Na$^+$ 主动转运出细胞,使细胞内维持低 Na$^+$,从而使转运体转运 Na$^+$ 入胞,并为葡萄糖的转运提供动力。而进入细胞内的葡萄糖则通过基底侧膜上的非 Na$^+$ 依赖性的葡萄糖转运体以易化方式扩散进入血液,如图 5-1-32 所示。

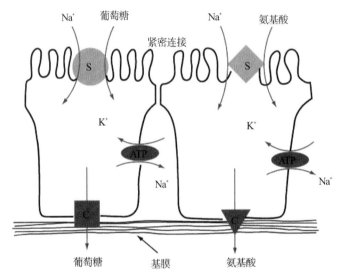

注:S—位于顶端膜区的 Na$^+$-葡萄糖或 Na$^+$-氨基酸同向转运体;

C—位于基膜的葡萄糖或氨基酸载体

图 5-1-32　小肠黏膜上皮细胞对葡萄糖的转运

(4)蛋白质的吸收:蛋白质在肠腔内经胰蛋白酶水解成氨基酸,以氨基酸的形式被吸收,且几乎全部在小肠内被吸收。氨基酸的吸收与葡萄糖的吸收相似,也是通过与 Na$^+$ 吸收偶联进入血液循环,属继发性同向主动转运,见图 5-1-33。由于氨基酸的侧链不同,因此主动转运各种氨基酸的载体也不同。有少部分的蛋白质在被水解成含有 2～6 个氨基酸残基的寡肽时,以寡肽的形式被吸收。此外,食物中有少量的蛋白质可完整地进入血液,这类蛋白质的吸收量很少,并无营养意义,但是,它们可作为抗原引起过敏反应或中毒反应,对人体不利。

(5)脂肪的吸收:食物中的脂肪多为甘油三酯,在小肠经胰脂肪酶水解为甘油、甘油一酯、脂肪酸,在胆盐的作用下被吸收。与糖、蛋白质的吸收途径不同,脂肪的吸收有静脉与淋巴两个途径,中、短链脂肪酸可经静脉途径吸收,而长链脂肪酸和甘油一酯进入肠上皮细胞后,大部分在内质网重新合成甘油三酯,并与细胞中生成的载脂蛋白合成乳糜微粒进入淋巴管。由于膳食中的动、植物油中长链脂肪酸多,因此脂肪的吸收途径以淋巴为主,如图 5-1-34 所示。

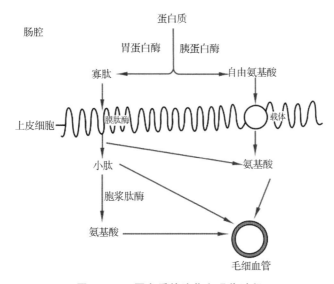

图 5-1-33 蛋白质的消化和吸收过程

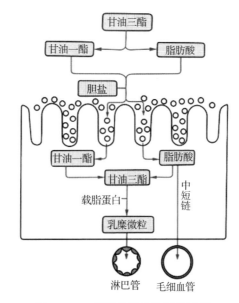

图 5-1-34 脂肪的消化和吸收过程

(6)胆固醇的吸收:胆固醇的来源有两个途径,其一是在肝脏中合成,是胆汁的主要成分之一;其二是从食物中摄取。食物中的胆固醇主要来自动物内脏、蛋黄、奶油、肉等动物性食品,植物性食品不含胆固醇,但含植物固醇,过多摄入植物固醇可抑制胆固醇的吸收。如前所述,动脉粥样硬化的预防措施中包括防止高血脂、高胆固醇,因此,进餐时要合理控制从食物中摄取胆固醇的量。

胆固醇以游离胆固醇和胆固醇酯两种形式存在。胆汁中的胆固醇是游离的,以微胶粒的形式被吸收;而食物中的胆固醇有部分是酯化的,其在肠腔中被消化液中的胆固醇酯酶水解成游离胆固醇后才能被吸收。游离的胆固醇通过形成混合微胶粒在小肠上段被吸收。被吸收的胆固醇大部分在小肠黏膜细胞中又重新酯化,形成胆固醇酯,最后与载脂蛋白一起组成乳糜微粒,经由淋巴系统进入血液循环中。未被吸收的胆固醇在小肠下段及结肠内被细菌还原转化为类固醇并随粪便排出。

胆固醇的消化吸收受到多种因素的影响:①胆盐,其促进脂类的乳化,有利于胆固醇的吸收;②食物脂肪,脂肪促进胆汁分泌,促进肠黏膜细胞合成乳糜微粒,因此,食物脂肪有利于胆固醇的吸收;③植物固醇,其结构与胆固醇相似,摄入过多可抑制胆固醇的吸收;④纤维素、果酸等,这类物质不易被吸收,其与胆汁酸盐结合而促进其从粪便排出,间接地减少胆固醇的吸收;⑤某些药物,可作为阴离子交换树脂与胆汁酸盐结合,加速胆汁酸盐的排泄,间接地减少胆固醇的吸收。

(7)维生素的吸收:维生素分为脂溶性维生素和水溶性维生素两类,它们的吸收途径不一样。水溶性维生素主要有维生素 C、维生素 B 复合物等。水溶性维生素的吸收部位主要在小肠上段,通过单纯扩散的方式或依赖于 Na^+ 同向转运体的方式被吸收,但是,其中的维生素 B_{12} 须在内因子的参与下,与内因子结合形成水溶性复合物后才能被吸收,而且,其被吸收的部位在回肠末端。脂溶性维生素有维生素 A、D、E、K,它们需要溶解于脂肪,吸收途径与脂肪类消化产物相同。

(六)大肠的消化与吸收

1. 大肠的结构

大肠是小肠之后延续的部分,包括盲肠、阑尾、结肠、直肠和肛管,是消化管道的最后一段。盲肠是大肠的起始部,其下端膨大成盲端,向上与升结肠相续,侧面与回肠末端相连,二者之间有回盲瓣相隔。回盲瓣是由回肠末端突入盲肠所形成的两个半月形的瓣,起到阻止小肠内容物过快地流入大肠的作用,以便食物停留在小肠内被充分地消化和吸收;同时,还可防止盲肠内容物逆流到回肠。阑尾为一小段细长弯曲的盲管,位于盲肠与回肠之间,其根部连于盲肠,远端游离并闭锁,活动范围变化大,因人而异。阑尾的长度在 2~20 cm 范围内变动,平均 7~9 cm,外径 0.5~1.0 cm,管腔内径狭小,静止时仅有 0.2 cm。其血液供应来源于阑尾动脉。由于阑尾的管腔细长,食物残渣易嵌顿在此,且其血液循环来自一个无侧支的终末动脉,因此阑尾易发生炎症,一旦发生血液循环障碍,则阑尾易发生坏死。盲肠、阑尾与回肠末端的位置关系参见图5-1-26。

结肠在形态上与小肠有明显的差别,其口径粗,肠壁薄,结肠还有特殊的结肠带、结肠袋、肠脂垂。

(1)结肠带:肠壁纵肌纤维形成的3条狭窄的纵行带。

(2)结肠袋:结肠带比附着的结肠短1/6,导致结肠壁缩成了许多囊状袋。

(3)肠脂垂:在肠壁黏膜下由脂肪组织集聚形成,见图5-1-35。

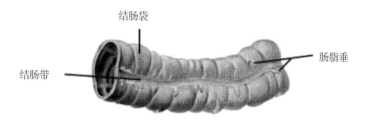

图 5-1-35　结肠的形态结构

直肠是大肠的末段,长15～16 cm,位于骨盆内,下端延续肛门。直肠与骨盆腔脏器的毗邻关系男女有别,男性直肠的前面有膀胱、前列腺和精囊腺;女性则有子宫和阴道。因此,临床指诊时,经肛门可触查前列腺和精囊腺或子宫、阴道等器官。

肛管是消化道的末端,上端与直肠相延续,下端出口为肛门。肛管的上段有6～10条肛柱,为黏膜形成的纵行黏膜皱襞。相邻肛柱的下端有半月形的小皱襞相连,形成肛瓣。肛瓣与相邻肛柱下端之间的小凹陷为肛窦。各肛瓣与肛柱下端相连形成锯齿状的环形线,称为齿状线,如图5-1-36所示。齿状线为皮肤和黏膜相互移行的分界线,肛管在该线的上方覆盖的是黏膜,在该线的下方覆盖的是皮肤。齿状线以下由皮肤覆盖的环形区域称为痔环。在痔环和肛柱的深面有丰富的静脉丛,如果该处的静脉扩张、瘀血,则形成痔。出现在齿状线以上的痔为内痔,齿状线以下的痔为外痔,若痔跨越齿状线上、下,则为混合痔。

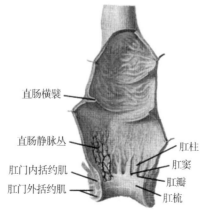

图 5-1-36　直肠内面观

2. 大肠的运动

虽然大肠依然有较强的消化、吸收功能,但是,由于食糜在途经小肠时已被较好地消化与吸收,当其通过回盲瓣进入结肠时,基本上已是吸收后剩余的食物残渣,因此,结肠进一步将其中的水分吸收,食物残渣则形成较干燥的粪便。在这个过程中,大肠的运动形式主要有以下 3 种。

(1)袋状往返运动:大肠空腹和安静时最常见的一种运动形式,也是大肠所特有的运动形式。袋状往返运动由环形肌的不规则收缩引起,使结肠形成一串结肠袋,平滑肌收缩处的结肠内压力升高,使其内容物向两旁的方向做短距离移动,但不向前推动,如此反复,有助于水分等的吸收。

(2)分节或多袋推进运动:主要在进食后或副交感神经兴奋时发生。分节推进运动由环形肌有规则地收缩引起,其将一个结肠袋的内容物推移到邻近肠段,但在收缩结束后,肠内容物并不返回原处,这是大肠的分节推进运动与小肠的分节运动不一样的地方。如果在一段较长的结肠壁同时发生多个结肠袋收缩,并将其内容物向前推进,则称为多袋推进运动。

(3)蠕动:大肠的蠕动与胃的蠕动以及小肠的蠕动大致相同,大肠蠕动的作用意义也是将肠内容物向远端推进。此外,大肠还有一种较强的蠕动,其将肠腔内容物向前推进的速度较快且传播较远,这种蠕动称为集团蠕动。集团蠕动通常始于横结肠,可将一部分大肠内容物推送至结肠或直肠。

3. 大肠的吸收功能

大肠的主要功能是吸收食糜残渣中的水分,使食物残渣形成粪便并被排出。

每日进入大肠的小肠内容物有 1000～1500 mL,其中,水和电解质大部分被大肠吸收,仅有约 100 mL 液体和少量 Na^+、Cl^- 随粪便排出。大肠黏膜具有很强的主动吸收 Na^+ 的能力。而 Na^+ 的主动吸收引起 Cl^- 通过同向转运被吸收;Na^+ 和 Cl^- 的吸收还引起水的渗透性吸收。大肠在吸收 Cl^- 时,与 Cl^--HCO_3^- 逆向转运相偶联,同时伴有 HCO_3^- 分泌,而进入肠腔内的 HCO_3^- 则与结肠内细菌产生的酸性产物相中和。因此,腹泻严重的患者可因 HCO_3^- 的大量丢失而发生代谢性酸中毒。

大肠黏膜有很强的吸水能力,每日吸收的水和电解质溶液高达 5～8 L。因此,当从回肠进入大肠的液体以及大肠分泌的液体超过大肠的吸收量,或者大肠对水的吸收发生障碍时,则会出现腹泻。此外,由于大肠具有较强的吸收能力,因此,通过直肠灌肠可作为一种有效的给药途径。例如,某些麻醉药、镇静剂等药物可以通过灌肠迅速地被大肠吸收。大肠还能吸收肠内细菌合成维生素等,以补充机体维生素摄入的不足;此外,大肠也能吸收由细菌分解食物残渣产生的短链脂肪酸。

直肠内通常没有粪便,是排空的,当肠蠕动将形成的粪便推入直肠时,刺激直肠壁内的感受器,由此产生的冲动信号沿盆神经和腹下神经传至脊髓腰骶段的初级排便中枢,该信号也同时上传到大脑皮层,从而产生便意,若条件许可,即可产生排便反射。若粪便在大肠内停留过久,水分吸收过多而变得干硬,则会引起排便困难和排便次数减少,这是便秘的常见原因之一。因此,养成良好的饮食、排便习惯对保持身体健康是很重要的。

第二节　消化系统功能的调节

一、影响消化道血流量的因素

消化道血液循环与消化系统的功能相匹配,受多种因素的影响。空腹与餐后的消化道血流量变化大,其原因有多个方面:①当消化系统活动增强时,消化道的组织、细胞代谢增加,代谢产物生成增多,局部组织中腺苷等代谢产物增加可导致血管舒张,血液循环加强;②食物可刺激消化道黏膜的分泌细胞释放多种胃肠激素,如表 5-1-1 中的胃泌素、促胰液素、CCK、血管活性肠肽等,均可调节消化道血液循环;③消化道的血管由交感神经、副交感神经支配,而且,消化道还有内在神经丛分布,见图 5-1-4 消化系统的神经调节通路。因此,消化道血流量受到神经的调节作用。神经系统对消化系统血流量的调节总体上表现为副交感神经兴奋时消化道局部血流量增加,交感神经兴奋则引起消化道血管收缩,胃肠道的血流量减少。

在消化功能加强时消化道的血流量增加,可提供较多的血液以保障消化系统在功能加强时的组织代谢需要,同时也有利于食物的消化产物从消化道进入血液循环,促进吸收。

二、消化液分泌的调节

(一)唾液分泌的调节

唾液腺一直都在分泌唾液,但是,其分泌状况受到进食状况的调节。

在未进食的情况下,唾液腺虽然也在不断分泌唾液,但是分泌量很少,仅约为 0.5 mL/min,起到湿润口腔的作用,这种分泌状况称为基础分泌。在进食时,唾液的分泌显著增加,该变化是通过神经反射性调节进行的,包括非条件反射和条件反射。

非条件反射也称为无条件反射,是外界刺激与机体之间存在的与生俱来的固定神经联系所引起的反射,即不需要后天的训练就能引起反射性反应。进食时,食物对口腔黏膜产生机械性、化学性、温热性刺激等,由这些刺激引起的唾液分泌,称为非条件反射性唾液分泌。该反射调节过程:①食物直接刺激口腔黏膜和舌的感受器,产生兴奋;②兴奋信号沿第Ⅴ、第Ⅶ、第Ⅸ、第Ⅹ对脑神经传入延髓的初级中枢以及下丘脑和大脑皮层;③这些信号在神经中枢经过整合形成味觉、嗅觉;④形成的味觉与嗅觉通过第Ⅶ、第Ⅸ对脑神经的传出纤维到达唾液腺;⑤使唾液腺分泌加强。

条件反射是指在一定条件下,外界刺激与机体反应之间建立起某种暂时的神经联系,是后天形成的,是在非条件反射的基础上与某种刺激进行结合产生的反射形式。在进食活动中,食物的形状、颜色、气味、进食的环境,甚至与食物相关的语言文字描述等因素引起的唾液分泌,属于条件反射性唾液分泌。也就是说,在准备进食但是食物尚未进入口腔、尚未对口腔黏膜产生任何刺激时唾液分泌就增加了。例如,"望梅止渴"就是一个典型的条件反射性唾液分泌的例子。条件反射性唾液分泌是在大脑皮层参与下经过训练而获得的。

此外,一些其他因素也可通过影响交感神经、副交感神经递质的释放,从而间接地影响唾液的分泌。例如,血糖浓度升高可使副交感神经中枢兴奋而增加唾液的分泌。此外,在睡眠、疲劳、失水、恐惧等情况下,唾液分泌中枢的活动也受到抑制,从而唾液分泌减少。

(二)胃液分泌的调节

1. 进食刺激胃液分泌

空腹时胃液分泌量少,进食刺激胃液分泌。但是,并非只有食物刺激胃黏膜上皮细胞才会引起胃液的分泌。有一个非常经典的实验叫作"假饲实验",如图 5-2-1 所示。

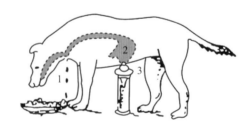

图 5-2-1　假饲实验

图 5-2-1 显示该狗做了 2 个手术:①狗的食管做了个瘘管,因此狗在进食时,食物会从瘘管中流出,而不是通过食管而进入胃内;②胃里安装了引流管,使胃分泌的胃液

都被收集起来进行研究。当狗进食时,咽下去的食物从瘘管中流出,狗虽然不停地吃,胃却依然是空的,因此,这个实验称为"假饲实验"。在实验过程中,虽然食物没有进入胃里,但是,胃液一直在分泌并被收集起来。进一步研究发现,食物分别刺激口腔、胃、小肠等不同部位,对胃液分泌的影响是有区别的。因此,可将消化期胃液分泌过程划分为头期、胃期和肠期三个时相来进行描述。

(1)头期胃液分泌:头期的胃液分泌是指进食的动作刺激头、面部感受器而引起的胃液分泌。比如,当人在开始咀嚼食物但还没将食物吞咽进胃里时,或者闻到食物的香味但还没开始进食时,或者看到美食,甚至是在饥饿时想到、谈到美食时,胃液就开始加强分泌了。这个过程的胃液分泌称为胃液分泌的头期。

头期胃液分泌是一个神经反射调节的结果。调节过程:①与食物有关的形象、气味、声音等刺激了视、嗅、听等感受器,而咀嚼、吞咽食物时,食物刺激口腔、咽喉等处的化学感受器与机械感受器;②这些感受器接收到刺激形成兴奋信号,并将其兴奋冲动沿传入神经纤维上传到达中枢。这些上传的神经主要是第Ⅴ、第Ⅶ、第Ⅸ、第Ⅹ对脑神经;③兴奋冲动上传到达的中枢主要是延髓、下丘脑、边缘叶和大脑皮层等部位,上传的兴奋冲动信号在神经中枢进行整合;④整合后的信号由迷走神经传出抵达分泌腺;⑤分泌腺作为效应器分泌胃液。

头期胃液分泌的特点:①胃液分泌持续时间较长,可持续 2~4 h;②胃液分泌量较大,可达消化期胃液分泌总量的 30%;③胃液的酸度高,胃蛋白酶含量高。因此,头期胃液分泌的消化能力强。但是,此期的分泌强弱还与个体的情绪、食欲有关。例如,当个体处于饥饿与不饿时,或者其喜欢与不喜欢某种食物时,头期胃液的分泌都是不同的。

(2)胃期胃液分泌:食物进入胃后,直接通过机械性刺激和化学性刺激作用于胃部感受器,从而引起胃液分泌。因为此期既有机械性刺激作用,也有化学性刺激作用,所以胃期的胃液分泌机制比较复杂,既包括神经反射调节作用,也包括体液调节作用。其调节过程主要有 3 种途径:①食物直接刺激胃底、胃体部的感受器,通过迷走-迷走神经长反射和壁内神经丛的短反射引起胃液分泌;②食物刺激胃幽门部,通过壁内神经丛作用于 G 细胞,释放促胃液素,进而刺激胃液分泌;③食物中的化学成分直接刺激幽门部 G 细胞,释放促胃液素,刺激胃液分泌。其中,刺激胃液分泌最强的食物成分是蛋白质的消化产物,如多肽、氨基酸等。

胃期分泌的特点:①胃液分泌量大,约占消化期胃液分泌总量的 60%;②分泌持续时间长,可达 3~4 h,即食物停留在胃内的整个时期都在持续分泌胃液,直到胃排空,以进食后 1 h 左右胃酸分泌量最大;③此期胃酸的酸度高,但胃蛋白酶含量较头期少,故相比较而言,胃期分泌的胃液其消化能力较头期弱。

(3)肠期胃液分泌:食糜进入小肠上段后可继续引起胃液分泌,主要是食物进入十二指肠的时期。此过程的胃液分泌情况:食糜进入小肠后,通过机械刺激与消化产物的化学性刺激,使十二指肠黏膜释放胃肠道激素等来刺激胃酸分泌。如果将食糜、肉的提取液、蛋白胨液等由瘘管直接注入十二指肠内,而不经过口腔咀嚼吞咽以及胃排空,也可引起胃液分泌的增加。这就说明,食物离开胃后进入小肠仍可继续刺激胃液分泌。与头期、胃期不同的是,肠期胃液分泌主要是通过体液调节机制进行的,而神经调节作用较为次要。

肠期胃液分泌的特点:①胃酸分泌量少,仅占消化期胃液分泌量的 10%;②酸度低,胃蛋白酶原含量少。因此,在胃液中,肠期胃液分泌居次要地位,而头期与胃期的胃液分泌更为重要。

将胃液分泌分为三个时相,主要是为了阐明其机制,而人体的摄食、消化是一个过程,在这个过程中并不能完全将头期、胃期、肠期分开。因此,这三个时期的胃液分泌过程是互相重叠的,共同受到神经、体液的调节,如图 5-2-2 所示,它们共同完成胃的消化功能。

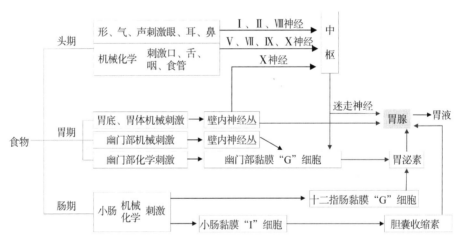

图 5-2-2　进食促进胃液分泌的机制

2. 抑制胃液分泌的主要因素

如前所述,食物刺激可促进胃液的分泌。与之相对应的是,有一些食物因素反而会抑制胃液的分泌,如下所示。

(1)盐酸:胃液中盐酸分泌过多会抑制胃腺进一步分泌胃液,这是一个负反馈调节,可以防止胃酸分泌过多。这个负反馈抑制对保护胃黏膜具有重要意义。该反馈性抑制的作用机制可能包括:①盐酸直接作用于胃窦部 G 细胞,抑制其分泌促胃液素,从而减少胃液分泌;②盐酸刺激胃窦部 D 细胞,促进其分泌生长抑素,从而间接地抑制 G 细胞释放促胃液素,抑制胃酸分泌;③当胃酸排到十二指肠时,可通过刺激十二指肠黏膜释放促胰液素和球抑胃素。促胰液素对促胃液素引起的胃酸分泌具有明显的抑制作用,而球抑胃素则是一种具有抑制胃液分泌功能的肽类激素。

(2)脂肪:当脂肪及其消化产物进入十二指肠后,可抑制胃酸的进一步分泌。这个现象最早是由我国生理学家林可胜等于 20 世纪 30 年代报道的。脂肪在进入小肠后可引起小肠黏膜释放一类肠抑胃素,进而影响胃液的分泌。现在认为,肠抑胃素可能是几种具有此类作用的激素的总称,如促胰液素、抑胃肽、神经降压素、胰高血糖素等。

(3)高张溶液:高张食糜进入十二指肠后,可刺激小肠内的渗透压感受器,通过肠-胃反射抑制胃酸分泌;此外,高张食糜也可通过刺激小肠黏膜释放一种或多种胃肠激素来抑制胃液分泌。

3. 促进胃酸分泌的内源性物质

促进胃酸分泌的因素有不少,除食物之外,一些内源性的物质也能促进胃液分泌,主要包括乙酰胆碱、胃泌素和组胺,如图 5-2-3 所示。

(1)乙酰胆碱:来源于支配胃的副交感神经节后纤维,以及部分肠壁内在神经末梢释放的神经递质,可直接作用于壁细胞上的 M 受体,促进胃酸的分泌。此外,乙酰胆碱还可以刺激胃内的肠嗜铬样细胞分泌组胺,通过组胺的作用促进胃酸分泌。因此,临床上治疗消化性溃疡时可使用胆碱能受体的阻断剂,如阿托品,减少乙酰胆碱对胃酸分泌的促进作用,从而达到减少胃酸分泌的目的,缓解消化性溃疡。

(2)胃泌素:也称为促胃液素,主要由胃窦和十二指肠、空肠上段黏膜的 G 细胞分泌。胃泌素作用较为广泛,主要包括:①促进胃酸与胃蛋白酶原的分泌;②刺激肠嗜铬样细胞分泌组胺,从而间接促进胃液的分泌;③促进消化道黏膜的生长;④加强胃肠运动和胆囊收缩,并促进胰液、胆汁的分泌。

(3)组胺:来源于胃泌酸区黏膜中的肠嗜铬样细胞,可通过旁分泌途径到达邻近的壁细胞,并与壁细胞上的组胺 H_2 受体结合,发挥其促进胃酸分泌的作用。

上述这 3 种内源性泌酸物质可各自独立刺激壁细胞分泌胃酸;同时,这三者之间还存在着复杂的相互关系,共同促进胃酸的分泌(图 5-2-3)。因此,临床上可用组胺受体阻断剂来治疗消化性溃疡,如用西咪替丁治疗消化性溃疡,不仅可阻断壁细胞对组胺的反应,还可以降低壁细胞对促胃液素和 ACh 的敏感性。

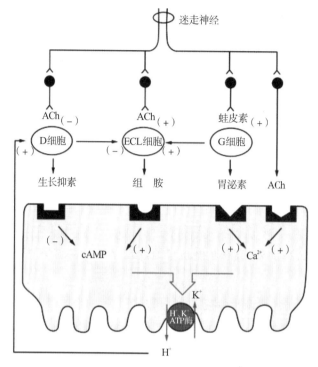

图 5-2-3 乙酰胆碱、胃泌素、组胺对胃液分泌的影响

（三）胰液分泌的调节

与胃液分泌不同的是，胰液在非消化期几乎不分泌或者很少分泌。食物是刺激胰腺分泌的自然因素，即胰液在进食时才开始分泌。而且，食物对胰液分泌的调节包括神经调节和体液调节，但以体液调节为主。

1. 胰液分泌的神经调节

食物的形象、气味以及对口腔、食管、胃和小肠的刺激都可通过神经调节（包括条件反射和非条件反射）引起胰液分泌。这个过程的前几个步骤与上述神经反射调节胃液的分泌途径是一致的，最后由反射的传出神经作用于效应器，即胰腺。迷走神经末梢释放的 ACh 可直接作用于胰腺腺泡细胞引起胰液分泌，也可作用于胃窦部 G 细胞，引起促胃液素分泌而间接地引起胰液分泌。与调节胃液分泌一致的是，若切断迷走神经，或注射阿托品阻断迷走神经的作用，可显著地减少胰液分泌。

胰腺的腺泡细胞与导管细胞的分泌功能是不一样的。迷走神经的调节作用主要是促进胰腺的腺泡细胞分泌，而对导管细胞的作用较弱。因此，迷走神经引起胰液分泌的特点是胰酶的含量高，但水和碳酸氢盐的含量较少。此外，内脏大神经对胰液分泌的影响并不显著。

2. 胰液分泌的体液调节

调节胰液分泌的体液因素主要是促胰液素和胆囊收缩素两种。

(1)促胰液素：也称为胰泌素，由小肠黏膜的 S 细胞分泌。酸性食糜进入小肠后，刺激小肠黏膜释放促胰液素。其中，盐酸是刺激作用最强的因素，其次是蛋白质分解产物和脂酸钠，糖类对胰腺的分泌几乎没有作用。需要提醒的是，这里讨论的是胰腺分泌胰液的外分泌功能，糖刺激胰岛素释放是胰岛的内分泌功能（详见第七章）。

促胰液素的释放不依赖于肠外来神经，在切除小肠的外来神经后，小肠内的盐酸仍然可以引起促胰液素分泌。促胰液素的主要作用是刺激胰腺导管细胞的分泌，而胰腺导管细胞分泌大量的水和碳酸氢盐。因此，促胰液素使胰液的分泌量增加，但酶的含量却很低。这是其与神经调节胰液分泌的区别。

(2)胆囊收缩素(cholecystokinin,CCK)：顾名思义，其促进胆囊收缩，释放胆汁。但是，胆囊收缩素还作用于胰腺，促进胰腺的分泌，因此又称为促胰酶素。胆囊收缩素由小肠黏膜 I 细胞分泌。引起胆囊收缩素释放的因素较多，作用由强到弱依次为：蛋白质分解产物、脂酸钠、盐酸、脂肪。糖类不具有刺激胆囊收缩素释放的作用，但是，糖类可刺激胰腺的腺泡细胞分泌（详见内分泌部分），主要是分泌消化酶，而分泌水和碳酸氢盐的量比较少。另外，胆囊收缩素还可促进胰腺组织的蛋白质合成与核酸合成，对胰腺组织具有营养作用。

(3)其他因素：除了促胰液素和胆囊收缩素，促胃液素也可促进胰蛋白酶原、糜蛋白酶原和淀粉酶的分泌；血管活性肠肽可促进胰导管上皮细胞分泌水和碳酸氢盐；神经降压素也可促进胰液分泌。但是，也有些因素可抑制胰腺分泌。例如，胰多肽可抑制胰腺的基础分泌以及由迷走神经兴奋引起的胰酶分泌；降钙素基因相关肽能抑制生理剂量的胆囊收缩素刺激的胰腺分泌；生长抑素是已知抑制胰液分泌最强的激素，主要是抑制促胰液素和胆囊收缩素对胰腺分泌的刺激作用。

上述这些刺激胰液分泌的因素与抑制胰腺分泌的因素共同作用，使胰液分泌处于相对稳定的水平，如图 5-2-4 所示。

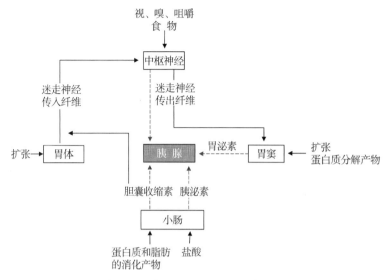

注:图中实线代表水样分泌,虚线代表酶的分泌。

图 5-2-4　胰液分泌的神经、体液调节

(四)胆汁分泌和排出的调节

肝细胞分泌胆汁是持续性的。在非消化期,由肝细胞分泌的胆汁流入胆囊储存。胆囊可吸收胆汁中的水和无机盐,使胆汁浓缩,并因此而提升胆囊储存胆汁的能力。在消化期,胆汁可直接由肝脏以及由胆囊经胆总管排至十二指肠。刺激胆汁释放的直接因素是消化道内的食物,其中,高蛋白食物如蛋黄、肉类等引起胆汁排放的量最多,高脂肪或混合性食物次之,而糖类食物对胆汁释放的刺激作用最小。在胆汁排出的过程中,胆囊平滑肌和 Oddi 括约肌的收缩与舒张相互协调,即在非消化期,胆囊舒张并容纳胆汁,也使胆管内压力不至于过高,同时,Oddi 括约肌收缩,使胆汁无法流入肠腔;进食后,胆囊收缩,同时,Oddi 括约肌舒张,胆汁被排至十二指肠。上述这些胆囊的分泌与排出也受到神经、体液的调节。

1. 胆汁分泌和排出的神经调节

相对于体液因素而言,神经调节对胆汁分泌和胆囊收缩的作用较弱。神经系统对胆汁分泌和胆囊收缩的调节作用包括进食动作引起的条件反射以及食物对胃、小肠的刺激引起的非条件反射,其可通过迷走神经引起肝胆汁分泌增加,胆囊收缩加强,但是,此作用的强度不大;引起胃泌素释放,间接影响胆汁的分泌与胆囊的收缩。如果切断两侧迷走神经,或应用胆碱能受体阻断剂,均可阻断这些调节作用。

2. 胆汁分泌和排出的体液调节

体液调节主要指胃肠道的激素的调节。

（1）促胃液素：通过血液循环作用于肝细胞和胆囊，直接促进肝胆汁的分泌与胆囊的收缩；还可通过影响胃酸分泌引起十二指肠 S 细胞产生促胰液素，间接促进肝胆汁分泌。

（2）促胰液素：主要作用是促进胰液分泌，同时也作用于胆道系统，促进胆汁分泌，而且，促胰液素刺激分泌的胆汁以 HCO_3^- 为主，而对胆盐分泌无显著影响。

（3）缩胆囊素：胆管、胆囊和 Oddi 括约肌上均分布有胆囊收缩素受体。蛋白质分解产物、盐酸、脂肪等因素均可刺激小肠上部的 I 细胞释放胆囊收缩素，而胆囊收缩素通过血液循环到达胆道系统，引起胆囊收缩和 Oddi 括约肌舒张，促进胆囊排出胆汁。相对于其他调节因素，胆囊收缩素对胆囊收缩排出胆汁的作用强烈。也正因为如此，该调节物质被称为胆囊收缩素。

3. 胆盐对胆汁分泌和排出的调节

胆盐是除神经、体液因素之外的对胆汁分泌与调节作用最显著的因素。胆盐通过肠肝循环刺激肝胆汁的分泌，如图 5-1-11 所示。胆盐是最强的利胆剂。胆盐每循环一次约损失 5%，每天有 6～8 g 胆盐排出。每次进餐后会进行两三次胆盐的肠肝循环。

概括而言，食物由进食开始至进入小肠内，通过神经调节和体液调节，可引起胆汁的分泌和排出。其中，以食物进入小肠的刺激作用最为明显，这时不仅肝胆汁的分泌增加显著，而且，胆囊的强烈收缩也使储存于胆囊中的胆汁也大量排出。

（五）小肠液分泌的调节

在不同的生理条件下，小肠液的分泌量变化很大。食糜对肠黏膜分泌小肠液的调节作用最强，它可通过机械刺激和化学刺激的途径引起壁内神经丛的局部反射，从而促进小肠液的分泌。其中，小肠黏膜对扩张的刺激最为敏感，肠内的食糜越多，其刺激肠液的分泌量也越多。神经调节在这方面的作用较弱，主要是通过刺激迷走神经引起十二指肠腺分泌，这种调节作用对其他部位肠腺的影响不显著，且只有在切断内脏大神经而取消抑制性影响后，刺激迷走神经引起小肠液分泌的作用才明显。此外，促胃液素、促胰液素、胆囊收缩素、血管活性肠肽、胰高血糖素等胃肠道激素都有刺激小肠液分泌的作用。

三、消化道运动的调节

（一）胃排空的影响因素

胃排空一般在食物入胃后 5 min 开始，其排空的速度除了受胃的运动情况影响外,还因食物的种类、性状而异,颗粒较小的食物比大块的食物排空快;液体食物比固体食物排空快;等张溶液比高张或低张溶液排空快;三大营养物质中,糖类排空最快,蛋白质次之,脂肪最慢。因此,如果就餐时只喝粥等流体食物,因为胃排空快,所以往往下一顿饭点还没到就饿了;如果吃的是油腻的食物,因为胃排空慢,所以下一顿饭点到了也不觉得饿。

混合性食物排空一般需要 4~6 h,这也是决定一日三餐间隔时间的主要因素。早晨七八点吃完早餐后,到中午十二点左右差不多胃排空了就会感觉到饿,开始进食午餐;到了下午五六点胃再一次排空,则到了进食晚餐的时间;习惯于晚睡的人还会在晚上加餐夜宵。这些正常的饮食习惯是符合机体的生理规律的。但是,有些人生活作息不规律,就餐时间也不规律,就打乱了胃排空后的进餐节奏;有些人为了"减肥"而不正确地节食,都会干扰胃的正常生理功能,除了会影响胃的运动外,还会影响胃的分泌,导致胃萎缩、胃溃疡等慢性疾病。

除了食物性状影响胃的排空之外,胃排空的速率还受胃和十二指肠两方面因素的影响,这些影响主要与神经调节和体液调节有关。

胃内促进胃排空的因素包括:胃内食糜对胃壁产生机械扩张刺激,并通过神经反射使胃运动增强,从而使胃排空加快;胃内容物对胃壁分泌细胞产生刺激,特别是蛋白质消化产物等的刺激,可促进 G 细胞分泌促胃液素,使胃运动加强,升高胃内压,从而促进胃排空。

十二指肠内影响胃排空的因素主要使胃排空受到抑制。例如,胃内容物进入十二指肠、脂肪及蛋白质消化产物、高渗溶液、食糜中的盐酸、十二指肠壁感受器受到机械性扩张刺激等,都会反射性地抑制胃运动,从而延缓胃排空。此外,食糜进入十二指肠后,刺激小肠黏膜释放胆囊收缩素、促胰液素等多种激素,均可抑制胃运动和胃排空。其中,以胃酸和脂肪对胃排空的作用最为显著。

(二)消化间期的胃运动

人在进食后,胃开始收缩排空,而在空腹时,即消化间期,胃的运动也并非完全停止,而是呈现一种有较长静息期的、间歇性的、周期性的、强有力的收缩,以这种收缩为特征的运动称为移行性复合运动。移行性复合运动开始于胃体的上 1/3 部,向肠道方向扩布。移行性复合运动使整个胃肠道在消化间期仍有断断续续的运动,每一个运动周期持续 90~120 min。按其特点,可将一个移行性复合运动分为 4 个时相:

Ⅰ相为运动静止期,此期只出现慢波电位而不出现胃运动,持续时间为 45~60 min。

Ⅱ相出现不规则的峰电位,并开始有蠕动,但收缩并不强,持续 30～45 min。

Ⅲ相出现成簇的峰电位,并出现连续的、规则的、力量强的收缩,持续 5～10 min。

Ⅳ相是转向下一周期Ⅰ相的短暂过渡期,持续约 5 min。

其中,Ⅲ相收缩力特别强,使消化间期胃内未消化的食物残渣、空腹时咽下的唾液、胃分泌的黏液、衰老死亡的剥落细胞以及细菌等,随着该相的收缩向前推进,将胃清除干净,因而,移行性复合运动起着"清道夫"的作用。消化间期的这种移行性复合运动减弱可能会引起功能性消化不良,以及胃肠道内细菌过度繁殖等。

移行性复合运动主要受到内在神经系统以及胃肠激素的调节。Ⅰ相的起始可能受一氧化氮的控制,Ⅲ相的强力收缩可能与内在神经系统、胃动素的释放有关。

(三)小肠运动的调节

1. 神经调节

消化道的神经支配包括内在神经与外来神经两个系统,如图 5-1-3 与图 5-1-4 所示,因此,神经系统对消化道运动功能的调节从以下两个方面进行。

(1)内在神经丛:当食物通过机械性和化学性的刺激作用于肠壁感受器时,主要通过肠壁内在神经丛的局部反射引起平滑肌的运动,因为切断小肠的外来神经,其运动仍可进行。在内在神经丛中,对小肠的运动功能而言,肌间神经丛比黏膜下神经丛起着更主要的调节作用。

(2)外来神经:指的是副交感神经与交感神经。总体来说,副交感神经兴奋使胃肠道的运动加强,而交感神经兴奋则抑制胃肠道的运动作用。但是,这种调节的效应还受到胃肠道平滑肌当时状态的影响。此外,神经系统对消化道运动的调节还包括肠-胃反射。肠-胃反射是指当小肠受到刺激时,会反射性地抑制胃的运动,延缓胃排空,抑制胃酸分泌。因为在十二指肠和空肠黏膜中有多种感受器,可以感受到食物的酸、渗透压、机械扩张以及脂肪、氨基酸、肽类等物质的刺激,这些食物刺激可通过神经反射抑制胃的排空和胃酸的分泌,有利于胃排空与小肠的消化、吸收功能间达到良好的平衡状态。

2. 体液调节

对消化道运动进行调节的体液因素主要指胃肠道激素的作用,如促胃液素、胆囊收缩素、P 物质、脑啡肽、5-羟色胺等,均可增强小肠运动;而促胰液素、肾上腺素、血管活性肠肽、生长抑素等均可抑制小肠运动,见表 5-1-1。

(四)呕吐

呕吐是将胃内容物,或包括部分肠内容物,从口腔强力驱出的动作。机械性刺激或/和化学性刺激作用于舌根、咽部、胃肠、胆总管、腹膜、泌尿生殖器官、视觉、内耳前庭等部位的感受器都可以引起呕吐。呕吐前有时会伴有恶心、呼吸急促、心跳加快等各种表现。呕吐动作的过程：先深吸气，随即鼻、咽、喉紧闭，接着胃、膈肌、腹壁肌强烈收缩挤压胃，使胃内压力增高，将胃内容物经食管由口腔驱出。剧烈呕吐时还可伴有十二指肠、空肠上段强烈收缩，使十二指肠内容物倒流入胃，此时呕吐物中可见到胆汁和小肠液。

呕吐是一种临床上常见的症状，其反射弧的中枢在延髓，但是，其出入神经的传导途径因其受到的刺激部位不同而有差异。如消化道、胆道、肾脏、盆腔等部位的病变刺激胃肠道感受器，通过迷走神经和交感神经传入呕吐中枢；而晕车、晕船时前庭器官受到刺激，经前庭神经传入中枢；视觉、嗅觉刺激则在传入间脑和大脑皮层后，再作用于呕吐中枢；颅内压升高则可直接刺激呕吐中枢。呕吐的传出冲动沿迷走神经、交感神经、膈神经、脊神经等传至胃、小肠、膈肌、腹壁肌等，从而引起呕吐。

呕吐可将胃内有害的物质排出体外，因此，从某种角度出发，呕吐也是一种具有保护意义的防御反射。但是，长期、剧烈的呕吐会影响进食以及正常的消化活动，并且使消化液大量丢失，容易造成体内水、电解质以及酸碱平衡紊乱。

四、排便反射

食物在消化道被消化吸收后，其残渣最终在结肠内形成粪便，在结肠蠕动的推动下，到达乙状结肠潴留，蓄积足够数量时对肠壁产生一定的压力，引起排便反射。

排便反射是一个复杂的过程，包括低级反射和高级反射两个层面的活动。低级反射是不随意的，而高级反射是一个随意的活动，过程如图 5-2-5 所示。多数情况下直

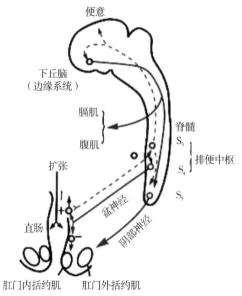

图 5-2-5　排便反射及其调节模式

肠内是空的。粪便充满直肠后可刺激肠壁感受器,发出的冲动一方面传入腰骶部脊髓内的低级排便中枢,另一方面上传至大脑皮层而产生便意。若环境许可,则大脑皮层发出冲动使排便中枢兴奋增强,乙状结肠和直肠收缩,肛门括约肌舒张,产生排便反射;同时,机体还会有意识地深吸气,声门关闭,增加胸腔压力,使膈肌下降,腹肌收缩,腹内压力增大,给肠道施加挤压力,促进粪便排出体外。若环境不允许,则由腹下神经和阴部神经传出冲动,收缩肛管外括约肌,制止粪便排出。排便反射弧的某个环节被破坏,会导致排便反射发生障碍,从而引发粪潴留或大便失禁。

若经常抑制便意,直肠对粪便的压力刺激会逐渐失去敏感性,而且粪便若在大肠内停留过久,水分会被过多地吸收而变得干硬,导致排便困难,即便秘。因此,养成定时排便的习惯对预防便秘很重要。

此外,消化道还存在胃-结肠反射,是指胃受到刺激会引起肠道平滑肌的肌电活动增多,结肠运动加强,常见于餐后或胃内有大量食物充盈时,结肠运动增强。因此,胃-结肠反射敏感的人往往在餐后或两餐间产生便意,这种反射在婴幼儿时期表现得更显著,婴幼儿常常在进食时排便。因此,这种一进食就排便的现象属于正常现象,多见于儿童。

第三节　消化系统常见疾病的预防

人吃五谷杂粮,食物通过消化系统的消化与吸收,成为机体进行新陈代谢、维持生命的物质源泉,因此,维护好消化系统的功能是非常重要的。但是,消化系统也很容易发生疾病,且其致病因素众多。本节介绍几种常见疾病及其预防。

一、胃炎

胃炎是胃黏膜炎症的统称,是一类常见疾病,按病程可分为急性胃炎和慢性胃炎两类。其中,急性胃炎常有明确的病因,而慢性胃炎的病因及发病机制较为复杂。

(一)急性胃炎

急性胃炎是由多种病因引起的胃黏膜急性炎症,其病变严重者可累及黏膜下层与肌层,甚至深达浆膜层。常见的急性胃炎有急性单纯性胃炎、急性糜烂性胃炎。引起急性胃炎的因素很多,包括化学性刺激、物理性刺激、细菌感染、毒素作用等。其中,化学性刺激主要来自过度饮用刺激性饮料,如烈酒、浓茶、咖啡、香料以及某些药物,如水杨酸盐制剂、吲哚美辛、糖皮质激素等，都对胃肠道有较强的刺激作用。物理刺激主要是指摄取的食物过热、过冷、过于粗糙等，如有些人嗜好滚烫的茶水、煲汤，或者过冷的饮料等。而进食被细菌或其毒素污染的食物，是导致急性胃炎最常见的一个原因，如吃剩菜剩饭前未对食物充分地加热杀菌。

急性胃炎轻者可仅有腹部不适、腹痛、恶心、呕吐、消化不良等症状，严重者可出现呕血、黑便，甚至脱水、中毒、休克等。

对急性胃炎的预防主要是管理好食物与药物，针对其致病因素加以预防。常言道"病从口入"，管理好进口就能比较好地预防急性胃炎。

（二）慢性胃炎

慢性胃炎是一类由不同病因引起的慢性胃黏膜炎性病变，是一类常见病，其发病率在各种胃病中居首位。按照病变的类型可将慢性胃炎分为浅表性胃炎、萎缩性胃炎、肥厚性胃炎，还可根据胃黏膜病变的部位、性质和分级、严重程度、病理变化等特征做更详细的分类。

慢性胃炎的病程缓慢、迁延，大多无明显症状和体征，一般仅见饭后饱胀、泛酸、嗳气、无规律性腹痛等消化不良症状，主要依赖胃镜检查和胃黏膜活组织检查确诊。其病因和发病机制尚未完全阐明，一般认为有关的病因包括：①急性胃炎的遗患，急性胃炎后胃黏膜病变持久不愈或反复发作可形成慢性胃炎；②刺激性食物和药物，长期服用对胃黏膜刺激性强的饮食及药物，如烈酒、辛辣食物、水杨酸盐类药物等，或者咀嚼不充分使粗糙的食物反复磨损胃黏膜，或者长期吸烟刺激胃黏膜等；③十二指肠液反流，十二指肠内有各种消化酶，在幽门括约肌功能失调时十二指肠液可反流入胃，引起胃黏膜损伤，烟草中的尼古丁也可使幽门括约肌松弛，因此长期吸烟者也易罹患慢性胃炎；④感染因素，如最常见的幽门螺杆菌感染；⑤其他还有免疫因素、精神因素等。

慢性胃炎常见于成人。针对慢性胃炎的预防措施主要有戒除抽烟、嗜酒等不良习惯，养成规律、正确的饮食习惯，尽量避免可对胃黏膜造成伤害的因素。

二、消化性溃疡

消化性溃疡包括胃溃疡和十二指肠溃疡，其发病因素主要是胃酸和胃蛋白酶的消化作用引起胃、十二指肠壁形成溃疡。胃酸中的盐酸与胃蛋白酶的消化功能很强，但是，因为胃黏膜屏障、胃黏液屏障的存在很好地保护了胃黏膜，而且，十二指肠液内的碱性环境可以中和胃酸，所以，消化液在消化食物时，不会对胃、十二指肠黏膜造成损伤。然而，一旦胃壁和十二指肠壁的这些保护功能减弱，则胃内的消化液对胃壁便有了可乘之机，引起黏膜组织损伤，从而造成溃疡。

消化性溃疡的主要症状是上腹部疼痛，也可无明显症状或出现隐匿症状，但饥饿、服用某些药物、进食酸性食物或饮料等可诱发腹痛。对于该病的预防，主要是针对上述相关因素，保护胃黏膜，避免引发胃酸强刺激的因素，戒烟戒酒，养成良好的饮食习惯，积极预防与治疗各种急、慢性胃炎。

三、肠炎

肠炎是细菌、病毒、真菌、寄生虫等一系列感染性因素引起的肠道炎症。其中，以细菌和病毒引起的肠炎最为常见。细菌性肠炎的病原菌主要可分为产肠毒素性和侵袭性两大类，它们引起肠炎的菌种不同，发病机制和临床表现也不同。

典型的肠毒素性细菌性肠炎如霍乱，其发病机制是致病菌黏附而不侵入肠黏膜，细菌在生长繁殖过程中分泌肠毒素，毒素与小肠黏膜上皮细胞膜的受体结合，激活细胞膜上一系列酶反应，使小肠黏膜分泌大量的水和电解质。小肠分泌的水和电解质进入肠腔引起水泻，这种腹泻称为"分泌性腹泻"。此类腹泻主要是小肠黏膜上皮细胞分泌亢进，肠道的其他病理改变往往较轻。因此，针对这类肠炎的治疗措施主要是补水，补电解质，预防大量脱水导致循环衰竭。

典型的侵袭性细菌性肠炎，如细菌性痢疾，其发病机制是致病菌黏附于肠黏膜，并侵入肠黏膜和黏膜下层，引起明显的炎症。不同的病原菌侵犯肠的部位可有不同，因此，侵犯小肠为主的引起小肠炎，侵犯结肠为主的引起结肠炎。由于肠道感染的毒素会被吸收入血，因此，这类肠炎主要表现为全身感染性症状和肠道炎症症状，即全身毒血症明显，会出现高热，严重的患者可发生感染性休克，肠道感染的症状主要是腹泻，大便可呈黏液脓血便，便量少但便次多，阵发性腹痛明显，甚至呈绞痛。

由于肠炎是由感染性因素引起的，因此对其预防主要是防止这些感染性因素进入消化道，防止"病从口入"。

四、阑尾炎

阑尾炎是指阑尾由于多种因素而发生的炎性改变，是腹部的常见病、多发病，可发生在任何年龄，但以青壮年多见。阑尾炎通常有 3 种类型：急性阑尾炎、慢性阑尾炎、特殊类型的阑尾炎，这三类阑尾炎的表现不尽相同。大多数阑尾炎患者能及时就医，获得良好的治疗。但是，若没有引起足够的重视或处理不当，则可能出现一些严重的并发症，甚至造成死亡。

(一)急性阑尾炎

急性阑尾炎是外科常见病,居各种急腹症的首位。虽然其以转移性右下腹痛及阑尾点压痛、反跳痛为典型临床表现,但是,急性阑尾炎的病情变化多端。急性阑尾炎可表现为急性单纯性阑尾炎、急性化脓性阑尾炎、坏疽及穿孔性阑尾炎、阑尾周围脓肿等多种类型。多数急性阑尾炎以手术治疗为主,大部分患者恢复良好。

虽然急性阑尾炎的发病因素不太确定,但一般认为与梗阻、感染等因素有关。

1. 梗阻

由于阑尾在结构上为一细长的管道,仅一端与盲肠相通,因此一旦发生梗阻,管腔内分泌物就无处疏通,容易引起管内压增高,从而压迫阑尾壁,阻碍血液循环,黏膜会因血液循环障碍而受损,此时管腔内的细菌容易侵入受损黏膜而引起感染。常见的引起梗阻的原因:①干结的粪块、未被消化的食物碎屑、异物、蛔虫等堵塞阑尾腔;②阑尾扭曲阻碍管道通畅;③阑尾开口于盲肠的部位附近有病变,压迫阑尾开口,使排空受阻,如炎症肿胀等;④阑尾壁受损致管腔狭窄或粘连;⑤阑尾管壁内淋巴组织增生或水肿引起管腔狭窄。其中,干结的粪块造成的梗阻最为常见。

2. 感染

阑尾腔与盲肠相通,因此,阑尾具有与盲肠腔内相同的细菌,其中主要是大肠杆菌和厌氧菌。它们属于机会致病菌,通常情况下并不引起感染,但是,当阑尾黏膜稍有损伤,这些机会致病菌便可侵入管壁,引起不同程度的感染。

3. 其他因素

急性阑尾炎发病与饮食习惯及遗传也有关系。一般而言,多纤维素饮食的地区发病率较低,这可能与结肠排空快、便秘少有关。而且,因为便秘而应用过多缓泻药,也可能使肠道黏膜充血,容易发生阑尾炎。此外,一些遗传因素可造成阑尾先天性畸形,引起阑尾长度过长、管腔细小、过度扭曲、血液循环不佳等,都易发生急性炎症。

对阑尾炎的预防措施主要是针对上述相关诱因进行,包括:①饭后忌剧烈运动与奔走,盛夏酷暑忌贪凉过度,避免过食刺激性饮食,饮食不要过于肥腻等,以免造成胃肠道功能的紊乱;②保持大便通畅,及时治疗便秘及肠道寄生虫;③平时注意积极参加体育锻炼,增强体质,提高免疫能力。

(二)慢性阑尾炎

慢性阑尾炎是指阑尾的慢性炎性改变,包括原发性慢性阑尾炎与继发性慢性阑尾炎。其中,原发性慢性阑尾炎一般起病较为隐匿,症状发展也较缓慢,病程持续较长,可以是几个月甚至几年,病初无急性发作史,病程中也无反复急性发作的现象。而继发性慢性阑尾炎通常是首次急性阑尾炎经非手术治疗或自行缓解之后遗留的病患再次或多次急性发作,经久不愈,是阑尾急性炎症消退后遗留的阑尾慢性炎症病变,主要变化是管壁纤维结缔组织增生、管腔狭窄或闭塞、阑尾扭曲、阑尾与周围组织粘连等。

对慢性阑尾炎的预防主要是维护胃肠道的功能,如注意季节、气候变化,适时地调节自身机体与自然界的关系,天热减衣,天寒添衣,尤其是保证腹部免受寒冷刺激。同时,还要保持乐观的精神。忧愁、郁闷、恼怒等不良情绪容易引起神经系统功能失调,尤其是自主神经功能紊乱,而自主神经功能紊乱常常引起胃肠道的功能失常。不良的精神刺激作用可引起胃肠道痉挛、弛缓等,导致消化不良、便秘、腹泻等,从而诱发阑尾炎。因此,保持良好的精神状态,乐观开朗,对预防慢性疾病是非常重要的。

五、肝炎

肝炎是肝脏的炎症,最常见的是病毒性肝炎。此外,还有自身免疫造成的肝炎,酗酒也可以导致肝炎。通常所说的肝炎是指病毒性肝炎,其按照病程可分为急性肝炎和慢性肝炎。按照致病的病毒类型,可将肝炎分为甲型肝炎、乙型肝炎、丙型肝炎、丁型肝炎、戊型肝炎和庚型肝炎 6 种病毒性肝炎。病毒性肝炎很容易传染,是一种重要的消化系统传染病。

不同类型的肝炎并无特征性表现,各种病因引起的肝炎的症状大致相似,如食欲减退,消化功能差,厌油,进食油腻食物会引起恶心、呕吐,活动后易感疲倦等。因此,仅凭临床表现并不能确诊肝炎。肝炎若没有得到及时有效的治疗,部分患者会进展为肝硬化,甚至肝癌。因此,对肝炎的预防非常重要。

由于病毒性肝炎的传染性较强,因此,防止病毒传染是预防病毒性肝炎的最主要的途径,具体的措施是接种疫苗,避免与病毒性肝炎患者有食物、唾液、血液等方面的接触。

六、胆结石

胆结石是病变明确的疾病,即胆汁在胆道形成结石。胆结石是一种常见疾病,按照发病的部位可分为胆总管结石、胆囊结石、肝内胆管结石、肝外胆管结石等。按照结石的类型分类,主要有胆固醇结石和胆色素结石。结石在胆囊内形成后,可刺激胆囊黏膜,不仅可引起胆囊的慢性炎症,还可嵌顿在胆囊颈部或胆囊管,造成继发感染,引起胆囊的急性炎症。此外,结石对胆囊黏膜的长期、慢性的刺激,还可导致癌变形成胆囊癌。胆结石在人群中的发病率比较高,因此,应重视对胆结石的预防。

结石形成的过程包括胆汁成分的析出、沉淀、成核、积聚增长等。其形成机制中有几个要点：①胆汁中的胆固醇或钙过饱和；②胆汁中的溶质从溶液中析出，并呈固体结晶状而沉淀；③结晶体聚集和融合形成结石。因此，对于胆结石的预防，可以针对以下几个关键步骤进行。

（一）胆固醇结石

胆固醇结石形成的主要原因是胆汁中胆固醇、胆汁酸、卵磷脂等成分的比例失调，导致胆汁中的胆固醇处于过饱和状态，进而成晶，析出，结集成石。而胆汁中的胆固醇主要由肝细胞合成，其次才是饮食中的胆固醇。因此，胆固醇结石的形成，主要是由于肝细胞合成的胆汁中胆固醇处于过饱和状态，以及胆汁中的蛋白质促胆固醇晶体成核作用；此外，胆囊运动功能损害，三者共同作用引起胆汁淤滞，从而诱发胆石形成。所以，预防胆固醇结石需要从保护肝脏、胆囊的角度出发。

（二）胆色素结石

胆色素结石主要与胆色素的代谢有关，有黑色结石和棕色结石两种。黑色结石一般在肝硬化或慢性溶血性疾病患者的胆囊内形成，而棕色结石则可在胆囊或胆道内形成。对于这类结石的预防，主要是积极治疗原发病症，减少溶血。

对于胆结石的预防主要应做好：

（1）合理饮食。饮食调控是防止胆结石的重要措施，应注意饮食调节，膳食要多样，此外，对于生冷、油腻、高蛋白、刺激性、烈酒等食物应加以控制；多摄取富含维生素A和维生素C的蔬菜和水果；多吃鱼类及海产类食物也有助于清胆利湿、溶解结石。

（2）规律生活，劳逸结合。按时就餐，按时作息，控制饮食，控制体重，经常锻炼，劳逸结合，是预防疾病的重要措施。

（3）定期体检，做到早发现、早治疗。

七、胰腺炎

胰腺炎是由胰蛋白酶的自身消化作用而引起的疾病，可分为急性及慢性两种。急性胰腺炎与慢性胰腺炎的临床表现及治疗、预后均有较大的差别。

（一）急性胰腺炎

胰腺可合成分泌多种胰酶，随胰液排放到十二指肠中，对食物进行消化分解。倘若某些因素导致胰酶在胰腺内被激活，则这些已激活的胰酶就会消化胰腺组织自身，从而导致胰腺组织的消化、水肿、出血甚至坏死,即发生急性胰腺炎。急性胰腺炎主要表现为急性上腹痛、恶心、呕吐、发热、血胰酶增高等。其病变程度轻重不等,轻者以胰腺水肿为主,重者可出现胰腺出血、坏死,并继发感染、腹膜炎、休克等多种并发症,甚至造成死亡。

诱发急性胰腺炎的病因较多,常见的主要有胆结石、大量饮酒、暴饮暴食,其中以胆结石最为常见。胆结石可引起胆管梗阻,胆道内压力升高,高压使胆汁逆流至胰管,使胰腺腺泡破裂,胰酶进入胰腺间质而发生胰腺炎。其次,长期饮酒也容易引发胰腺炎,因为:①酒精可刺激胃壁细胞产生大量胃酸,胃酸在十二指肠刺激肠壁的S细胞及小肠壁的Ⅰ细胞释放胆囊收缩素,使胰管内压力升高;②酒精刺激十二指肠壁使肠壁充血水肿,波及十二指肠乳头,形成胆胰管开口的相对梗阻;③长期饮酒刺激胰管内蛋白质分泌增多从而形成胰管内的蛋白栓,堵塞胰腺管;④暴饮暴食可促进胰酶的大量分泌,使胰腺管内压力上升、胰腺泡破裂,胰酶进入胰腺组织,从而引起急性胰腺炎。

(二)慢性胰腺炎

慢性胰腺炎是指由各种因素所致的胰腺局部、节段性或弥漫性的慢性进展性炎症,导致胰腺组织和/或胰腺功能不可逆的损害。慢性胰腺炎主要表现为反复发作性或持续性的腹痛、腹泻或脂肪泻,以及消瘦、黄疸、腹部包块、糖尿病等。积极治疗可缓解症状,但不易根治,晚期多死于并发症,极少数可转变为胰腺癌。因此,对这类疾病要采取积极预防措施。

虽然慢性胰腺炎的发病机制尚未研究透彻,但是,已明确了一些与其发病关系密切的因素,主要有某些免疫相关的疾病、胆道系统疾病、慢性酒精中毒,以及某些代谢因素,如高血钙、高血脂等。

综上所述,对胰腺炎要积极预防,避免与其相关的因素或者诱因发生。

八、痔疮

痔疮是肛门直肠底部及肛门黏膜的静脉丛发生曲张而形成的一个或多个柔软的静脉团,任何年龄都可发生,但主要见于成人,是成人最常见的慢性疾病之一。根据痔核的位置,痔疮分为内痔与外痔,二者同时发生则称为混合痔。

通常认为,痔疮的形成与以下原因有关:

(1)不良的大便习惯。例如,如厕时下蹲位玩手机,下蹲和大便时间延长,则容易造成肛门周围血液循环不畅,静脉曲张。如厕时吸烟会延缓排便反射,造成大便秘结。大便时用力过猛,增加肛门周围组织淤血,静脉曲张。

（2）大便异常。腹泻和大便秘结均是痔疮的重要致病原因。

（3）某些慢性疾病。长期营养不良、体质虚弱，易导致肛门周围组织瘀血。

（4）某些职业性因素。长期站立或长时间保持坐位，可影响下肢的血液回流，肛门周围组织静脉回流不畅，易导致静脉曲张。

（5）饮食因素。长期饮酒或喜食辛辣食品，刺激性食物易造成血管扩张，导致静脉回流障碍。

预防痔疮的主要措施是避免一些与其形成相关的因素，主要有：①加强锻炼，经常参加体育活动，增强机体的抗病能力，也有益于血液循环，可以调和人体气血，促进胃肠蠕动，改善盆腔充血，防止大便秘结，预防痔疮；②预防便秘，正常人每日大便1次，为成形软便，不干不稀，排便时不感到排便困难，便后有轻松舒适的感觉，如果大便秘结坚硬，则不但排便困难，而且由于粪便堆积在肠腔，肛门直肠血管内压力增高，血液回流障碍而使痔静脉丛曲张形成痔疮；③养成良好的排便习惯。

总之，对消化系统疾病的预防，在日常生活中要注意做到：注意饮食卫生，不吃变质食物；进食时细嚼慢咽，饮食结构合理；定时、定量、有规律地饮食，不暴食，不偏食；休息好，勤运动，保持心情愉快。

第六章

泌尿系统的功能与常见疾病的预防

人体需要不断地将代谢产物、多余的物质以及进入体内的异物（包括药物等）排出体外，维持机体细胞生存环境的稳定状态，从而维持机体各器官、系统的正常功能。机体排出代谢产物、多余的物质以及进入体内异物的过程称为排泄。机体有 4 条排泄途径：①经呼吸道排泄，呼出气体排出二氧化碳；②经消化道排泄，肝脏代谢所产生的胆色素等废物随粪便排出体外；③经皮肤排泄，水、氯化钠、尿素等由汗腺分泌汗液的形式排出；④经肾脏排泄，以尿的形式排出代谢产物。其中，通过尿排出的排泄物种类多，数量大，所以尿的生成与排出是机体最重要的排泄途径。因此，了解泌尿系统的功能与常见疾病的预防是很有必要的。

第一节　泌尿系统的结构与功能

一、泌尿系统的结构与功能概述

（一）泌尿系统的组成

泌尿系统由肾脏、输尿管、膀胱及尿道组成，是体内最重要的排泄系统，如图 6-1-1 所示。泌尿系统通过生成尿液并排尿的形式，把机体代谢过程中所产生的各种代谢产物以及进入体内但不能为机体所利用甚至是对机体有害的物质排到体外。

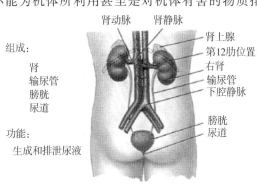

组成：
　肾
　输尿管
　膀胱
　尿道

功能：
　生成和排泄尿液

肾动脉　肾静脉

肾上腺
第12肋位置
右肾
输尿管
下腔静脉

膀胱
尿道

图 6-1-1　泌尿系统的组成

(二)肾脏的主要功能

肾脏最主要的功能是生成尿液,是机体最重要的排泄器官。除此之外,肾脏还参与一些内分泌调节活动,主要包括:①合成和释放肾素,参与动脉血压的调节;②合成和释放促红细胞生成素等,参与骨髓红细胞生成的调节;③通过 1α-羟化酶使 25-羟维生素 D_3 转化为 1,25-二羟胆固化醇,参与钙吸收和血钙水平的调节;④生成激肽、前列腺素,参与局部或全身血管活动和机体多种活动的调节。因此,认为肾脏只是一个单纯的排泄器官的观点是不全面的。概括而言,肾脏的生理功能包括:

(1)排出代谢产物和进入体内的异物。

(2)调节体内水和电解质平衡,维持体内渗透压稳定,维持血压的稳定。

(3)参与机体酸碱平衡的调节。

(4)参与心血管活动的调节,肾功能障碍可导致心律失常。

(5)调节造血功能,释放促红细胞生成素。

(6)参与骨代谢。肾脏是维生素 D 活化的重要场所。

(7)在长期饥饿时参与糖异生。

(三)尿生成与排出的基本过程

肾脏生成尿液的基本过程包括肾小球的滤过以及肾小管与集合管的重吸收和分泌。其中,重吸收和分泌在肾小管与集合管内同时进行,但是,被重吸收与被分泌的物质转运方向相反,因此其过程常被分开讲解。尿液生成的基本过程包括:①肾小球的滤过;②肾小管和集合管的重吸收;③肾小管和集合管的分泌(图 6-1-2)。同时,肾小

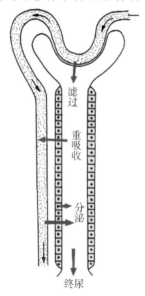

图 6-1-2　尿生成的基本过程

管和集合管还会根据体内水分含量的多少进行浓缩与稀释的调节,从而维持体液渗透压平衡与电解质平衡。

尿液在肾脏生成,最终形成的终尿经输尿管流入膀胱进行储存,当储存到一定量的时候,由膀胱经过尿道排至体外。也就是说,尿液生成过程在肾脏完成,是一个连续不间断的过程,而尿液的排出是一个间断的过程。

在尿液生成与排出的过程中,神经调节、体液调节和自身调节三个方面共同起到经常性的调节作用。其中,在尿液生成的过程中,体液因素和肾脏的自身调节占主导作用;而在尿液排放的过程中,神经调节占主导作用。

二、泌尿系统的结构

(一)肾脏的结构

1. 肾脏的解剖结构

肾脏是泌尿系统中最主要的器官,是尿液生成的场所。人有 2 个肾脏,形状似扁豆,红褐色,位于腹膜后脊柱两旁浅窝中。成人的每个肾脏的大小 10～12 cm,宽 5～6 cm,厚 3～4 cm,重 120～150 g。两个肾脏大小可有些许区别。肾脏靠近脊柱侧有一凹陷,该部位称为肾门,是肾静脉、肾动脉出入肾脏以及输尿管与肾脏连接的部位。这些出入肾门的结构被结缔组织包裹,合称为肾蒂。由肾门凹向肾内,有一个较大的、由肾实质围成的腔,称为肾窦。窦内分布有肾动脉、肾静脉、淋巴管、肾小盏、肾大盏、肾盂、脂肪组织等,见图 6-1-3。

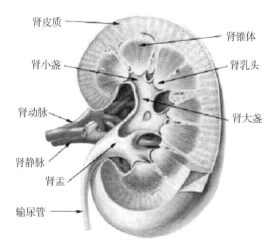

图 6-1-3 肾脏的解剖结构

肾脏内部的结构,可分为肾实质和肾盂两部分。肾实质分内、外两层,外层为皮质,内层为髓质。肾皮质呈红褐色,主要由肾单位组成。肾髓质新鲜时呈淡红色,由10~20个锥体构成。肾锥体在切面上呈三角形,锥体底部朝向肾凸面,尖端朝向肾门。在肾窦内有肾小盏,为漏斗形的膜状小管,围绕肾乳头。肾椎体与肾小盏相连接,相邻的两三个肾小盏合成一个肾大盏,肾大盏汇合成扁漏斗状的肾盂,肾盂出肾门后逐渐缩窄变细,移行为输尿管。

2. 肾脏的功能单位

(1)肾单位:肾脏结构和功能的基本单位,每个肾单位由肾小体和肾小管组成,如图 6-1-4 所示。

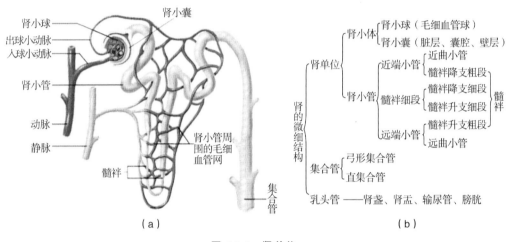

图 6-1-4　肾单位

肾小体是肾小球和肾小囊组成的球囊状结构。肾小球位于入球小动脉和出球小动脉之间,入球小动脉分成 3~8 个毛细血管分支,形成一团毛细血管网。毛细血管网团成球状而被称为毛细血管球,球形的毛细血管网再吻合成出球小动脉。肾小球毛细血管被一层特殊的上皮细胞包裹,这层细胞因有伪足样突起而被称为足细胞,足细胞层也是肾小囊的脏层,肾小囊的壁层将整个肾小球包绕其中,并且肾小囊的壁层与肾小管的近曲小管壁相延续。因此,在肾小囊的脏层与壁层之间形成一个腔隙,即肾小囊囊腔,其与近曲小管腔相延续。肾小管按其部位和形态依次称为近曲小管、髓祥、远曲小管。远曲小管最终汇入集合管。

(2)球旁器:在肾小球血管极旁,入球小动脉、出球小动脉和远端肾小管的起始部分之间有一个小三角区域,该区域的细胞特殊分化形成一个具有特殊功能的结构,称为球旁器。它包括 3 类特殊的细胞:

①球旁细胞:也称为颗粒细胞,是由小动脉的平滑肌细胞分化成的特殊的肌上皮样细胞。细胞体积较大,呈立方形,核大而圆,胞质为弱嗜碱性,具有合成、储存和分泌

肾素的功能,在血液循环的调节中有执行功能。

②致密斑:位于远曲小管起始部分的远曲小管上皮细胞特殊分化而成的细胞。致密斑细胞呈高柱状,排列紧密,细胞核呈椭圆形,位于细胞的顶部。其具有感受钠离子刺激的离子感受器,能感受流经远曲小管内的钠离子的浓度变化,并将钠离子的浓度变化信息传递给球旁细胞,调节球旁细胞对肾素的分泌功能。

③球外系膜细胞:也称为极垫细胞,位于入球小动脉、出球小动脉和致密斑之间的三角形区域内。球外系膜细胞的体积较大,与球旁细胞、球内系膜细胞之间有缝隙连接,在球旁器复合体的功能活动中起到信息传递功能,此外还具有吞噬功能,见图 6-1-5。

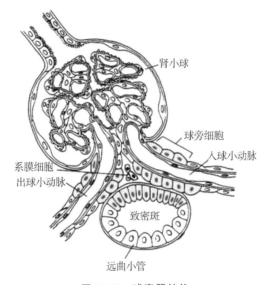

图 6-1-5　球旁器结构

3. 肾脏的血液循环及其特点

(1)肾脏的血液循环:肾脏血液循环的来源是肾动脉,它是主动脉在腹部的直接分支,因此,肾脏血液循环丰富。肾动脉在肾门处进入肾内后依次分支为叶间动脉、弓状动脉、小叶间动脉、入球小动脉。入球小动脉进一步分支形成肾小球毛细血管网,然后汇合成出球小动脉。出球小动脉再分支形成肾小管周围毛细血管网,汇入小叶间静脉。小叶间静脉汇入弓状静脉,再汇入叶间静脉,最后汇入肾静脉。肾静脉与肾动脉相伴行,见图 6-1-6。

(2)肾脏血液循环的特点:肾脏的血液循环与原尿的形成、肾小管的重吸收和分泌功能以及尿液浓缩功能密切相关,肾脏的血液循环有其独特之处,主要体现在以下3 个方面。

①肾血流量丰富。肾动脉是腹主动脉的直接分支,因此,肾动脉血压高,血流快,血流量大,占心排血量的 1/5～1/4。在安静时,肾内血流量可达每分钟 1200 mL。而

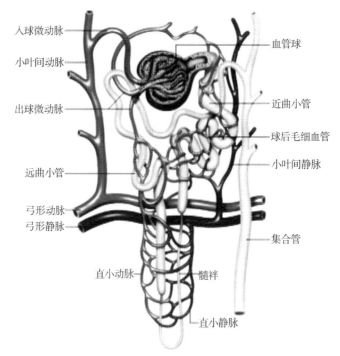

图 6-1-6　肾脏的血液循环

大量的血流在肾内并非均匀分布,其中的绝大部分流经肾皮质,约占全肾血流量的 94%;髓质血流量只占很小一部分,且以外髓为主,约占全肾血流量的 5%,内髓血流量更少,仅占全血流量的 1% 左右。

②两次形成毛细血管网。肾动脉逐级分支为小动脉后,在肾小球囊内形成肾小球毛细血管网,这个毛细血管网位于入球小动脉与出球小动脉之间,也是体内唯一的存在于两个小动脉之间的毛细血管网。其与一般的存在于小动脉和小静脉之间的毛细血管不同,不是作为物质交换的场所,而是对流经的血浆进行滤过,是单向的转运。肾小球毛细血管网内血压较高,而且,皮质肾单位的出球小动脉较入球小动脉细,有利于血浆在流经肾小球时被滤过进入肾小囊而形成原尿。

出球小动脉再次分支,与小静脉之间再次形成毛细血管网,分布在肾小管周围。第二次形成的毛细血管网与血液循环章节中介绍的存在于小动脉、小静脉之间的毛细血管网是一样的,起着物质交换的功能,维持肾脏组织的新陈代谢。但是,由于其小动脉源自肾小球毛细血管网的出球小动脉,血液在肾内经过了滤过过程,因此,此处的毛细血管内压力更低,有利于从肾小管重吸收而转入组织间的液体重新回流到血液中。

换言之,血管在肾脏中分支形成肾小球内的毛细血管网和肾小管周围毛细血管网,这两个毛细血管网由出球小动脉相串联且功能不同。第一次形成的毛细血管网在肾小球内执行血浆滤过功能;第二次形成的毛细血管网分布在组织中,执行着与组织液之间进行物质交换的功能。而且,第二次毛细血管网压力更低,能促进肾小管重吸收的液体回流入血,见图 6-1-7。

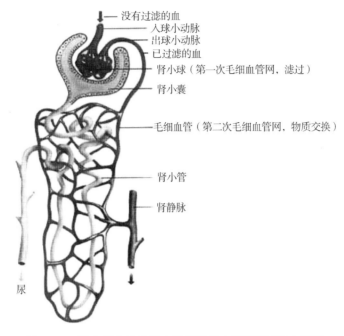

没有过滤的血
入球小动脉
出球小动脉
已过滤的血
肾小球(第一次毛细血管网,滤过)
肾小囊
毛细血管(第二次毛细血管网,物质交换)
肾小管
肾静脉
尿

图 6-1-7　肾小球内的毛细血管网和肾小管周围毛细血管网

③肾血流量自身调节。当肾动脉灌流压在一定范围内变化时,肾血流量保持相对恒定。这种现象不依赖于神经调节与体液调节而存在,因此被称为肾血流量自身调节,它是肾脏的一种内在特性(详见本章第二节)。

(二)输尿管的结构

输尿管左、右各一,为平滑肌、黏膜组成的管状结构,上起自肾盂,下终止于膀胱三角。成人输尿管管径平均为 0.5～0.7 cm,长 25～35 cm,其上、中、下三段按其所处的位置分别为腹段、盆段、膀胱段。输尿管有 3 个狭窄部,分别在肾盂与输尿管移行处(即输尿管起始处)、越过骨盆入口处、进入膀胱壁处。输尿管内出现的结石常容易停留在这几个狭窄处,形成嵌顿,如图 6-1-8 所示。

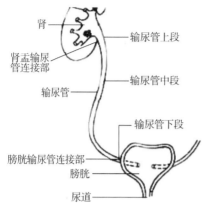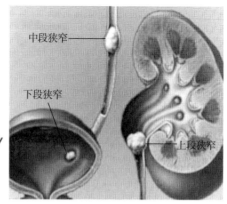

图 6-1-8　输尿管 3 个狭窄部

（三）膀胱的结构

膀胱在空虚时呈椎体形,分尖、体、底和颈 4 个部分。其主体是平滑肌层,有较好的延展性,其内表面是黏膜下层与黏膜层。当膀胱壁平滑肌收缩时,黏膜聚集成皱襞,称为膀胱襞。在膀胱底内面,位于左、右输尿管口和尿道内口之间有一称为膀胱三角的三角形区域,此区膀胱的黏膜层与肌层紧密相连,缺少黏膜下层组织,因此比较平坦。无论膀胱扩张或者收缩,膀胱三角始终呈现平滑状态。需要注意的是,膀胱三角也是肿瘤、结核以及炎症的多发部位。

三、尿的生成过程

尿液在肾脏中的生成可以分为肾小球的滤过、肾小管与集合管的重吸收,以及肾小管与集合管的分泌 3 个过程。

（一）肾小球滤过

肾小球滤过是指血液在流经肾小球毛细血管的过程中,即从入球小动脉流到出球小动脉的过程中,部分水及小分子物质通过毛细血管壁被滤出到肾小囊,如图 6-1-9所示。被滤过到肾小囊的液体称为小管液,也称为原尿。决定肾小球滤过功能的主要因素有滤过膜的通透性和滤过动力。

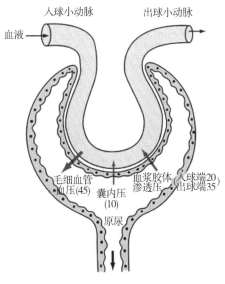

入球小动脉　　　出球小动脉

血液

毛细血管　　血浆胶体　（入球端20）
血压(45)　　渗透压　　（出球端35）
　　　囊内压
　　　(10)

原尿

图 6-1-9　肾小球滤过

1. 滤过膜

血液从入球小动脉进入肾小球,其中的部分血浆成分被滤过到肾小囊内,这些被滤出的分子需依次穿过毛细血管内皮细胞层、非细胞性基膜层、构成肾小囊脏层的足细胞层,如图 6-1-10 所示。因此,人们把这 3 层结构共同称为肾小球的滤过膜。这3 层膜都有一定大小的孔或者裂隙,限制被滤出的物质分子的大小。肾小球毛细血管内皮由不连续的内皮细胞所构成,其不连续的小孔直径为 50～100 nm,可通透血浆蛋白但不能通透血细胞;中间的基膜是微细纤维网,由水合凝胶组成,网孔大约 4～8 nm,血浆中的水和部分溶质可以自由通过;外层的足细胞有伪足样的突起相互镶嵌,镶嵌的伪足之间有裂隙膜,膜上有直径 4～14 nm 的孔。足细胞构成滤过的最后一道屏障,可以阻止低分子量的蛋白质通过,因此肾小球滤出的液体中不含有蛋白质。倘若某种感染导致滤过孔的通透性增加,则大分子的蛋白质甚至红细胞也能被滤出到肾小囊内,最终可出现蛋白尿、血尿。

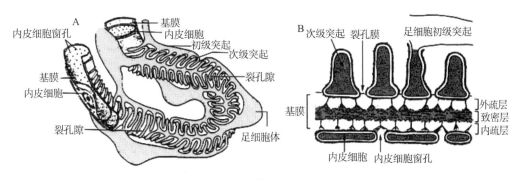

图 6-1-10　肾小球滤过膜

肾小球的滤过膜也称为滤过屏障。滤过屏障的功能由两个方面的因素决定:一方面,上述滤过膜的 3 层结构均有不连续的孔隙,滤过能力的大小由孔隙最小的膜层决定,这个屏障作用称为机械屏障;另一方面,因为各层滤过膜表面均有带负电荷的糖蛋白,如内皮与上皮细胞膜上含涎蛋白,基底膜上含硫酸肝素等,所以肾小球滤过膜带负性电荷,膜上的这些带负电荷的物质可阻碍滤过膜通透带相同负电荷的物质分子。也就是说,各种物质通过肾小球滤过膜的能力由该物质的分子大小(有效半径)和其所带的电荷共同决定。

2. 滤过动力

如图 6-1-9 所示,血浆成分从入球小动脉向出球小动脉流动的过程中,一部分血浆成分被滤过到肾小囊内,而这些血浆的成分受到 3 个力量的驱动,分别是:①肾小球毛细血管血压,促进水分子滤出到肾小囊内,是滤过的动力;②血浆胶体渗透压,吸引水分子留在毛细血管内,是滤过的阻力;③肾小囊内压,阻碍水分子进入肾小囊内,是滤过的阻力。因此,血浆中的成分是否被滤出,以及以多大的速率被滤出,取决于这 3 个方面作用力的综合效应,即这 3 个力的综合是促使血浆中成分滤出至肾小囊的动力,称为有效滤过压,计算见式(6-1-1)。

$$有效滤过压 = 肾小球毛细血管压 - (血浆胶体渗透压 + 肾小囊内压) \qquad (6-1-1)$$

3. 滤过功能的评价

肾小球滤过功能的大小可以用肾小球滤过率和滤过分数作为评价指标来衡量。

肾小球滤过率(glomerular filtration rate,GFR)指每分钟经过两侧肾脏滤出的液体量,即每分钟有多少原尿生成。一个体表面积为 1.73 m² 的正常成人的肾小球滤过率约为 125 mL/min,即每分钟有 125 mL 的滤液生成。

滤过分数指肾小球滤过率和肾血浆流量的比值,即肾小球滤出的液体占血浆总流量的百分比。正常成人肾血浆流量约为每分钟 660 mL,而每分钟有 125 mL 的滤液生成,则滤过分数为 125/660×100%=19%,即每分钟流经肾脏的血浆约有 1/5 被滤出到肾小囊囊腔中形成原尿。

(二)肾小管和集合管的物质转运

按照一个体表面积为 1.73 m² 的正常成人来计算,肾小球滤过率约为 125 mL/min,则一天 24 h 通过肾小球滤过生成的原尿量约为 180 L。但是,正常人每天排出体外的终尿仅有 1.5 L 左右,不足原尿量的 1%。这提示,由肾小球滤过生成的原尿液中超过 99%在流经肾小管和集合管时被重吸收。而且,终尿中还有一些物质是由肾小管和集合管分泌的。肾小管和集合管的重吸收和分泌功能可归纳为肾小管和集合管的物质转运。

1. 肾小管和集合管细胞的物质转运概述

重吸收是指肾小管和集合管上皮细胞将小管液中的水分和多种溶质重新转运回血液的过程;分泌是指肾小管上皮细胞将血液中的某些溶质转运入小管液的过程。重吸收与分泌是两个方向相反的物质转运。从物质转运的机制来看,它们是小管细胞膜上的各种转运体通过被动转运(不需要额外耗能)或主动转运(需要消耗能量)进行跨膜物质转运的结果。

各段肾小管的物质转运功能不同,各有其特点,如图 6-1-11 所示。

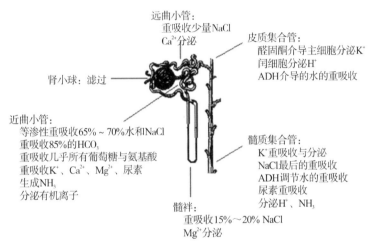

图 6-1-11 各段肾小管的物质转运特点

(1)近曲小管的转运功能:由肾小球滤过产生的原尿,在流经各段肾小管中被重吸收与分泌的状况不一样。近曲小管的物质转运有以下特点:①重吸收能力强,近曲小管重吸收的物质种类和数量在各段肾小管中居首位;②定比例重吸收,在近曲小管被重吸收的 Na^+ 和水占滤过液总量的 $65\%\sim70\%$,即便滤过液的生成量发生变化,重吸收的比例也维持在稳定的水平;③等渗透性重吸收,近曲小管中水的重吸收总是伴随着溶质的重吸收进行的,因此,小管中的液体的渗透压能稳定在滤过液的水平,即接近血浆渗透压;④滤过液中有些物质几乎全部在近曲小管被重吸收,完全在近曲小管被重吸收的物质包括葡萄糖、氨基酸、蛋白质、磷酸盐、K^+、Ca^{2+}、Mg^{2+}、维生素等;⑤滤过液中有些物质 $80\%\sim85\%$ 在近曲小管被重吸收,主要是 Cl^-、HCO_3^-;⑥尿素在近曲小管部分被重吸收;⑦具有一定的分泌功能,近曲小管的分泌功能不如远曲小管和集合管,但是,有些进入体内的药物从近曲小管分泌,如图 6-1-11 所示。

(2)髓袢的转运功能:髓袢分为下降支与上升支,而降支与升支分别又包括粗段与细段,见图 6-1-12,不同节段髓袢的转运特点相差较大。其中,髓袢降支粗段由近曲小管延续而来,其物质转运功能与近曲小管接近,因此,有人把近曲小管与髓袢降支粗段合称为近端肾小管。但是,髓袢降支细段的小管上皮细胞则有很大的区别:①细胞膜上钠泵活性很低,因此细胞对 Na^+ 的重吸收很少;②细胞对尿素也不易通透;③对水的通透性较大。然而,髓袢升支细段对水和溶质的转运特点与降支细段正好相反,对水不通透但能通透 NaCl 和尿素。因此,流经髓袢降支细段的液体的渗透压随着水的重吸收而逐渐升高,即 NaCl 和尿素的浓度逐渐升高。而继续流经髓袢升支细段的液体的 NaCl 被重吸收,且尿素扩散入小管内,升支细段中渗透浓度逐渐降低。之后的髓袢升支粗段对 Na^+ 的重吸收能力强而对水和尿素不通透,因此,流经髓袢升支粗段的小管液的渗透压随着 Na^+ 的重吸收而进一步降低。髓袢不同部分的重吸收物质的特点对尿的浓缩与稀释起到重要作用。

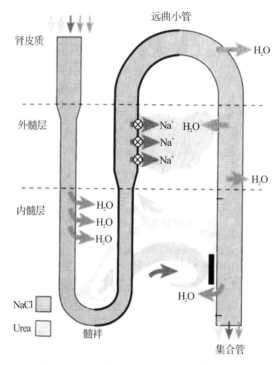

图 6-1-12　髓袢不同节段的物质转运特点

(3)远曲小管和集合管的转运功能:远曲小管和集合管的上皮细胞主要有主细胞和闰细胞两类,其中,闰细胞主要分泌 H^+,主细胞重吸收 Na^+ 和水以及分泌 K^+。主细胞的重吸收与分泌功能受到抗利尿激素、醛固酮等体液因素的调节(详见下一节)。

2. 几种主要物质的重吸收和分泌

(1) Na^+、Cl^-、水的重吸收。Na^+、Cl^- 和水是滤过液中量最多的成分,因此,对它们的重吸收是肾小管和集合管最主要的转运功能活动之一。但是,不同部位的小管细胞上的转运体类型不尽相同,所以它们的重吸收机制也是不一样的,如图 6-1-13 所示。水总是随着溶质的重吸收而被重吸收。若用药物抑制这些转运体的功能,则

Na^+、Cl^-、水的重吸收会受到抑制,存留在小管中使得最终形成的尿液增加,即产生利尿作用。这也是各种不同的利尿药物的作用机制。

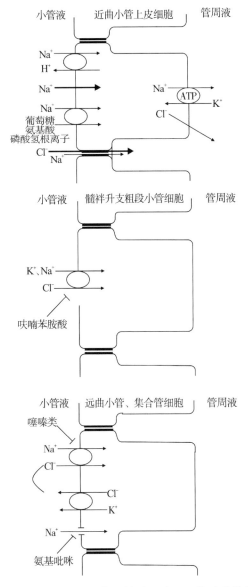

图 6-1-13　不同部位的肾小管对 Na^+、Cl^- 的重吸收机制

(2)K^+ 的重吸收和分泌:在尿液生成过程中,肾小管对钾离子既有重吸收功能也有分泌功能,即 K^+ 的转运比较特殊,既被重吸收又被分泌,但是,肾小管对钾离子的重吸收与分泌在不同的节段中进行。从肾小球滤过的 K^+ 将近70%在近曲小管被重吸收,约20%在髓袢被重吸收,这个比例相对固定,而且这部分肾小管上皮细胞没有分泌 K^+ 的功能。然而,远曲小管和集合管的上皮细胞既可重吸收 K^+ 也可分泌 K^+,而且,尿中排出的 K^+ 大部分来源于远曲小管与集合管的分泌,这个环节受到激素的调节(详见下一节)。

与 Na^+ 的转运相同,小管细胞对 K^+ 的转运机制也比较复杂,其中几种主要的转运体包括 Na^+-K^+ 共同转运体、Na^+-$2Cl^-$-K^+ 共同转运体、H^+-K^+ 交换转运体、K^+ 通道,见图 6-1-14 和图 6-1-15。这些转运体在不同的肾小管节段的分布不同。用不同的药物抑制其相应的转运体,也会引起尿液生成的变化。

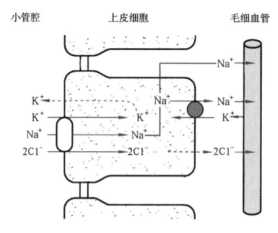

图 6-1-14　髓袢升支粗段对 Na^+、Cl^-、K^+ 的转运

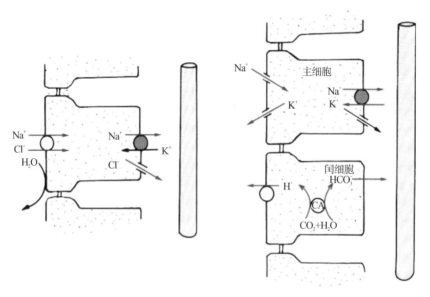

图 6-1-15　远曲小管和集合管重吸收 $NaCl$,分泌 K^+ 和 H^+

(3)HCO_3^- 的重吸收和 H^+ 的分泌:维持机体的酸-碱平衡非常重要,肺通过呼吸将代谢产生的 CO_2 以气体形式排出,而肾脏则主要通过对 HCO_3^- 的重吸收和 H^+ 的分泌等参与维持机体的酸-碱平衡,而且,肾小管重吸收 HCO_3^- 和 H^+ 转运有密切关

系。机体代谢产生的非挥发性酸与 $NaHCO_3$ 作用生成钠盐和 CO_2,这个过程也需消耗细胞外液中的 HCO_3^-。因此,HCO_3^- 的重吸收直接参与机体酸碱平衡的调节。

如前所述,肾小球滤过的液体中有 $80\%\sim85\%$ 的 HCO_3^- 在近曲小管重吸收,约 15% 在髓袢升支粗段被重吸收,其余的在远曲小管和集合管被重吸收。其重吸收的转运机制则通过 CO_2 的形式间接完成,如图 6-1-16 所示。血浆中的 HCO_3^- 以 $NaHCO_3$ 的形式存在,$NaHCO_3$ 在肾小管中可解离成 HCO_3^- 和 Na^+,而 Na^+ 与 H^+ 逆向交换进入细胞,H^+ 再由细胞分泌到小管液中,并与小管液中的 HCO_3^- 结合成 H_2CO_3。H_2CO_3 在碳酸酐酶的作用下分解为 CO_2 和 H_2O。CO_2 的脂溶性强,能迅速通过管腔膜进入细胞内,并在细胞内的碳酸酐酶作用下与水结合又生成 H_2CO_3,H_2CO_3 再次解离成 HCO_3^- 和 H^+。因此,影响碳酸酐酶活性的药物,如乙酰唑胺,可通过影响 HCO_3^- 的重吸收而影响尿的生成。

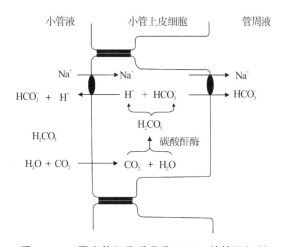

图 6-1-16　肾小管细胞重吸收 HCO_3^- 的转运机制

从图 6-1-16 中可知,H^+ 分泌与 HCO_3^- 的重吸收密切相关,细胞内 CO_2 和 H_2O 在碳酸酐酶的催化下生成 H_2CO_3,而 H_2CO_3 又进一步解离成 HCO_3^- 和 H^+。这种分泌 H^+ 的功能在全段肾小管中都有,但是,其中的远曲小管和集合管对 H^+ 的分泌尤其重要。综合肾近曲小管的物质转运功能,可以了解,从肾小球中滤出来的 H^+ 大多数在近曲小管中被重吸收,而终尿中排出的 H^+ 来自远曲小管和集合管的分泌。

参与 H^+ 分泌的转运体:①Na^+-H^+ 逆向交换体,在管腔膜将 Na^+ 转运入细胞的同时将 H^+ 分泌出细胞;②H^+-ATP 酶,主动分泌 H^+;③H^+-K^+-ATP 酶,可将细胞内的 H^+ 转运入管腔,同时将小管液中的 K^+ 转运入细胞。在远曲小管和集合管,除了 H^+-Na^+ 逆向交换外,还有 K^+-Na^+ 交换,这两个转运体在功能上相互竞争,K^+ 多则分泌 H^+ 少,H^+ 多则分泌 K^+ 少。例如,酸中毒时,肾小管细胞内碳酸酐酶活性增强,

H^+ 生成增加,因此,H^+-Na^+ 交换增加,同时 K^+-Na^+ 交换减少,可导致尿中 H^+ 浓度增加,进而使血液中的 K^+ 浓度增高。如果用乙酰唑胺抑制碳酸酐酶的活性,则 H^+ 生成减少,结果是 H^+-Na^+ 交换减少而 K^+-Na^+ 交换增加,尿中排出的 K^+ 浓度增加而血液中的 H^+ 浓度增高。因此,对于利尿,不同药物的作用机制不同,对机体产生的影响也具有很大的差异。

(4)NH_3 的分泌:尿中有一种难闻的尿臊气,主要与 NH_3 有关,NH_3 来源于机体代谢时含氮物质的代谢产物,在肾小管上皮细胞分泌至肾小管中,随着尿液排出。其中,60%的 NH_3 由谷氨酰胺脱氨而来,其余的 40% 来自其他氨基酸(详见物质代谢部分)。由于 NH_3 具有脂溶性,代谢生成的 NH_3 能够通过细胞膜进入小管液而被不断地分泌。而且,NH_3 的分泌与 H^+ 的分泌关系密切,NH_3 与 H^+ 结合形成 NH_4^+。带正电荷的 NH_4^+ 与小管液中的 $NaCl$ 等强酸盐中的负离子结合形成铵盐,如生成 NH_4Cl 等,并随尿液排出体外。与此同时,强酸盐的正离子,如 Na^+ 则与 H^+ 交换进入肾小管细胞,与细胞内的 HCO_3^- 一起被转运。因此,小管液和小管周围组织液的 pH 值可影响肾小管分泌 NH_3 的过程。而肾小管细胞分泌的 NH_4^+ 一方面可以促进 H^+ 分泌进而形成铵盐,另一方面也可促进 $NaHCO_3$ 的重吸收,从而起到"排酸保碱"的作用,这也是肾脏调节体液酸碱平衡的一个重要途径。

(5)葡萄糖的重吸收:从肾小球滤过到肾小囊的过程中,葡萄糖分子可以自由通过,因此,滤液中的葡萄糖浓度与血浆中葡萄糖的浓度是一致的。但是,滤液在流经近曲小管时,其中的葡萄糖几乎全部被重吸收,因此正常人的尿中没有葡萄糖。但是,近曲小管对葡萄糖的重吸收能力有一定的限度,当流经肾小球的血液中葡萄糖浓度超过了这个限度时,尿中就会出现葡萄糖。这是因为,只有近曲小管对葡萄糖有重吸收能力,其他节段的肾小管上皮细胞上没有能转运葡萄糖的转运体,所以,一旦滤液中的葡萄糖水平高于近曲小管对其的重吸收能力,则剩余的葡萄糖在流经远曲小管、集合管时都不能被重吸收,从而出现在尿液里,称之为糖尿。因此,尿中是否会出现葡萄糖,由以下 3 个因素决定:血糖浓度、肾小球滤过率、肾小管对葡萄糖的转运能力。虽然每个肾单位的近曲小管对葡萄糖的转运能力不一定相同,但当滤液中葡萄糖的滤过量达到 220 mg/min 时,部分肾单位的近曲小管对葡萄糖的重吸收能力就已经达到极限,尿中开始出现葡萄糖,此时的血浆葡萄糖浓度称为肾糖阈。也就是说,肾糖阈是指当尿中刚开始出现葡萄糖时所对应的血浆葡萄糖浓度。

葡萄糖的重吸收是逆浓度梯度进行转运的,需要耗能,是主动重吸收。但是,它的转运与 Na^+ 的重吸收密切相关,因此,葡萄糖的重吸收属于继发性主动转运过程。而该类 Na^+-葡萄糖的载体蛋白仅存在于近曲小管(图 6-1-17),因此,只有近曲小管可以转运葡萄糖,是葡萄糖重吸收的唯一场所,其他各段肾小管因为缺乏 Na$^+$-葡萄糖载体蛋白,所以没有重吸收葡萄糖的能力。

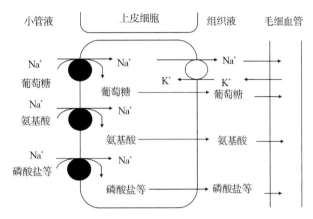

图 6-1-17　近曲小管对葡萄糖、氨基酸的重吸收

(6)氨基酸及其他物质的重吸收:从血浆中被肾小管滤过的各种氨基酸也能被重吸收,其主要的重吸收场所也是近曲小管,其也属于继发性主动转运,重吸收机制与葡萄糖的重吸收机制一致,其重吸收通过 Na$^+$-氨基酸同向转运体进行。转运氨基酸和转运葡萄糖的同向转运体是不同的,它们的重吸收相互独立,两者之间不存在相互竞争转运的关系。

第二节　尿生成的调节与尿的排放

尿的生成过程以及尿的排放过程都受到一些因素的影响与调节,包括自身调节、神经调节与体液调节。这些调节机制渗透到尿液生成与排放的每一个步骤。

一、尿生成过程中的影响因素

(一)肾血流量自身调节

血液流经肾脏时,肾小球的滤过功能将代谢产物等滤出,血浆得到净化与清理,因此,肾脏的血流量是尿生成的第一个影响因素。但是,在正常情况下,流经肾脏的血流量变化并不大。对离体肾脏或去掉神经支配的肾脏进行人工灌流,不同灌流压下对应的肾脏血流量与肾小球滤过率的变化见图 6-2-1。结果显示,肾动脉灌流压由 20 mmHg(2.7 kPa)提高到 80 mmHg(10.7 kPa)时,肾血流量随着肾动脉压的升高而成比例地增加。但是,当肾动脉灌流压在80~180 mmHg(10.7~24 kPa)范围内变动时,肾脏的血流量变化不大,保持在相对稳定的水平。而在180 mmHg之上进一步加大肾动脉灌流压,则肾血流量又随着肾动脉压的升高而增加,即当肾动脉灌流压在80~180 mmHg范围内变化时,肾血流量保持相对恒定。这种现象不依赖于神经调节或体液调节,称为肾血流量自身调节。因此,肾血流量自身调节是肾脏的一种内在特性,其生理学意义在于维持肾小球滤过功能在相对稳定的水平,使其不会随着血压波动而有显著的变化。

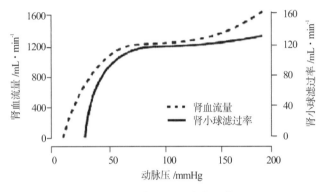

图 6-2-1　肾血流量自身调节

对于肾血流量自身调节机制,人们通常用肌源学说和管球反馈来进行解释。

肌源学说认为,入球小动脉具有一定的紧张性,当灌流压增高时,血管壁受到的牵张刺激增加,血管平滑肌紧张性增加,从而使血管管径缩小,血流阻力增大,避免肾血流量过多。相反,当灌流压下降时,入球小动脉管壁平滑肌紧张性降低,从而使血管管径相应扩大,血流阻力减小,肾血流量也相应增加。其结果是,当动脉压在一定范围内变动时,进入肾小球毛细血管的血流量基本保持在稳定水平。后来进一步发现,如果用罂粟碱、水合氯醛等药物抑制血管平滑肌的收缩,则肾脏的自身调节也随之消失。因此,这个针对血压变化出现的动脉平滑肌的紧张性调节反应是由肾脏小动脉平滑肌的特性所决定的。

换句话说,当肾血流量增加时,肾小球滤过率也随之提升,因此,流经远曲小管的小管液增加,但是,这个变化被远曲小管的致密斑感知,并将此信息反馈至肾小球,使肾小球毛细血管紧张性增加,从而减少肾血流量和肾小球滤过率;相反地,当肾血流量减少时,肾小球滤过率也随之减少,流经远曲小管的小管液也减少,这个变化被远曲小管的致密斑感知,并将此信息反馈至肾小球,使肾小球毛细血管紧张性降低,从而增加肾血流量和肾小球滤过率。人们把这种由肾小管液流量的变化反过来影响肾血流量和肾小球滤过率的调节过程称为管球反馈。

(二)影响肾小球滤过的因素

血液流经肾小球时,部分血浆成分在有效滤过压的作用下透过滤过膜被滤到肾小球囊内,因此,凡能影响有效滤过压以及滤过膜功能的因素都会影响肾小球滤过,从而影响尿液的生成,主要有以下5个方面。

1. 滤过膜

肾小球滤过膜的功能主要包括滤过膜有效面积的大小和滤过膜通透能力的强弱。正常人的肾小球滤过膜的面积与通透性比较稳定,对肾小球滤过率的影响不大。但是,有些疾病可引起滤过膜面积以及滤过膜的通透性发生改变。例如,在急性肾小球肾炎病程中,抗原-抗体免疫复合物沉积在肾小球滤过膜上会减小滤过膜的有效面积,同时也会降低滤过膜的通透性,由此减弱肾小球滤过能力,引起尿生成减少,从而出现少尿甚至无尿。抗原-抗体复合物如果激活补体反应,则会损伤肾小球滤过膜的结构,可使滤过膜的通透性增大,此时,正常情况下不能通过滤过膜的血浆蛋白,甚至是血细胞也可通过滤过膜进入肾小囊,导致尿中出现蛋白甚至红细胞,即出现蛋白尿、血尿。

2. 肾小球毛细血管血压

如前所述,当肾动脉的灌流压在 $80\sim180$ mmHg 范围内变化时,肾脏通过肾血流量自身调节机制,使肾小球滤过率基本保持不变。但是,当动脉血压降低到80 mmHg以下时,即机体处于休克状态时,随着灌流压的降低,肾小球毛细血管压也降低,有效滤过压随之降低,肾小球滤过率减小,从而尿液生成减少。这有利于机体保存体液,有效地缓解血液循环功能的进一步恶化。

3. 囊内压

肾小囊与近曲小管相延续,因此,正常情况下滤过到肾小囊的原尿会顺利地流入肾小管,并经过重吸收与分泌进一步生成终尿而被排出,因此,肾小囊内压值比较低也比较稳定。但是,如果发生肾小管阻塞或输尿管阻塞,如结石堵塞、肿瘤压迫、严重溶血所致血红蛋白堵塞肾小管等病变,尿路不通畅会使滤过到肾小囊的原尿不能顺利地流入肾小管,则囊内压会增高,即滤过阻力增大,有效滤过压降低,肾小球滤过率减小。

4. 血浆胶体渗透压

血浆胶体渗透压在生理状态下比较稳定,不会发生显著变化。但是,在某些疾病状态下,如消耗性疾病晚期明显营养不良,或者静脉快速输入大量生理盐水导致血液稀释,血浆蛋白浓度可显著降低,使血浆胶体渗透压下降,从而导致肾小球内滤过阻力减小,有效滤过压增大,肾小球滤过率增大。

5. 肾血浆流量

图 6-2-2 所示为有效滤过压的形成及肾血流量对肾小球滤过率的影响,其中,

a、b、c三条线分别代表肾血流量大、中、小时血浆渗透压的变化过程。可以看出,在血液从入球小动脉向出球小动脉流动的过程中,随着血浆中的非蛋白成分不断地被滤出到肾小囊,血管内的血浆胶体渗透压逐渐增高,即有效滤过压逐渐降低。当肾血浆流量降低时,毛细血管内血浆胶体渗透压增高的速度更快,有效滤过压降低更显著(c线),因此肾小球滤过率减小。反之,当肾血浆流量增加时,毛细血管内血浆胶体渗透压增高的速度减慢(a线),因此有效滤过压降低程度较缓,肾小球滤过率增大。

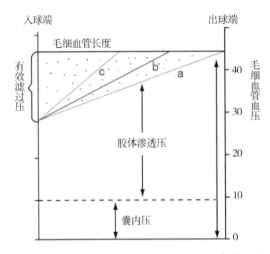

注:a、b、c三条线分别代表肾血流量大、中、小时血浆渗透压的变化过程。

图 6-2-2 有效滤过压的形成及肾血流量对肾小球滤过率的影响

(三)尿液的浓缩和稀释

1. 浓缩与稀释概念

在体内水缺少与水过多的情况下,尿液的浓度差别会很大。通常用渗透压来衡量尿液的浓度。血浆渗透压为 280～320 mOsm/L,而尿液的渗透浓度最高可达 1200 mOsm/L,最低可低至 50 mOsm/L。肾脏通过尿液的浓缩与稀释功能调节机体对水的排出量,从而维持机体内的水和渗透压的平衡。例如,夏天在室外做高强度的训练但未及时补充足够水分时,体内缺水,则会出现尿少且色深,即肾脏生成的尿液被浓缩,有利于机体保存水分。相反,如果在室内休闲状态下还喝了大量的水,则会出现尿多且色淡,即肾脏生成的尿液被稀释,有利于机体排出多余的水分。可见,肾脏对生成的尿液有浓缩与稀释的功能。

尿液的渗透压高于血浆渗透压时称为高渗尿,有利于机体保持水分。反之,尿液的渗透压明显低于血浆渗透压时称为低渗尿,有利于机体排出多余的水分。但是,如果肾脏的浓缩和稀释尿液的能力丧失,则不论体内是否缺水,尿液的渗透压都不会改变，而是接近血浆渗透压，此时的尿液为等渗尿。也就是说，如果尿液一直保持在等渗状态，则意味着肾脏的浓缩与稀释功能发生障碍。通常用逆流倍增原理来解释肾脏的浓缩与稀释功能。

2. 影响尿浓缩和稀释的因素

影响尿浓缩与稀释的最常见因素是机体摄入的水量。

由于渗透压是使水转运的动力，水总是顺着溶质形成的渗透压梯度进行转运，而小管液中渗透压由溶质浓度形成，因此，小管液中溶质的浓度是影响尿浓缩与稀释的重要因素。小管液中溶质浓度增高，则水留在管腔中的量增多，被重吸收的量减少，从而尿量增加。

同时，由于水重吸收减少，小管液中 Na^+ 被稀释而浓度降低，小管液与细胞内的 Na^+ 浓度差变小，因此 Na^+ 的重吸收也减少，$NaCl$ 排出量增多，促进尿量增多。例如，糖尿病患者由于血糖水平过高，被滤过的葡萄糖不能完全被近曲小管重吸收，存留在小管液中的部分使小管液内的渗透压增加，阻碍了水的重吸收，从而出现多尿症状。这种通过增大溶质浓度而增加尿的生成的机制被应用于临床进行渗透性利尿，如静脉注射甘露醇，甘露醇不被肾小管重吸收，其随血浆自由滤过进入肾小管，使小管液中渗透压升高，从而引起尿量增加。

尿液浓缩与稀释的功能依赖于肾小管髓袢、远曲小管和集合管三者的共同作用，因此，这三个方面中任何一个环节的功能损伤都可引起肾脏浓缩功能下降。例如，肾盂肾炎引起的肾脏髓质纤维化、肾囊肿引起的肾脏髓质萎缩等，都可引起肾脏的浓缩功能降低。而一些药物可以通过影响肾小管细胞上的转运体功能从而影响尿液的浓缩功能，产生利尿效应。某些原因，如严重的营养不良，可导致机体蛋白质缺乏，也会降低尿的浓缩功能。

二、尿生成的调节

肾脏在生成尿液的过程中受到神经调节、体液调节、自身调节 3 个方面的影响。

（一）神经调节

神经调节以反射的方式进行。肾脏的神经调节作用是肾交感神经参与的反射，主要有以下 3 个反射。

1. 容量感受器反射

容量感受器反射是指血容量增多可通过刺激心肺容量感受器反射性地引起交感神经活动抑制（详见心血管系统部分）。容量感受器反射在肾脏表现为肾交感神经引起的活动抑制,其效应是肾小球滤过率增加,肾脏排钠、排水增多,从而使尿生成增加,血容量回降。

2. 压力感受器反射

压力感受器反射在肾脏中的调节表现在:动脉血压升高刺激颈动脉窦和主动脉弓的压力感受器,反射性地引起交感神经活动抑制。结果同上所述,肾脏交感神经活动抑制,使得肾小球滤过率增加,肾脏排钠、排水增多,从而使尿生成增加,血容量回降,血压回降。

3. 肾-肾反射

肾-肾反射是指一侧肾脏的传入神经纤维受到刺激可反射性地改变同侧和对侧肾交感神经的活动,从而改变肾脏功能,即两侧肾脏的功能相互协调,共同完成尿液生成,使机体的功能维持正常。在动物实验中,切除一侧肾神经可引起同侧肾脏排钠和排水增加,同时可使对侧肾脏排钠和排水减少。若输尿管内压力升高刺激一侧肾脏的机械感受器,以及用 0.9 mol/L 的 NaCl 逆行灌流肾盂刺激其化学感受器,可加强该侧肾脏的传入神经活动,同时使对侧肾交感传出神经活动减弱,排钠、排水增多。

(二)体液调节

在心血管系统章节中介绍过体液因素对血压的影响,而尿液生成直接调节体液的量,因此尿液生成与血压调节关系密切,而且调节血压的体液因素也调节尿液生成。

1. 抗利尿激素

抗利尿激素(antidiuretic hormone,ADH)也称为血管升压素,由下丘脑的视上核和室旁核的神经元合成,经下丘脑-垂体束运输到神经垂体进行储存,由神经垂体释放入血,发挥其对肾脏生成尿液的调节作用,并由此调节血压。

抗利尿激素作用的部位是肾脏的远曲小管和集合管,其与远曲小管和集合管上皮细胞膜上的相应受体结合后激活膜内的腺苷酸环化酶,进而影响水通道蛋白活动,提升细胞转运水的能力,从而促进肾脏对水的重吸收,使尿量生成减少,尿液浓缩,并由此相应增加血容量,升高血压,这也是抗利尿激素被称作血管升压素的原因。

抗利尿激素的分泌受到多个因素的调节,其中,血浆晶体渗透压是调节抗利尿激素释放的最主要的因素。其他调节因素还包括血容量、动脉血压,以及某些激素,如心房钠尿肽、血管紧张素Ⅱ等。

2. 肾素-血管紧张素-醛固酮系统

肾素、血管紧张素、醛固酮 3 类生物学活性物质在功能上密切相关,故常被合称为肾素-血管紧张素-醛固酮系统(图 6-2-3)。在心血管系统部分讨论过它们对血压的调节作用,而在尿生成的调节作用方面,血管紧张素Ⅱ的作用主要包括:①收缩肾脏血管,减少肾小球滤过,从而减少尿的生成;②刺激醛固酮的合成与分泌,减少尿的生成;③直接刺激近端肾小管对 NaCl 的重吸收,减少尿的生成;④促进垂体后叶释放抗利尿激素,促进远曲小管和集合管对水的重吸收,减少尿的生成。

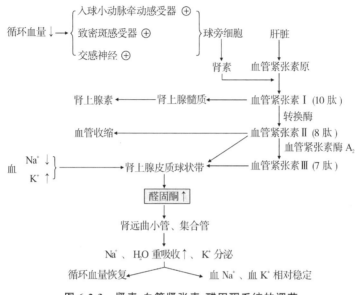

图 6-2-3　肾素-血管紧张素-醛固酮系统的调节

醛固酮在进入肾小管的主细胞后与胞质内醛固酮受体结合,形成激素-受体复合物,进一步进入细胞核,调节核内一些蛋白质的 mRNA 的转录。其产生的生理作用包括:①促进管腔膜的 Na^+ 通道对小管液 Na^+ 向细胞内的转运;②加强管周膜上 Na^+-K^+ 泵的活动,促进细胞内的 Na^+ 泵入细胞间隙;③由于 Na^+ 的重吸收加强导致管腔内负电位相对增高,从而促进 K^+ 的分泌和 Cl^- 的重吸收;④随着 NaCl 的重吸收增加,肾小管细胞对水的重吸收也加强;⑤促进髓袢升支粗段、远曲小管和集合管上皮细胞重吸收 Na^+,同时促进 K^+ 的排出。因此,醛固酮具有“保 Na^+ 排 K^+”的作用。

3. 心房钠尿肽

心房钠尿肽(atrial natriuretic peptide,ANP)对尿生成的调节作用主要是舒张血管平滑肌,促进肾脏排出 NaCl 和水。其主要作用途径:①舒张入球小动脉和出球小动脉,从而增加肾血浆流量和肾小球滤过率,增加尿液生成;②抑制集合管重吸收 NaCl,增加尿量;③抑制球旁细胞分泌肾素,减弱血管紧张素与醛固酮的作用;④抑制醛固酮的分泌,参加肾小管细胞对 Na^+ 与水的排出;⑤抑制抗利尿激素的分泌,减少肾脏远曲小管和集合管对水的重吸收,使尿液生成增加(图 6-2-4)。

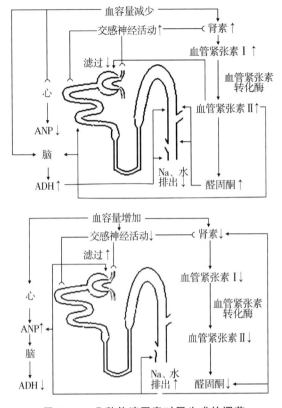

图 6-2-4　几种体液因素对尿生成的调节

4. 其他

其他某些调节心血管系统功能的因素也可以通过调节肾脏血管的活性来调节尿液生成。

(三) 肾内自身调节

1. 球管平衡

如前所述,近曲小管对 Na^+ 和水的重吸收量占滤过量的百分比为 $65\%\sim70\%$,保持恒定。当肾小球滤过率增加时,肾小管的重吸收量也同比例增加;反之,当肾小球滤过率减小时,肾小管的重吸收量也同比例减小。这种肾小球滤过与肾小管重吸收之间保持着平衡关系的状态,称为球管平衡。这种平衡使尿中排出的 Na^+ 和水不会因为肾小球滤过率的变化而发生较大的变化,因此,球管平衡机制使肾小球滤过与肾小管重吸收之间保持着一个正常的比例关系,可以使尿量保持相对恒定。但是,这种球管平衡可被一些因素干扰,如当肾小管内溶质浓度增加产生渗透性利尿时,肾小球滤过率依然维持正常,但是,近曲小管重吸收作用减弱,其重吸收比例低于 65%。

2. 管球反馈

管球反馈是指肾小管内液体的流量发生变化可以反馈性地调节肾小球滤过功能。一方面,肾小管内液体的量发生变化的信号由致密斑敏锐地感受到,并将此信息反馈至肾小球,通过调节入球小动脉的紧张性,进一步调节肾血流量和肾小球滤过率。另一方面,管球反馈机制也与肾脏局部的肾素-血管紧张素系统功能有关,当小管液流量增加时,肾素-血管紧张素系统的活动也加强,使入球小动脉收缩,减少肾血流量。因此,管球反馈是一个负反馈,有助于肾小球滤过率维持在相对恒定的状态。

3. 小管液中溶质浓度的调剂作用

在肾小管中,水是随着溶质的重吸收产生渗透压作为动力而被重吸收的,即小管液中溶质浓度所产生的渗透压能吸引水分留在肾小管中,从而阻止肾小管上皮细胞重吸收水分。如果小管液溶质浓度增高,则产生的渗透压就加大,会妨碍肾小管上皮细胞对水的重吸收,进而使尿生成增加。例如,糖尿病患者由于血糖水平过高,超过了近曲小管上皮细胞对葡萄糖的重吸收能力,因此,经肾小球滤过到肾小管的葡萄糖中没能被重吸收的这部分便留在了肾小管中,增加了肾小管中的渗透压,从而使水分重吸收减少,尿生成增加,表现为多尿的症状。再如,甘露醇不被肾小管重吸收,临床上利用这一特点,经静脉注入甘露醇,其被滤过到肾小管中的量也增加,从而产生渗透性利尿的效果,达到利尿和消除水肿的目的。这种利尿方式称为渗透性利尿。

三、尿的排放与排尿反射

血液持续地流经肾脏,通过肾小球滤过以及肾小管和集合管的重吸收与分泌最终生成尿液,因此,尿液在肾脏中的生成是一个连续不断的过程。生成的尿液经过肾盂、输尿管流入膀胱,在膀胱内暂时储存,待膀胱充盈到一定程度时,通过神经反射引起尿液排放。因此,尿的排放是一个间断的过程,是一个神经参与的反射,而且在一定程度上可以被意识所控制。

(一)膀胱和尿道的神经支配

膀胱是一个由平滑肌构成的囊状器官,能储存一定量的尿液,其开口与尿道相延续。控制其开口舒张排尿的有膀胱的逼尿肌、尿道内括约肌、尿道外括约肌等肌肉组织。膀胱的逼尿肌和尿道内括约肌属于平滑肌,受交感神经和副交感神经的双重支配(图6-2-5)。其交感神经来自腰髓,经腹下神经到达膀胱和尿道内括约肌;副交感神经来自第2骶髓至第4骶髓,汇入盆神经,支配膀胱和尿道内括约肌。当交感神经兴奋时,膀胱逼尿肌松弛,尿道内括约肌收缩,阻碍尿的排放。而当副交感神经兴奋时,膀胱逼尿肌收缩,尿道内括约肌舒张,促进尿的排放。膀胱内感受器的传入神经纤维也汇入上述神经。膀胱充盈感觉的传入神经纤维汇入盆神经,而膀胱痛觉的传入神经纤维汇入腹下神经。

但是,尿道外括约肌是骨骼肌,支配尿道外括约肌的神经是由骶髓发出的阴部神经,当阴部神经兴奋时,尿道外括约肌收缩,它的收缩可受意识控制,因为阴部神经属于躯体运动神经,其主导随意运动。在排尿反射过程中,阴部神经活动受到反射性抑制,使尿道外括约肌松弛。尿道感觉的传入神经纤维汇入的是阴部神经。

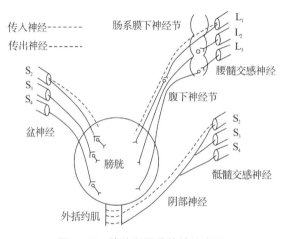

图 6-2-5　膀胱和尿道的神经支配

(二)排尿反射

排尿反射的初级中枢在脊髓,因此其是一种脊髓反射,但是,它在一定程度上受大脑的高级中枢控制。所以,在一定范围内,大脑可以有意识地抑制或促进排尿反射。

膀胱是由平滑肌组成的中空囊状器官,因此,其与其他由平滑肌组成的中空器官一样,有较大的延展性,能够容纳、储存一定容量的尿液。随着膀胱的充盈,膀胱内压力逐步升高,当其压力达到 $10\sim15\ cmH_2O$ 时,膀胱壁的牵张感受器受到刺激而兴奋,并将此兴奋沿盆神经传入骶髓的排尿反射初级中枢;同时,该神经冲动还被上传到脑干和大脑皮层的排尿反射高级中枢,进而产生尿意。大脑可通过抑制或促进排尿反射来控制排尿是否进行。当膀胱内压力升高到 $35\ cmH_2O$ 时,膀胱开始发生节律性收缩,并且伴有痛觉产生。在这种压力下,机体依然可通过主观意愿控制是否排尿。但是,当膀胱内压力继续升高,达到 $100\ cmH_2O$ 或更高时,膀胱收缩更强,痛觉加剧,进一步加强脊髓排尿中枢的活动,尿道外括约肌也开始舒张。此时,主观意愿已经不能完全控制尿液的排放,尿液会在膀胱内压的作用下自动排出。此外,排尿过程一旦开始,尿液对尿道的刺激将进一步反射性地加强排尿中枢的活动,即排尿的过程是一个正反馈调节的过程,排尿一经开始,便会在正反馈的作用下继续进行直到膀胱中的尿液排完为止。而且,机体还可通过腹肌和膈肌的收缩产生较高的腹内压来协助排尿。

由膀胱充盈刺激产生的冲动上传至脑干和大脑皮层的排尿反射高级中枢,其对骶髓排尿中枢产生易化或抑制性的影响,从而控制排尿反射。婴幼儿因为大脑皮层的功能还在完善中,大脑对脊髓中枢的抑制作用较弱,因此,婴幼儿的排尿受随意活动控制较弱,容易遗尿,且排尿次数也较多。随着幼儿的成长,大脑皮层对脊髓排尿中枢的控制能力逐渐加强,故遗尿现象也逐渐消失。

当排尿反射失去控制时就会出现尿失禁。例如,当骶髓损伤或支配膀胱的神经损伤时,患者的排尿反射初级中枢活动出现功能障碍,反射性排尿消失。主要表现为膀胱逼尿肌松弛,当尿液在膀胱积聚而使膀胱内压力升高达到一定程度时,尿液就会从尿道流出;在少许尿液流出之后,压力有所回降,膀胱则继续囤积尿液。这种情况下同时存在尿潴留与尿失禁,故称之为潴留性尿失禁。

第三节　泌尿系统常见疾病的预防

泌尿系统的各器官,包括肾脏、输尿管、膀胱、尿道,发病率都不低,并且一个器官的病变可以波及整个系统。泌尿系统的疾病较为复杂,可以是各器官发生的原发性疾病,也可以由身体其他系统病变所引起,如常见的高血压、糖尿病等最终都会损害肾脏的功能;还有一些自身免疫性疾病,如红斑狼疮等,也可导致肾脏功能受损。本节主要介绍泌尿系统的几种常见原发疾病的预防。泌尿系统常见的原发疾病主要有肾炎、尿路感染、尿路结石、肾功能衰竭等几大类,其他还有肿瘤、性病等。

一、肾炎

顾名思义,肾炎就是肾脏发生了炎症反应。但是,它与我们通常理解的炎症反应是有区别的。人们常说的炎症是指细菌、病毒等病源性微生物的感染直接造成损伤组织的局部炎症反应,如肺炎、肠炎等。而肾炎则是一种由免疫介导的、炎症介质参与的炎性改变,最后可导致肾脏固有组织发生病变。根据其发病情况与病程,肾炎可分为急性肾炎与慢性肾炎。

(一)急性肾炎

急性肾炎是急性肾小球肾炎的简称,各个年龄都可发生,但以儿童最为常见。急性肾炎的主要临床表现为急性起病,以血尿、蛋白尿、水肿、高血压和肾小球滤过率下降为特点,绝大多数属急性链球菌感染后的肾小球肾炎,是一种由β溶血性链球菌A组感染引起的免疫复合物性肾小球肾炎。主要特点:①肾炎发病前有链球菌感染史;②没有链球菌直接损害肾脏的证据;③从链球菌感染至肾炎发病的间歇期相当于抗体形成所需时间;④患者血中可检测到针对链球菌及其产物的抗体、免疫复合物;⑤血中补体成分下降;⑥肾小球基膜上沉积有IgG、补体等免疫复合物。

急性肾炎的临床表现轻重相差悬殊,轻者可只有实验室检查结果异常,并无明显的不适症状,而严重者甚至可引起急性肾功能衰竭。主要临床表现:前期链球菌感染后经1～3周无症状的间歇期后,急性起病,表现为水肿、血尿、高血压及程度不等的肾功能受损。其中,水肿是最常见的症状,是由肾小球滤过率减低而引起体内水钠潴留所致;可出现肉眼可见的血尿,严重时可伴排尿不适甚至排尿困难。急性肾炎大多数可恢复,但有部分病例可转为慢性肾炎。

(二)慢性肾炎

慢性肾炎为慢性肾小球肾炎的简称,可发生于任何年龄,但以青中年为主,男性多见;也是以蛋白尿、血尿、高血压、水肿为基本临床表现,但是起病方式差异大,且病情迁延,进展缓慢而长久,可出现不同程度的肾功能减退,严重者最终可发展为慢性肾功能衰竭。

慢性肾炎是一组多病因的以慢性肾小球病变为主的肾小球疾病,多数患者病因不明,仅15%～20%的病例是从急性肾小球肾炎转变而来,且与链球菌感染并无明确关系;而且,大部分慢性肾炎患者无急性肾炎病史。因此,慢性肾小球肾炎可能是一组由各种细菌、病毒或原虫等感染通过免疫机制、炎症介质因子及非免疫机制等引起的疾病。因为慢性肾炎的病理类型及病期差异大,其主要临床表现也各不相同,因此疾病表现呈现多样化的特点。患者早期可有乏力、疲倦、腰部疼痛、食欲差,水肿一般不严重;有的患者甚至开始时并无明显的临床症状,仅在体检中发现有轻度尿异常,有些病程进展缓慢,可持续多年甚至数十年,最终肾功能逐渐恶化,并出现相应的临床表现,发展为尿毒症。尿毒症不是一种独立的疾病,而是各种晚期的肾脏病共有的临床综合征,是慢性肾功能衰竭进入终末阶段时出现的一系列临床表现所组成的综合征,主要表现为头晕、头痛、乏力、理解力及记忆力减退、烦躁不安、肌肉抽搐、表情淡漠、嗜睡和昏迷;食欲缺乏或消化不良、厌食、恶心、呕吐、腹泻、胃肠道出血;心力衰竭、心律失常、心肌受损;呼出的气体有尿味、肺水肿、纤维素性胸膜炎、肺钙化;皮肤干燥、脱屑、瘙痒;并发严重感染,等等。

（三）肾炎的预防

对肾脏的保养与肾炎的预防主要从以下几个方面进行。

1. 控制饮食结构

控制饮食结构对维护肾脏的功能非常重要,因为机体的代谢产物最终由血液从肾脏滤过而排出体外,所以在摄取食物时,应控制好食物的结构,既要保证机体代谢和活动所需,又要注意减轻肾脏的排泄负担,少食或不食会对肾脏功能产生不良影响的食物,如避免酸性物质、肉类食物摄入过量等;多吃蔬菜、水果;多饮水。此外,传统医学中也有许多关于饮食保健方面的知识,对保护肾脏功能也有许多益处。

2. 坚持有氧运动

有氧运动对保持健康的体魄非常重要,适当地锻炼身体,在阳光下多做运动,多出汗,可以有效地提高身体素质,也有利于机体排出多余的代谢产物,有效地预防疾病。

3. 生活作息规律

人体有一个"生物钟",对机体的功能有重要的调节作用。生活作息规律的人,其生物钟比较稳定,这对稳定、协调机体各系统的功能是非常有益的。若生活作息不规律,机体各系统的生物钟就会被干扰。睡眠不足、营养失衡、自主神经功能紊乱等,对健康都有很大的伤害。器官、系统的功能都有其自身的节律和规律,都受到神经、体液以及自身的调节,且各系统之间还相互影响,相互协调。因此,养成良好的生活习惯是保证机体健康的重要条件。

4. 远离抽烟酗酒

烟与酒的危害众所周知,因此不能明知故犯,让烟酒有危害自身健康的机会,禁烟禁酒。

5. 防止病从口入

摄入了被污染的水、农作物、家禽鱼蛋等食物就会被病原体感染,所以应该注意饮食卫生,避免摄取被污染的食物,多吃绿色、有机食品,防止病从口入,保持身体健康。

6. 保持良好的心情

保持愉悦的心情,不仅是为了维护心理健康,对身体健康也是非常必要的。提高身体的综合素质,才能有效地预防疾病。

二、尿路感染

尿路感染多数是由细菌直接侵袭尿路所引起的感染,极少数可由真菌、原虫、病毒等病原体侵袭引起。尿路感染可发生在泌尿系统的各个部位,其中,肾盂肾炎也称为上尿路感染,其又分为急性肾盂肾炎和慢性肾盂肾炎。尿道炎和膀胱炎则称为下尿路感染。

根据感染发生的途径,又可将尿路感染分为上行感染、血行感染、淋巴道感染和直接感染4种,其中,上行感染占绝大多数。正常情况下,尿道口及其周围是有细菌寄生的,但多数是机会致病菌,它们一般不会引起感染。但是,当机体抵抗力下降时、尿道黏膜有轻微损伤时、细菌的毒力增强时,这些细菌就会引起感染。首先被感染的是尿道,感染也可上行侵袭膀胱与肾脏,造成膀胱炎、肾盂肾炎。在解剖结构上,女性尿道口靠近肛门,且尿道较男性的短而宽,因此尿路感染在女性的发病率远高于男性,尤其是女婴,其尿道口易被粪便污染,故更易发生感染。所以,对这类感染最主要的预防措施是保护好阴部的卫生,避免尿道口被污染。

血行感染往往是细菌感染了身体的其他部位,如皮肤感染、扁桃体炎、鼻窦炎,甚至龋齿等,感染灶的细菌侵入血流,顺着血液循环到达肾脏,从而引起肾脏的感染。这类感染通常先在肾皮质引起多发性小脓疡,然后,感染沿着肾小管向下扩散至肾乳头、肾盏、肾盂黏膜等。通过血行途径感染的情况较为少见,在感染总数中所占比例低于10%。而且,血行感染通常在新生儿以及健康状况差的人中比较容易发生,如金黄色葡萄球菌引起败血症的患者容易出现血行性肾感染。通过淋巴途径感染也较少发生。

尿路感染的症状可根据感染的部位、程度、病程等不同而有不同的表现,但仍有一些共同的症状,主要表现为尿路刺激征,即尿频、尿急、尿痛、排尿不适等。但是,这些症状在不同的患者身上表现的轻重程度不一。一般情况下,急性期炎症患者的尿路刺激征往往比较明显,但老年人、小儿及慢性尿路感染患者的尿路刺激症状较轻,表现为轻度的尿频,或尿急,或排尿不适等。此外,感染者还可出现全身中毒症状,如头痛、发热、畏寒、寒战等。

针对尿路感染性疾病的预防,主要应做好两个方面:其一,提高机体的抗感染能力;其二,做好个人卫生,特别是阴部的卫生,杜绝感染源。

三、尿路结石

尿路结石是最常见的泌尿外科疾病之一。根据发生的部位,尿路结石可分为肾结石、输尿管结石、膀胱结石、尿道结石等。尿路结石的形成机制不完全清楚,一般认为成核作用、结石基质、晶体抑制物质学说是结石形成的3种最基本学说。而且,上尿路结石与下尿路结石的形成机制也不尽相同。尿路结石可分为与代谢因素有关的结石和感染性结石。尿中形成结石晶体的盐类呈超饱和状态、抑制晶体形成物质不足以及存在核基质,是形成代谢性结石的主要因素;而细菌、感染产物、坏死组织等则是形成感染性结石的核心。

许多其他因素也可影响尿路结石的形成。从发病率上看,罹患尿路结石的男性患者多于女性患者,两者的比例为 4～5：1。而且,职业、饮食成分、水分摄入量、气候、代谢、遗传等因素也与尿路结石的发病有关。饮食中动物蛋白过多、精制糖过多、纤维素不足等,是促使上尿路结石形成的因素。大量饮水可使尿液稀释,能减少尿中晶体形成。相对高温环境以及活动减少等也会影响发病率。

尿液的某些因素也会影响结石的形成,主要有:①形成结石物质排出增加,如尿液中钙、草酸、尿酸排出量增加,易在尿液中形成结晶,代谢性疾病引起的高钙尿症、痛风、长期使用利尿剂等,也是促使尿中形成结石的诱因;②尿的酸碱度变化有利于结石析出;③尿量减少,使盐类和有机物质的浓度增高;④尿中抑制晶体形成的物质含量减少等;⑤解剖结构异常,如尿路梗阻可导致晶体或基质在引流较差部位沉积,尿液滞留易继发尿路感染,也有利于结石形成;⑥尿路感染。此外,有的家族遗传因素也会促使尿路结石形成,如胱氨酸结石是罕见的家族性遗传性疾病,其与尿中排出大量胱氨酸关系密切。

预防尿结石的生成以及尿结石的复发,主要应该做好以下几个方面。

(一)饮水和运动

多饮水,增加血容量,肾小球滤过量也增加,尿生成增加,排尿增加,从而减少尿道结石的形成。对于已形成、正在形成中的结石,多饮水也可促进其随着尿液的排出而被排出。每日饮水 2 L 以上可有效降低结石的发病率。适当的运动,如跳绳、体操也可预防尿结石的发生。需要注意的是,饮水的量要根据个人的具体情况而定,尤其是高血压患者,因为饮水过多对血压也有影响。同时,在饮水时应避免饮用咖啡等对血压、泌尿功能有影响的饮品。传统医学也有许多调理方法,可以起到清热利湿、抑菌止痛、利尿通淋、溶石排石等功效,应在专业的中医师指导下应用。

(二)含钙结石的预防

含钙结石的形成与高钙尿症、高草酸尿有关,因此,为了预防钙从尿中析出,还要排除甲状旁腺功能亢进、特发性高钙尿、肾小管性酸中毒等易引发结石形成的疾病,从结石形成的源头加以预防。

(三)尿酸结石的预防

尿酸结石患者在饮食方面需要注意控制海产品的摄入量,并且要注意少饮酒,在医生的指导下适量应用尿酸生成抑制剂,可以收到更好的效果。

（四）感染结石的预防

对感染性结石的预防,主要是去除病因,在使用抗生素对抗感染的同时,还要注意尿液酸碱度的变化,在医生的指导下选用适当的药物。

四、肾功能衰竭

肾功能衰竭是肾脏的各种慢性疾病发展到后期,引起肾功能部分减退或者全部丧失的一类病理状态。按照肾功能衰竭的病程,可将其分为急性肾衰竭与慢性肾衰竭,这两类肾功能衰竭的发病因素、病程、预后等都有很大的区别。

（一）急性肾功能衰竭

急性肾功能衰竭的病情进展迅速,起病原因:肾脏血流供应不足,如外伤、烧伤等急性病因;某些急性因素造成肾脏功能受损,如严重的外伤造成的挤压综合征;某种毒物的急性作用导致肾脏功能损害,如某些药物中毒等,可在短期内,数天甚至数小时内,引发肾脏功能衰竭。急性肾功能衰竭的主要表现如下。

1. 少尿期

少尿期是急性肾功能衰竭的危重阶段,患者可出现少尿(指尿量少于400毫升/天)或无尿(指尿量少于100毫升/天,并非指尿量完全为零)、低比重尿(保持在1.010～1.020)、蛋白尿、血尿、管型尿、尿钠高等。严重的患者还可出现水中毒、高钾血症、代谢性酸中毒、氮质血症等,因此,患者的内环境严重紊乱,甚至进行性加重而出现尿毒症,危及生命。其中,高钾血症常为此期致死原因。此期可持续几天到几周,且持续愈久者其预后愈差。

2. 多尿期

患者挺过了少尿期后,尿量逐渐增加,达到每日超过500 mL时即进入多尿期,而且,之后的尿量逐日成倍增加,可达每日3000～6000 mL,甚至可达到10000 mL以上。此期开始时尿量虽然增多,但肾脏等清除率仍低,体内代谢产物的蓄积仍然存在。经过四五天的恢复,血清尿素氮、肌酐等随尿量增多而逐渐下降,尿毒症的症状也随之好转。此时要注意,需要视情况适当地补充从尿中大量排出的钾、钠、氯等电解质,避免电解质紊乱或脱水。此期持续1～2周后转入恢复期。

3. 恢复期

恢复期的尿量逐渐恢复正常,肾脏功能也在3～12个月逐渐复原,其中的大部分患者肾功能可恢复到正常水平,有少数患者则病程迁延,转为慢性肾功能衰竭。

(二)慢性肾功能衰竭

慢性肾功能衰竭的主要原因是各种原因引起的长期肾脏病变,病情迁延不愈,导致肾功能逐渐下降,最终造成肾功能衰竭。缓慢、进行性的肾功能损害,最后可导致尿毒症和肾功能完全丧失,同时还可引起一系列内分泌代谢紊乱等综合征。在病程上,从原发病起病到开始肾功能不全,间隔时间可为数年至十余年。

由于慢性肾功能损害有一个较长的发展过程,其在不同阶段有不同的程度和特点,因此常按照肾脏功能的水平将其分成以下几期。

1. 肾功能代偿期

此期由于有一定程度的功能代偿,因此肾脏功能的各项指标变化尚不十分显著,肾小球滤过率仍然保持在一半以上,体内代谢尚处于正常范围,且没有显著的症状,血尿素氮和肌酐也无显著升高。

2. 肾功能不全期

代偿期之后,如果不能继续维持这个水平,则肾脏功能显著下降,肾小球滤过率低于正常值的一半以下,血尿素氮和肌酐开始逐步升高。此时,肾脏功能指标已经明显下降,机体的代谢产物开始在体内蓄积,患者出现相应的症状,但特异性并不显著,主要是乏力、食欲不振、夜尿增多等,也可有轻度贫血等症状。

3. 肾功能衰竭期

当肾脏功能进一步减退,各项功能指标变化也愈加显著,如内生肌酐清除率可下降到 20 mL/min 以下,而血尿素氮水平高于 17.9～21.4 mmol/L(50～60 mg/dL),血肌酐上升至 442 μmol/L(5 mg/dL)以上;同时,患者的症状加重,出现贫血,高血磷、低血钙等变化,出现代谢性酸中毒与水、电解质紊乱等。

4. 尿毒症终末期

病情进一步发展,则到了尿毒症终末期,各种功能指标变化更加严重,患者酸中毒明显,并且出现各系统症状,甚至是昏迷。此时已完全没有挽救该肾脏的可能性,血液透析是缓解体内代谢产物堆积的临时措施,唯一的希望是进行肾脏移植。

由此可见,在日常生活中注意保护肾脏功能是极其重要的。主要的措施是积极预防与肾脏功能衰竭相关的各种原发性疾病,平时养成良好的生活习惯,经常锻炼身体,提高自身的身体素质。此外,传统医学中也有一些维护肾脏功能的有效措施,可以在中医师的指导下加以应用。

第七章
内分泌系统的功能与常见代谢性疾病的预防

内分泌系统是全身的一组内分泌腺及其分泌产物的总称,由内分泌腺以及散在分布的具有内分泌功能的组织细胞共同组成,它们分别从不同的角度调整机体的功能。因此,内分泌系统是机体内除了神经系统以外的另一个重要的机能调节系统,并与神经系统共同调节、整合机体各器官系统的功能活动,从而维持内环境稳态,确保机体生命活动的正常进行。因此,某个内分泌腺发生病变将影响整个机体的功能。

第一节　内分泌系统的概况

一、内分泌的概念

(一)内分泌

人体的腺体细胞存在内分泌与外分泌两种分泌方式。所谓内分泌,是与外分泌相对应的词。如前所述,唾液腺、肝脏、胰腺分别分泌的唾液、胆汁、消化酶等通过唾液腺管、肝管、胰管分别排放到口腔、十二指肠等部位,参与食物的分解消化过程,这类分泌称为外分泌。外分泌的主要特点:①腺体细胞所分泌的物质通过导管被运送到特定的部位,如胆汁通过胆管运送到十二指肠;②各腺体分泌的产物分别直接作用于底物发挥生物学效应,如淀粉酶、蛋白酶、脂肪酶分别分解淀粉、蛋白质、脂肪。然而,内分泌则与其不同,内分泌腺体分泌的产物不经过导管排出,而是直接进入血液,随着血液循环被运送到全身;内分泌腺体分泌的产物并非直接作用于某一具体的底物,而是调节全身各靶器官的功能,使靶器官原有的功能加强或减弱;也有一些内分泌细胞不形成腺体形态而呈散在分布,其分泌产物作用的范围也相对局限。

(二)内分泌系统

内分泌系统包括内分泌腺以及一些散在的内分泌细胞,它们的分泌产物通常被称为激素。内分泌系统对机体的调节功能以激素调节靶器官的功能来实现。激素促进或抑制靶器官的细胞功能,而且,激素是以很低的浓度产生调节作用,从而对整个机体的生长、发育、代谢、生殖等各方面起到调节作用。它与神经调节相配合,共同完成对机体功能的调节。

需要注意的是,内分泌系统的各器官、各腺体之间并无直接的结构关系,虽然它们在功能上相互影响,但各内分泌腺都有相对独立的功能体系。这一点是其与其他系统的区别之一。

(三)内分泌功能紊乱

内分泌功能紊乱是指内分泌系统的功能发生偏差、不稳定,但是内分泌腺的结构并没有显著的变化。由于女性的内分泌功能更加复杂,且在青春期、生理期、更年期等阶段,内分泌更容易出现功能紊乱,在内分泌紊乱的患者中,女性患者占绝大多数。因此,未加以特别注明时,内分泌紊乱一般指女性内分泌紊乱。

(四)内分泌系统疾病

内分泌系统疾病则是指某种内分泌腺发生病变。虽然内分泌系统的疾病在男、女中均可见到,如糖尿病,但是,大多数内分泌疾病在男性与女性中的发病率是有区别的,如甲状腺功能亢进在女性中发病率较高;又如,雌激素可以促进乳腺发育,因此乳腺癌通常发生在女性身上,但偶尔也可见于男性患者。男性并非没有乳腺,只是男性的乳腺没发育,如果男性持续使用雌激素,则会刺激乳腺发育,这也是少数男性变性人改变胸部形态的方法。但是必须认识到,长期使用性激素有很多不良反应。事实上,所有内分泌细胞分泌的各种激素在体内的浓度都是很低的,它们以"四两拨千斤"的效率来调节机体的功能。然而,凡是作为药物使用的激素,在剂量上都远远超过了该激素原本正常的生理分泌量,都会打乱内分泌的稳态。因此,长期使用激素类药物,都会在不同角度,不同程度地产生不良反应。

二、内分泌系统的组成

人体主要的内分泌腺:下丘脑、垂体、松果体、甲状腺、甲状旁腺、胸腺、胰岛、肾上腺、性腺(男性为睾丸,女性为卵巢)等,如图 7-1-1 所示。此外,还有一些非内分泌腺器官,包括脑、心、肝、肾、胃肠道等器官中的一些细胞,除自身所固有的特定功能外,还兼有内分泌功能,如心肌细胞可释放心房利钠因子,肾脏的球旁细胞可合成释放肾素,肝脏可合成血管紧张素原,消化道细胞可合成释放胃泌素、胰泌素、胆囊收缩素等。

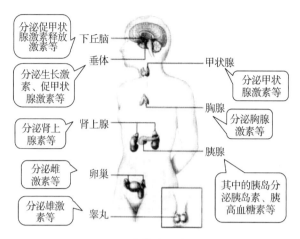

下丘脑 —— 分泌促甲状腺激素释放激素等

垂体 —— 分泌生长激素、促甲状腺激素等

甲状腺 —— 分泌甲状腺激素等

胸腺 —— 分泌胸腺激素等

肾上腺 —— 分泌肾上腺素等

胰腺 —— 其中的胰岛分泌胰岛素、胰高血糖素等

卵巢 —— 分泌雌激素等

睾丸 —— 分泌雄激素等

图 7-1-1　人体主要内分泌腺

三、内分泌系统的作用与特征

(一)内分泌系统的作用

内分泌系统通过其分泌产物,即激素,发挥对机体功能的调节作用。激素的调节作用可大致归纳为几个方面(图 7-1-2):

(1)维持机体内环境的稳态。在这个方面,激素主要参与调节水电解质平衡、酸碱平衡、体温恒定、血压正常等过程,此外,激素还与神经系统、免疫系统进行协调和互补,共同维持机体功能稳定。

(2)调节新陈代谢。激素通过参与调节组织细胞的物质代谢与能量代谢来维持机体的营养以及能量平衡,从而成为机体完成各种生命活动的前提。

(3)维持生长发育。激素通过参与调节全身组织细胞的生长、增殖、分化、成熟、衰老、凋亡等过程来影响各系统器官的正常生长发育,并维持其功能。

(4)维持生殖过程。这方面的功能主要由性激素完成。性激素可维持生殖器官的正常发育成熟,并调节生殖的全过程,包括维持生殖细胞的生成、妊娠、哺乳等过程,从而保证人类作为物种的繁衍。由此可见,激素并非限于直接参与某个物质的合成与分解的具体环节,而是与神经系统同属机体的调节系统。

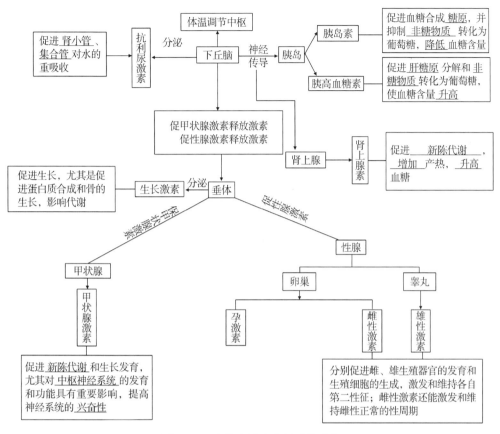

图 7-1-2　人体主要内分泌腺的功能

（二）激素的概念及传送形式

激素是内分泌腺或散在的内分泌细胞分泌的生物活性物质，其在细胞之间传递调节信息。激素发挥作用的经典途径是通过血液运送到全身的靶细胞执行调节功能，这一途径也称为远距分泌；此外，还存在旁分泌、自分泌、神经分泌方式，见图 7-1-3。

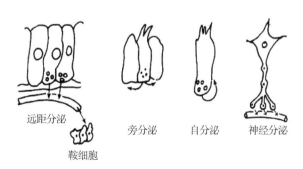

图 7-1-3　激素的递送方式

(三)激素的分类

按照化学性质进行分类,激素可分为以下 4 种。

1. 蛋白质、多肽类激素

蛋白质与多肽类激素的来源广泛,种类繁多,如下丘脑、垂体、甲状旁腺、胰岛、胃肠道等部位分泌的激素基本属于此类。但是,不同激素的分子量有很大差异,最小的可仅为 3 个肽分子,如促甲状腺激素释放激素;大的有近 200 个氨基酸残基组成的多肽、糖蛋白,如催乳素、促甲状腺激素等。这类激素多数水溶性强,属于亲水激素,在血液中主要以游离形式存在。而且,这类激素通常分子量较大,自身通常并不进入靶细胞内,而主要与靶细胞的膜受体结合,通过启动细胞内信号传导系统来调节靶细胞的生物效应。

2. 胺类激素

胺类激素多为氨基酸的衍生物,如由酪氨酸衍生而来的儿茶酚胺、肾上腺素、去甲肾上腺素等,由含碘酪氨酸缩合形成的甲状腺激素,由色氨酸作为原料合成的褪黑素等。这类激素分泌之前储备在胞质的分泌颗粒中,在机体需要时释放出来。它们一般具有较强的水溶性、亲水性,在血液中主要以游离形式运输,并且在膜受体的介导下发挥作用(甲状腺激素比较特殊,在下一节专门介绍)。

3. 类固醇激素

类固醇激素均由胆固醇合成。这类激素主要在肾上腺皮质和性腺合成、分泌,典型的类固醇激素主要有雌二醇、孕酮、皮质醇、睾酮、醛固酮等,这类激素也称为甾体激素,它们均含有 17 碳的环戊烷多氢菲母核的四环结构和侧链分支。这些激素由于结构相似,因此功能上可有部分交叉。此外,由于这类激素的合成过程复杂,不同腺体或者同一腺体不同细胞中所含合成酶均存在差异,因此,它们的中间产物、生物活性等均有所不同。这类激素在细胞内储备极少,通常是边合成边释放,其分泌率与合成速度相当,由此可以理解,对这类激素分泌的调节主要是在合成环节,而不是储存、释放过程。与胺类激素不同的是,类固醇激素分子量相对较小,但是亲脂性较高,因此,它们往往与相应的运载蛋白结合,以结合形式在血液中运输。这类激素主要通过直接穿越靶细胞膜进入细胞内,与位于胞质或核内的受体结合而引起生物学效应。此外,维生素 D_3 也称为胆钙化醇,也属于此类激素。

4. 脂肪酸衍生物激素

脂肪酸衍生物激素,也称为廿烷酸、类二十烷酸激素,是一大类由二十碳多不饱和脂肪酸氧化产生的具有生物活性的不饱和脂肪酸,常见的主要包括由花生四烯酸转化而成的前列腺素族、血栓素类、白细胞三烯类，它们是体内重要的炎症因子，参与体内众多生理和病理过程。这类物质的合成原料来源于细胞的膜磷脂，因此，几乎所有组织细胞都能生成这类物质，它们广泛存在于体液和组织中。由于这类物质均可作为短程信使参与细胞活动的调节，因此其也被视为激素，既可通过细胞膜受体发挥作用，也可通过胞内受体发挥作用。

（四）激素的作用机制

激素发挥作用至少需要经过3个基本环节：①靶细胞受体对激素的识别；②激素与特异性受体结合，通过一系列受体后作用改变受体所在细胞的功能活动；③激素作用的终止。

激素充当信使将信息传递给靶细胞，进而调节靶细胞的功能。这个过程包括4个基本环节：①受体识别，即靶细胞受体对激素的识别，指靶细胞的受体从体液的众多化学物质中识辨出能与之结合的激素的过程；②信号转导，指当靶细胞的特异性受体与相应的激素结合后，启动细胞内信号传导系统，执行信号传递过程；③细胞反应，指靶细胞在激素携带的调节信号的诱导下改变其固有功能，即产生调节效应；④效应终止，指激素诱导靶细胞产生生物反应后，细胞通过终止机制终止其继续产生效应。

1. 靶细胞的激素受体

激素的受体是靶细胞获取激素传递信息的特定接收装置，激素对靶细胞作用的实质是通过与相应受体结合，受体蛋白与激素结合后自身构象发生改变而活化，启动靶细胞内一系列信号转导程序，最终改变细胞的功能状态，从而发挥激素调节该细胞功能的生物效应。受体一般为大分子蛋白质，可分布于靶细胞膜或细胞内，而在细胞内可分布于胞质或胞核。因此，根据受体在靶细胞的分布位置可将受体分为细胞膜受体、胞质受体、核受体3类。其中，细胞膜受体主要介导多种水溶性激素分子的信号转导；细胞内受体则介导脂溶性激素分子的信号转导，因为脂溶性激素可穿越细胞膜与胞质受体或核受体结合。

2. 激素的作用机制

（1）膜受体介导的作用机制：膜受体是一类跨膜蛋白质分子，由其介导的作用机制一般用"第二信使学说"来解释。该学说认为：①携带调节信息的激素作为第一信使，先与靶细胞膜中的特异受体结合；②激素与受体结合后活化细胞内的腺苷酸环化酶；③在一定条件下，腺苷酸环化酶催化 ATP 转变成 cAMP；④cAMP 作为第二信使，激活胞质中无活性的蛋白激酶，而蛋白激酶则催化其下游的功能蛋白质逐级磷酸化，最终产生相应的生物效应（图 7-1-4）。后来，人们发现除 cAMP 外，细胞内的 cGMP、三

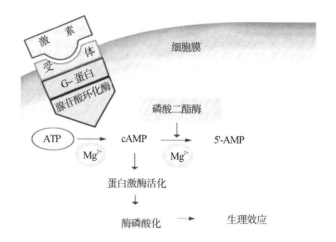

磷酸肌醇(IP3)、二酰甘油(DG)、Ca^{2+}等都是重要的第二信使。但也有例外,少数膜受体介导的反应过程中没有明确的第二信使产生。

图 7-1-4　膜受体介导的作用机制

(2)胞内受体介导的作用机制:与胞内受体结合的激素无须膜受体介导,它们直接进入靶细胞,与细胞内受体结合成复合物,这种激素-受体复合物作为介导靶细胞效应的信使调节细胞的基因表达,因此通常用基因表达学说解释该类激素的作用机制(图 7-1-5)。由于这类激素进入细胞后先与胞质受体结合形成激素-受体复合物,后者再进入细胞核产生基因转录及表达,改变细胞活动,因此,胞内受体介导的激素作用机制也称为二步作用原理。

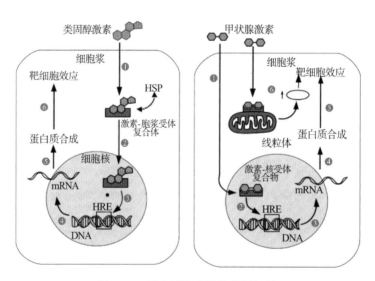

图 7-1-5　胞内受体介导的作用机制

细胞内受体是指分布在细胞质或细胞核中的受体,而即使激素受体分布在细胞质中,最终也转入细胞核内发挥作用,因此将它们统称为核受体。

由于通过核受体起作用的激素是通过调节靶基因转录及其所表达的产物来引起细胞生物效应,因此,相较于膜受体调节途径而言,这类激素调控发挥作用所需的时间较长。而通过胞膜受体以及离子通道所引起的调节反应速度较快,可在数分钟甚至数秒内起作用。

3. 激素作用的终止

激素对靶细胞发挥作用后,其所携带的信号能被细胞及时终止,这也是保证激素产生精确的调节功能的基本要素,同时也使靶细胞能不断接受新信息。例如,胰岛素降低血糖,在进餐后血糖水平升高,刺激胰岛素分泌,使血糖降低。如果这个作用不被及时终止,将发生低血糖症。激素作用的终止过程包括许多环节的综合作用:①激素分泌调节系统功能完善,使内分泌细胞适时地终止激素的继续分泌;②激素与受体及时分离,使下游的信号转导过程及时终止;③细胞内的某些酶可分解第二信使,如磷酸二酯可分解 cAMP 为无活性产物,终止细胞内信号转导;④靶细胞内吞处理激素,如激素被溶酶体酶灭活等;⑤肝、肾等脏器灭活、降解激素;⑥激素在信号转导过程中产生的一些中间物质反馈地限制信号转导过程。

(五)激素作用的特征

虽然各种激素对靶细胞所产生的调节效应不尽相同,但是,它们在发挥作用的过程中表现出一些共同的特征。

1. 特异性作用

尽管各种激素都可通过血液循环广泛接触机体各部位的器官、腺体、组织和细胞,但每一种激素只选择性地作用于与其亲和力高的特定目标,即靶标;而将该激素作用的对象分别称为该激素的靶器官、靶腺、靶组织、靶细胞、靶蛋白、靶基因等,即激素作用的对象有其相对的特异的靶向性。这种靶向性由与激素亲和力高的受体的分布所决定。因此,某种激素作用的范围则取决于该激素受体分布的范围,当某种受体分布范围比较局限时,该激素的作用范围就比较小,如腺垂体分泌的促甲状腺素仅作用于甲状腺,起促进甲状腺分泌的作用;而当某种受体分布比较广泛时,其对应激素的作用范围也比较广泛,如胰岛素调节细胞的糖代谢,所有细胞膜上都有其受体分布,故胰岛素可调节全身细胞对葡萄糖的分解、利用。

但是,激素作用的特异性并非绝对性的,是相对特异性的。有些激素可结合的受体不是一个,而是多个。例如,糖皮质激素既可与糖皮质激素受体结合,也可与盐皮质激素受体结合,其作用效果呈现出一种交叉现象;但是,这些不同的受体与之结合的亲和力依然有差异。

2. 信使作用

激素作为一种信使物质,以自身所携带的信息触发靶细胞内一系列信号转换,对其作用的靶细胞的功能起到调节作用,启动、加强或减弱靶细胞自身固有的、内在的一系列生物效应;而激素本身并不作为底物或产物直接参与靶细胞的物质代谢、能量代谢等过程。换言之,激素在发挥其调节作用的过程中,对靶细胞既不赋予新的功能,也不提供额外能量。激素所起的作用是传递信息,担任"信使"的角色。

3. 高效作用

生理状态下,激素在血液中的浓度很低,多在 $10^{-12} \sim 10^{-7}$ mol/L 的数量级,即在 pmol/L～nmol/L 的范围。激素与受体结合后,可通过引发一系列细胞内信号转导程序,迅速产生联级放大的反应,形成一个高效的生物放大系统,因此,这个过程也称为瀑布式级联放大效应。如图 7-1-6 所示,1 mol 肾上腺素通过 cAMP-蛋白激酶 A 通路引起肝糖原分解,可生成 10^8 mol 葡萄糖,其生物效应约放大 10000 万倍。生物放大效能还体现在激素的轴系调节系统。例如,在下丘脑-垂体-肾上腺皮质轴的调节过程中,下丘脑产生的 0.1 pg 促肾上腺皮质激素释放激素作用于腺垂体,可促进腺垂体释放 1 μg 促肾上腺皮质激素,而促肾上腺皮质激素再作用于肾上腺皮质,促使其分泌 40 μg 糖皮质激素。这些糖皮质激素最终可产生约 6000 μg 糖原储备,这也是一个级联瀑布放大细胞效应的典型例子。换一个角度来说,一旦激素水平偏离正常的生理范围,无论激素的水平过高或过低,都将显著地影响机体的功能。

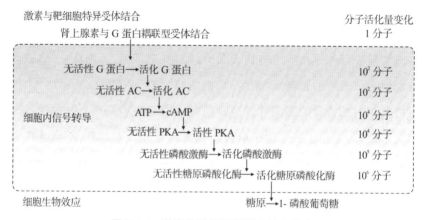

图 7-1-6　激素作用的级联瀑布放大效应

4. 相互作用

内分泌腺体和内分泌细胞所分泌的激素都以体液为基本媒介传播,即机体的各个部分都有可能接触到各种激素,因此,这些不同的激素有可能同时作用于某一靶细胞。

事实上,不同激素之间确实会产生彼此关联、相互影响、错综复杂的效应,这对生理活动的相对稳定也具有重要意义。归纳起来,不同激素之间的相互作用主要有以下几种方式。

(1)协同作用:两种或以上的激素同时作用,表现为多种激素联合作用所产生的效应大于各激素单独作用所产生效应的总和。如图 7-1-7 所示,生长激素与胰岛素都有促进生长的效应,但是,它们单独作用时,其增加实验动物体重的效果并不明显,而两者同时应用时,动物体重则非常显著地增长。

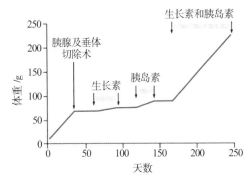

图 7-1-7　激素的协同作用

(2)拮抗作用:一种激素也可以抑制或对抗另一种激素的作用。例如,有多种激素都具有升高血糖的作用,如胰高血糖素、糖皮质激素、生长激素、肾上腺素等,它们之间也有协同作用。而胰岛素可通过多种途径降低血糖,表现出与这些升糖激素相反的作用。这两者之间互为拮抗作用。胰岛素一旦缺乏,血糖将显著升高,出现糖尿病。

(3)允许作用:激素之间存在的一种特殊关系,指激素甲对特定器官、组织或细胞虽然没有直接作用,但是,它的存在却是另一种激素乙发挥生物效应的前提;换言之,缺乏激素甲的存在,则激素乙的该生物学效应无法发挥出来,这称为激素的允许作用。例如,糖皮质激素无直接增强心肌收缩和血管平滑肌收缩的作用,但是,当有糖皮质激素存在时,儿茶酚胺类激素能充分发挥其调节心血管活动的作用。

(4)竞争作用:化学结构上类似的不同激素结合同一受体时,两者之间会出现竞争性。因为两者的化学结构类似,都能结合某一类受体,而受体的量是一定的,所以这两种激素会竞争同一受体的结合位点。

四、内分泌系统功能的调节

机体的每一个系统都受到严密的神经调节、体液调节、自身调节,此外,内分泌系统还受到自然节律性的调节。这些调节相互协调,使各内分泌腺体可根据机体的需要适时、适量地分泌,及时启动和终止其作用,从而维持机体的稳态与正常的生长发育。

（一）生物节律分泌

　　许多激素分泌具有生物节律性（图7-1-8），最典型的是女性生殖周期中性激素的分泌，呈现出非常规律的月周期性分泌；褪黑素、生长激素等表现为明显的昼夜节律性分泌；甲状腺激素的分泌也存在季节性周期波动。激素的这种节律性分泌受体内生物钟的控制。可见，保持正常的作息规律对维持身体健康是非常重要的。

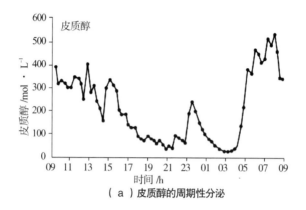

（a）皮质醇的周期性分泌

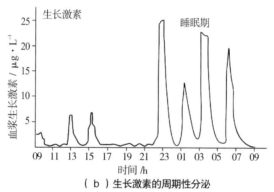

（b）生长激素的周期性分泌

图7-1-8　皮质醇与生长激素的昼夜周期性分泌

（二）神经调节

　　神经系统对内分泌功能的调节有两个角度。

　　一方面，与其他系统一样，内分泌腺体也受到交感神经、副交感神经的支配，如胰岛、肾上腺髓质等腺体以及许多散在的内分泌细胞都受到神经纤维支配。当处于应激状态时，交感神经系统的兴奋性增强，会引起肾上腺髓质分泌的儿茶酚胺类激素增加，其结果是与交感神经系统共同广泛刺激机体各方面的功能，加强分解代谢，增加能量释放，以适应机体应激活动加强的需求。再如，婴儿吸吮母亲乳头可通过神经反射途径引起母亲的催乳素释放增加，此反射称为催乳反射。

另一方面,下丘脑是神经系统与内分泌系统活动相互联络的重要枢纽。图 7-1-9 所示为下丘脑与垂体的联系。由于下丘脑的特殊结构及其上行与下行神经联系通路广泛且复杂,体内、外环境的各种刺激都可影响下丘脑的功能,因此,下丘脑在神经系统对激素分泌的调节中具有重要作用。

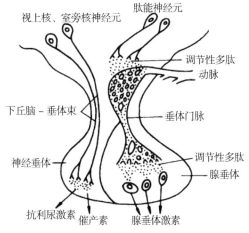

图 7-1-9 下丘脑与垂体的功能联系

(三)体液调节

1. 轴系反馈调节

内分泌系统存在一个非常特殊的轴系,即下丘脑-垂体-靶腺轴,见图 7-1-9 和图 7-1-10。从这个轴系中可看出下丘脑与腺垂体的功能非常密切。由下丘脑分泌的经过

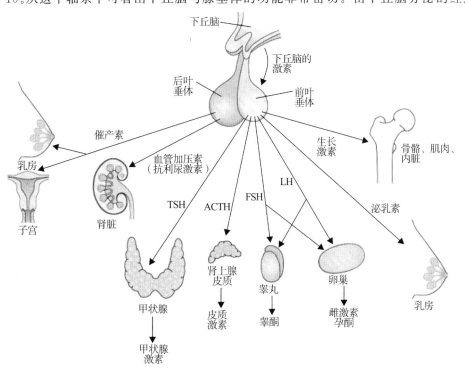

图 7-1-10 下丘脑-垂体-靶腺轴

垂体门脉调节垂体前叶功能的激素主要有促甲状腺激素释放素（TRH）、促性腺激素释放激素（GnRH）、生长激素释放激素（GnRH）、生长激素释放抑制激素（GnRIH）、促肾上腺皮质激素释放激素（CRH）、黑色细胞刺激素释放激素（MRF）、黑色细胞刺激素抑制激素（MIF）、催乳激素释放激素（PRF）、催乳激素释放抑制激素（PIF），其作用见表7-1-1。而且，在下丘脑-垂体-靶腺轴中有自上而下的调控关系，如图7-1-11所示。

表 7-1-1　下丘脑调节垂体前叶的激素

种类	主要作用
TRH	促进 TSH 释放，刺激 PRL 释放
GnRH	促进 LH 和 FSH 释放
GHRIH	抑制 GH、LH、FSH、TSH、PRL、ACTH 释放和分泌
GHRH	促进 GH 释放
CRH	促进 ACTH 释放
MRF	促进 MSH 释放
MIF	抑制 MSH 释放
PRF	促进 PRL 释放
PIF	抑制 PRL 释放

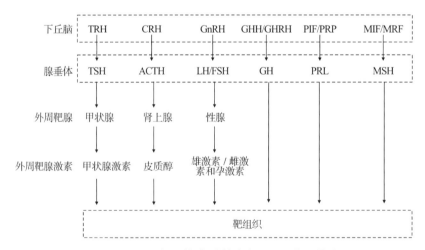

图 7-1-11　下丘脑-垂体-靶腺轴中自上而下的调控关系

与此同时，它们还存在着自下而上的负反馈调节，如图7-1-12所示，包括从靶腺向腺垂体、下丘脑的长反馈调节和从腺垂体向下丘脑的短反馈调节（详见下一节中甲状腺激素的下丘脑-垂体-甲状腺轴调节）。

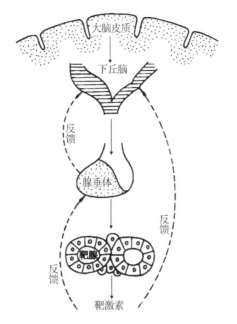

注：实线表现促进；虚线表示抑制。

图 7-1-12　下丘脑-垂体-靶腺轴的反馈调节

2. 直接反馈调节

　　除了上述下丘脑-垂体-靶腺轴的自上而下的控制与自下而上的反馈调节之外，一些激素调节机体物质代谢的产物水平也会反过来调节相应激素的分泌水平，这类调节称为直接反馈调节[图 7-1-13(b)]。例如，甲状旁腺激素可促进骨骼中的钙进入血液，升高血钙水平；与此同时，血钙升高则会通过负反馈调节使甲状旁腺激素分泌减少，由此使得血钙维持在一个稳定的水平。由于这种代谢产物水平对激素分泌的影响能直接、及时地调节激素的分泌，从而维持血中某种成分浓度的相对稳定，因此，这种体液代谢物的调节效应称为直接反馈调节。

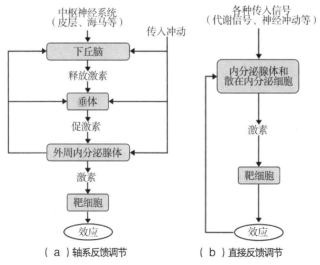

图 7-1-13　激素分泌的两种基本调节形式

第二节　甲状腺功能及常见相关疾病的预防

一、甲状腺的结构特点

（一）甲状腺的解剖学特点

甲状腺是成年人最大的内分泌腺，位于颈前部气管上端的两侧，棕红色，呈 H 形或者蝴蝶形，分为左、右两叶，贴于喉和气管的侧面，上端达甲状软骨的中部，下端抵第 4 气管环，长约 5 cm，宽约 2.4 cm，中间在横跨第二、三气管软骨的前方以峡部相连，有时可在中间形成锥状叶，见图 7-2-1。有时在甲状腺左、右叶附近可见独立存在的甲状腺组织块，此为甲状旁腺。正常成人的甲状腺重约 25 g，不可扪及。甲状腺内侧面借外侧韧带附着于环状软骨，因此，在吞咽时甲状腺会随喉的运动而上下移动。甲状腺的前面仅有薄层肌肉和筋膜覆盖，所以，甲状腺若稍微肿大，即可在体表扪及。

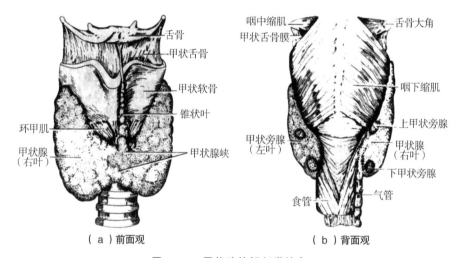

（a）前面观　　　　　（b）背面观

图 7-2-1　甲状腺的解剖学特点

甲状腺有两层被膜，外层被膜为甲状腺囊，由颈深筋膜（或称气管前筋膜）构成，其外侧与颈血管鞘紧密相连。内层被膜为纤维囊，贴覆于腺组织的表面，是甲状腺腺体的被膜。纤维囊深入腺体的实质内，将甲状腺组织分隔成若干小叶。甲状腺囊与纤维囊两层之间连接疏松，易于分离。

甲状腺的血液供给来源于甲状腺上动脉和甲状腺下动脉（各一对）。甲状腺上动脉发自颈外动脉或颈总动脉，与喉上神经外支相伴下行，至甲状腺上极之上1～2 cm

处,分为 2 支或 3 支分布于腺体。甲状腺下动脉发自甲状颈干,经颈总动脉后方至甲状腺左、右两叶的后面,分支进入腺体。其中,甲状腺下动脉与喉返神经的位置关系密切。甲状腺的静脉在腺体的表面相互吻合成丛,汇入甲状腺上、中、下 3 对静脉,进而汇入颈内静脉和头臂静脉。由此可见,甲状腺的血液循环极为丰富。在甲状腺肿大患者的颈前区常能听到血流杂音,或扪及血流的震颤。

甲状腺接受交感神经和副交感神经双重支配,其中,交感神经主要来自颈部交感神经节的节后纤维,副交感神经来自迷走神经。

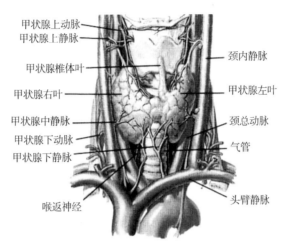

图 7-2-2　甲状腺与周围组织的解剖关系

此外,在甲状腺的左、右两叶背面的中部和下部,分别各有另一对小腺体附着其上或埋在其中,共 4 个小腺体,呈棕黄色,形似大豆,称为甲状旁腺,其分泌的激素称为甲状旁腺素,起到调节机体内钙、磷代谢的作用,是维持血钙水平稳定的非常重要的激素。倘若甲状旁腺功能低下或在甲状腺切除手术时不慎将其误摘,则会导致低血钙性抽搐,甚至死亡。

(二)甲状腺的组织学特点

甲状腺主要由许多大小不等的甲状腺滤泡组成,如图 7-2-3 所示。滤泡壁为单层立方上皮细胞,它们由腺体的分泌细胞围成,是合成甲状腺激素的细胞。合成的甲状腺激素并非由细胞直接释放入血,而是储存在滤泡中,即滤泡腔内的胶状物为甲状腺腺体细胞分泌物。当机体需要时,甲状腺激素从滤泡中释放入血。滤泡之间有丰富的毛细血管和少量结缔组织。

在甲状腺内还有另一种内分泌细胞,称为滤泡旁细胞,其合成、分泌降钙素。当血钙升高时,降钙素有促进血钙水平下降等作用。

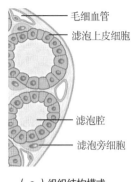

（a）组织结构模式

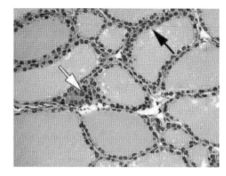

（b）染色切片的光镜下结构

毛细血管
滤泡上皮细胞
滤泡腔
滤泡旁细胞

图 7-2-3　甲状腺组织学结构

二、甲状腺激素的合成与代谢

甲状腺激素是甲状腺所分泌的激素,作用于人体几乎所有细胞。甲状腺激素是含碘酪氨酸缩合而成的二苯醚基本结构。由甲状腺合成分泌且最后进入血液循环中的激素化合物主要有 3 种形式:①甲状腺素,也称为四碘甲状腺原氨酸,或简称 T_4;②三碘甲状腺原氨酸,简称 T_3;③逆-三碘甲状腺原氨酸,简称 rT_3。数量上,T_4、T_3、rT_3 分别占分泌总量的 90%、9% 和 1%。活性上,T_3 的生物活性最强,约为 T_4 的 5 倍,且引起生物效应所需的潜伏期短,而 rT_3 无生物活性。

药用的甲状腺激素可从牛、羊、猪等动物的甲状腺中提取,或者由人工合成,为 T_4,相对分子质量为 776.93,有 DL、L、D 型 3 种异构体,其中,L 型活性强,D 型活性较小,可作为甲状腺激素替代药或生化试剂。T_4 呈白色针状晶体,溶于含有无机酸或碱的乙醇,也溶于氢氧化碱和碳酸碱溶液,但不溶于水和乙醇等普通有机溶剂,晶体无臭,无味,遇光变质,熔点为 231～233℃。

（一）甲状腺激素的合成与分泌

甲状腺素的合成以微量元素碘为原料,这是其较为特殊之处。在世界上大部分地区,碘都是土壤中的稀有成分,有些地区甚至非常匮乏,因此,食物中含碘稀少容易导致机体合成甲状腺不足。

人类在进化中形成了一种复杂的机制来获取、保有这种关键的元素碘,并将其转化为适宜有机成分的形式。因此,甲状腺素的合成过程比较复杂。

1. 甲状腺激素合成的原料

碘和甲状腺球蛋白是合成甲状腺激素的基本原料,而甲状腺过氧化物酶是催化甲状腺激素合成的关键酶。

人体所需的碘中 80%～90% 来源于食物,其余少量来自饮水和空气。饮食中的碘化物主要以碘化钠(NaI)和碘化钾(KI)的形式存在。国际上推荐碘摄入量为 150 μg/d。当人体处于生长发育期、妊娠期和哺乳期时,需要适量补充碘,应高于 200 μg/d。国人从食物中摄入的碘量为 100～200 μg/d。如果摄取的碘低于50 μg/d,则甲状腺激素无法正常合成。碘缺乏可引起单纯性甲状腺肿、甲状腺结节、甲状腺肿瘤等。为了防止人们缺乏碘,市面上提供了许多碘盐。但是,碘摄入过多也会导致一些疾病,如甲状腺功能亢进症、甲状腺炎,毒性弥漫性甲状腺肿(Grave 病)、淋巴细胞性甲状腺炎等。特别是在碘缺乏地区,补充碘盐后,毒性甲状腺结节的发病率明显高于非缺碘地区。因此,碘摄取异常,无论过高或者过低,都与甲状腺疾病的发生关系密切。

甲状腺球蛋白(thyroglobulin,TG)由 5496 个氨基酸残基组成,为分子量 660 kD 的同二聚体糖蛋白。甲状腺球蛋白在甲状腺滤泡细胞内合成,以出胞方式释放到滤泡腔,存储于囊泡中成为胶质基本成分。碘化的酪氨酸和甲状腺激素在最终被分泌到血液之前,始终与甲状腺球蛋白结合。

甲状腺过氧化物酶(thyroid peroxidase,TPO)是催化甲状腺激素合成的关键酶,由甲状腺滤泡细胞合成,是一类由 933 个氨基酸残基组成的分子量为 103 kD 的蛋白质,其在滤泡腔面的微绒毛处分布最为丰富。甲状腺过氧化物酶催化甲状腺激素合成过程中的多个反应步骤。硫脲类药物,如丙硫氧嘧啶、甲巯咪唑等能抑制甲状腺过氧化物酶的活性,从而抑制甲状腺激素的合成,因此,其成为临床上用于治疗甲状腺功能亢进症的常用药物。

2. 甲状腺激素的合成过程

甲状腺激素的合成过程可归纳为以下 3 个基本步骤。

(1)滤泡聚碘。由于血液中碘的浓度非常低,仅为甲状腺内碘浓度的 1/30,因此,滤泡上皮细胞通过耗能才能逆浓度梯度从血液中摄取碘。甲状腺滤泡上皮细胞通过主动转运机制摄取碘的过程称为滤泡聚碘。通常用甲状腺碘/血清碘比率来评价滤泡细胞捕获碘的能力,这个比率一般约为 30,但是,其最高值可达 400,说明甲状腺具有极强的聚碘能力。

滤泡细胞聚碘的转运过程包括两个步骤:①在细胞底部,逆碘的电-化学梯度将碘从低浓度的血浆中逆浓度梯度浓集于细胞内,是滤泡上皮细胞底部的钠-碘同向转运体在钠泵活动提供的 Na^+ 内向浓度势能,以 $1I^-:2Na^+$ 的同向转运方式进行的 I^- 的继发性主动转运;②进入滤泡细胞内的碘顺着碘的电-化学梯度经细胞顶部进入滤泡腔,这个过程是顺浓度梯度进行的,不需要额外耗能。如果用毒毛花苷抑制钠泵活动,则滤泡细胞聚碘过程被抑制。

滤泡细胞的聚碘功能可受到一些因素的影响与调节。例如,一些阴离子如 ClO_4^-、NO_3^-、SCN^-、ReO_4^- 等可与 I^- 竞争钠-碘同向转运体,从而使甲状腺滤泡细胞的聚碘作用被抑制。摘除垂体可降低聚碘能力,而给予甲状腺刺激素 TSH 则可促进聚碘,可见,甲状腺刺激素 TSH 可调节甲状腺的聚碘能力。

(2)碘的活化。碘从血浆中被摄取以及被运送的过程是以 I^- 形态而进行的。在滤泡上皮细胞顶端膜与滤泡腔的交界处,在 H_2O_2 存在的条件下,甲状腺过氧化物酶迅速催化 I^- 被氧化,I^- 被转为 I^0,成为"活化碘",即有活性的碘原子。

(3)酪氨酸碘化。酪氨酸碘化是指酪氨酸残基苯环上的氢被活化碘所取代的过程。酪氨酸碘化的催化酶与催化碘活化的酶是相同的,即在甲状腺过氧化物酶催化的氧化过程中,活化碘攻击甲状腺球蛋白中的酪氨酸残基,并取代其苯环 3,5 位上的氢,生成一碘酪氨酸(monoiodotyrosine,MIT)残基和二碘酪氨酸(diiodotyrosine,DIT)残基。

(4)碘化酪氨酸缩合。碘化酪氨酸的缩合也称为碘化酪氨酸的耦合,是指在甲状腺过氧化物酶的催化下,一碘酪氨酸 MIT 与二碘酪氨酸 DIT 缩合成 T_4 与 T_3 的过程。其中,一碘酪氨酸与二碘酪氨酸缩合成 T_3 以及极少量的 rT_3,而两个二碘酪氨酸缩合成 T_4。有机碘化物的大致比例在正常成年人甲状腺内一般为:MIT23%,DIT33%,$T_4$35%,$T_3$7%,rT_3 等成分占比很小。

从上述过程可见,甲状腺激素的合成是以甲状腺球蛋白为载体的。

3. 激素的分泌

甲状腺激素的分泌在滤泡细胞顶部进行,由微绒毛伸出伪足,以吞饮的方式将含有多种碘化酪氨酸的甲状腺球蛋白胶质小滴移入滤泡细胞内,并形成胶质小泡。胶质小泡随即与溶酶体融合成吞噬泡,甲状腺球蛋白在蛋白水解酶作用下被水解,释放出游离的 T_4、T_3、MIT、DIT 等。而进入胞质的 MIT 和 DIT,在微粒体碘化酪氨酸脱碘酶的作用下迅速脱碘,释放出的大部分碘可循环利用。但是,脱碘酶并不破坏游离的 T_4 和 T_3,使 T_4 和 T_3 迅速由滤泡细胞底部分泌入血液循环中。甲状腺分泌的甲状腺激素中 90% 以上是 T_4。

(二)甲状腺激素的运输和降解

1. 运输

甲状腺激素在循环血液中主要以结合形式存在,而呈游离形式运输的 T_4 非常少,仅占约 0.03%,T_3 约占 0.3%。但是,只有游离的甲状腺激素才具有生物活性,二者保持动态平衡。血浆中与甲状腺激素相结合的蛋白质主要有甲状腺素结合球蛋白、甲状腺素结合前白蛋白、白蛋白。尽管甲状腺素结合球蛋白浓度很低，只有 $0.3~\mu mol/L$，但其与 T_4 和 T_3 亲和力最高，是甲状腺素结合前白蛋白的 100 倍，约占结合总量的 75%。其余 T_4 的 25% 和 15% 分别与白蛋白和甲状腺素结合前白蛋白结合，而 T_3 的 25% 与白蛋白结合。

甲状腺激素以与血浆蛋白结合的形式进行运输：①在血液循环中形成 T_4 的储备库，使甲状腺素可在结合与游离状态激素之间转换，避免甲状腺浓度的变化过于急剧，起到缓冲浓度变化的作用；②避免甲状腺激素过快地被肾小球滤过，避免甲状腺激素过快地从尿中丢失。

2. 降解

经过脱碘酶的作用进行脱碘，是甲状腺激素降解的主要途径（图 7-2-4），因此，脱碘酶也是甲状腺激素降解的关键作用酶。至于降解的速度，T_4 与 T_3 的半衰期差异较大，T_4 可长达 6～7 天，而 T_3 不足 1 天。

机体中 80% 的 T_4 在外周组织中经脱碘酶的作用脱碘，其中的 45% 由 5′-脱碘酶催化外环脱碘形成 T_3；而另外的 55% 则经 5-脱碘酶催化内环脱碘形成 rT_3。由于 T_3

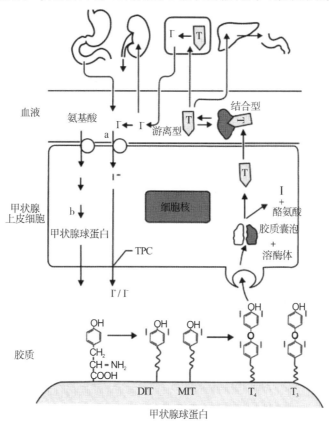

图 7-2-4 甲状腺激素的合成与分解

的生物活性比 T_4 高,因此,在 T_4 脱碘转化为 T_3,实际上是使甲状腺激素进一步活化,是一个活化脱碘的过程。至于 T_4 脱碘转化的产物是 T_3 还是 rT_3,取决于机体所处的状态。当生理活动需要更多的甲状腺激素时,如当机体处于寒冷状态下时,T_4 脱碘转化为 rT_3 的比例增加;相反,当机体处于应激状态、妊娠等情况下时,则 T_4 转化为 T_3 的比例增加。

血液中 87% 的 T_3 来源于 T_4 脱碘,仅有少量来源于甲状腺直接分泌。T_3 或 rT_3 可进一步脱碘降解。少部分 T_4 与 T_3 在肝脏与肝内葡糖醛酸或硫酸结合后被灭活,并通过胆汁排泄;或者在肝脏、肾内脱去氨基和羧基,分别形成四碘甲状腺醋酸与三碘甲状腺醋酸等,并随尿排泄;也有部分甲状腺激素在骨骼肌组织中被降解。

三、甲状腺激素的作用机制

甲状腺激素为亲脂性激素,能穿过细胞膜进入细胞,与细胞核内的甲状腺激素受体结合,形成激素-受体复合物,进而启动细胞的调控功能,如图 7-2-5 所示。甲状腺激素受体在不同组织的形式各有不同,但是,它们都可与其他核转录因子结合调节靶基因,并最终转录表达各种功能蛋白质,进而产生一系列生物学效应。

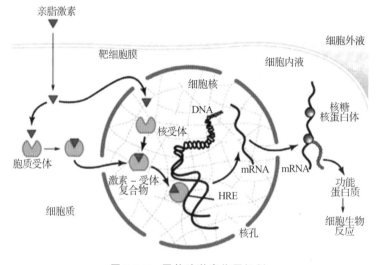

图 7-2-5　甲状腺激素作用机制

四、甲状腺激素的功能

甲状腺激素可作用于机体的几乎所有组织,调节新陈代谢与生长发育。因此,甲状腺激素是维持机体功能活动的重要基础性激素,其作用非常广泛。

(一)促进生长发育

甲状腺激素是促进机体生长和发育的重要激素,尤其是对婴儿脑的发育以及长骨的生长发育作用特别显著。因此,如果有先天性甲状腺功能发育不全的情况,那么,该婴儿在出生后数周即可出现明显的生长停滞,身材矮小。如果未能及时补充足够的甲状腺激素,则不仅孩子的身体发育成长会受到影响,脑组织的发育生长也会受到影响,导致智力障碍,表现为痴呆。结合这两方面的表现,智力低下且身材矮小,俗称"呆小症",学名为克汀病,即先天性甲状腺功能不全症。

(二)调节新陈代谢

甲状腺激素的主要作用是促进机体新陈代谢,包括物质代谢与能量代谢两个方面。

1. 调节物质代谢

甲状腺激素对物质代谢的影响广泛,既促进合成代谢,也促进分解代谢(图 7-2-6),因此,其表现十分复杂,而且,甲状腺激素在血液中浓度不同,产生的效应也有所不同。生理水平的甲状腺激素对蛋白质、糖、脂肪的合成与分解均有促进作用,而大量的甲状腺激素促进分解代谢的作用则更为明显。

(1)糖代谢:一方面,甲状腺激素促进小肠黏膜对葡萄糖的吸收,增加糖原的合成与分解,提高糖代谢速率,还可促进肝脏的糖异生过程,增强肾上腺素、胰高血糖素、皮质醇和生长激素的升糖作用;另一方面,甲状腺激素也加强外周组织对糖的利用,从而降低血糖。而且,甲状腺激素水平升高还能对抗胰岛素的作用,使血糖升高。因此,甲状腺功能亢进症患者餐后血糖升高,甚至会出现糖尿,但是,由甲状腺激素亢进症引起的餐后血糖增高现象会很快恢复,与糖尿病有区别。

(2)脂类代谢:甲状腺激素能促进脂肪合成与分解,可加速脂肪代谢速率,也可加强胆固醇合成;同时,增加低密度脂蛋白受体的可利用性,促进胆固醇从血中清除,从而降低血清胆固醇水平。甲状腺功能亢进症患者的体脂消耗增加,因此其总体脂量减少,而且,血中的胆固醇含量低于正常。相反,甲状腺功能减退症患者则因为脂肪的合成与分解均降低,所以体脂比例升高;同时,患者血胆固醇水平升高,易发生动脉粥样硬化。

(3)蛋白质代谢:一方面,生理状态下的甲状腺激素可促进 DNA 转录过程和mRNA形成,促进结构蛋白质与功能蛋白质合成,有利于机体的生长发育以及各种功能活动,表现为正氮平衡;另一方面,甲状腺激素还能刺激蛋白质降解。高浓度 T_3 可抑制蛋白质合成,引起氮的负平衡。因此,甲状腺激素分泌过多时,外周组织蛋白质分解加速,尿酸含量增加,尿氮排泄增加。其中,蛋白分解的变化以骨骼肌为主,因此会出现肌肉收缩无力。此外,甲状腺激素还可使骨基质蛋白质分解,Ca^{2+} 释出,导致血钙升高,骨质疏松。相反,当甲状腺激素分泌过少时,蛋白质合成障碍,组织间黏蛋白沉积,水分子滞留皮下,从而引起黏液性水肿。

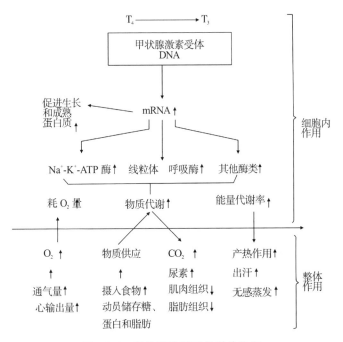

图 7-2-6 甲状腺激素对代谢的作用

2. 增强能量代谢

机体的能量代谢是伴随着物质代谢的过程而产生的。

甲状腺激素可显著增加全身绝大多数组织细胞的基础耗氧量和产热量,其中,以心脏、肝脏、骨骼肌、肾脏等器官的作用最为显著。甲状腺功能亢进症患者的基础代谢率可显著提高,甚至可提高 60%～80%;而甲状腺功能减退症患者的基础代谢率则显著降低。

甲状腺激素的产热效应是多种作用的综合结果,包括增加线粒体的数量和体积、加速线粒体呼吸过程、加强氧化磷酸化;抑制化学能转化生成 ATP 储存,促进能量以热的形式释放;提高细胞膜钠钾 ATP 酶的浓度和活性,增加细胞能量消耗等。甲状腺激素促进产热、耗氧的效应还表现为体温升高,导致皮肤等外周血管舒张,皮肤血流量增加,体表热量散失增强,以维持正常体温。

3. 影响器官系统功能

甲状腺激素是维持机体基础性功能活动的激素,其对机体几乎所有器官系统都有不同程度的影响,其中,多数作用是继发于甲状腺激素促进机体代谢和耗氧过程的。甲状腺激素对器官系统功能活动的主要影响归纳于表 7-2-1。

表 7-2-1　甲状腺激素对各器官系统功能的影响

器官系统	基本生理作用
心血管系统	心率加快,心肌收缩力加强;血管平滑肌舒张,舒张压下降
消化系统	肠蠕动增强,食欲增强
神经系统	中枢神经系统兴奋性升高
运动系统	加速肌肉收缩与舒张的速度
内分泌系统	具有允许作用,促进激素的分泌与代谢
生殖系统	维持正常性欲、性功能

五、甲状腺功能的调节

甲状腺的功能直接受腺垂体分泌的促甲状腺激素[或称甲状腺刺激素(thyroid stimulating hormone,TSH)]的调节,而腺垂体分泌促甲状腺激素又受到下丘脑分泌的促甲状腺激素释放激素(thyrotropin-releasing hormone,TRH)的调节,它们形成下丘脑-腺垂体-甲状腺轴调节系统,维持血液中甲状腺激素水平的相对稳定和甲状腺的正常生长。此外,还存在神经调节、免疫调节、自身调节等调节机制,如图 7-2-7 所示。

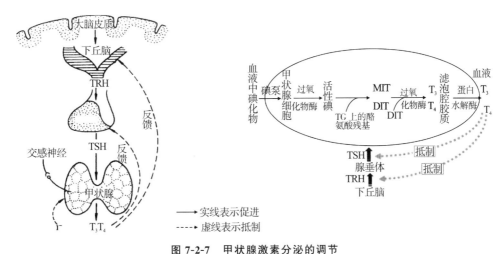

图 7-2-7　甲状腺激素分泌的调节

(一)下丘脑-腺垂体-甲状腺轴调节系统

1. 下丘脑 TRH 对腺垂体 TSH 的调节

下丘脑主要通过分泌促甲状腺激素释放激素(TRH)来促进腺垂体分泌促甲状

激素(TSH)。促甲状腺激素释放激素是由下丘脑室旁核和视前区神经元所合成的三肽神经激素,它对垂体分泌促甲状腺激素的作用是促进储存的 TSH 释放和激活靶基因加强 TSH 合成:①TRH 经由 TSH 细胞膜上的相应受体和 G 蛋白,再激活磷脂酰肌醇信号传导系统,增加细胞内 Ca^{2+} 浓度,激活蛋白激酶 C,通过增强基因转录等作用引起 TSH 的快速和持久释放;②TRH 还可促进 TSH 的糖基化,保证其完整的生物活性。因此,TRH 可分别从量和质两方面调节 TSH 的分泌。另外,下丘脑还可通过生长抑素减少或终止 TRH 的合成与分泌,从而避免应激等状态下激素过度分泌。而且,下丘脑与其他神经核团之间有广泛的联系,使得 TRH 的分泌活动可受神经系统其他部位传来信息的影响。此外,血液中 T_3 水平是 TRH 分泌最主要的反馈调节因素。高水平的 T_3 可以直接抑制 TRH 前体基因的转录,进而抑制下丘脑合成 TRH。其他如能量代谢方面也与 TRH 分泌有关,瘦素也可通过刺激 TRH 分泌最终增强甲状腺激素的分泌。

2. 腺垂体 TSH 对甲状腺的调节

甲状腺刺激素 TSH 是直接调节甲状腺的生长与功能的关键激素。TSH 是由腺垂体合成的一类糖蛋白激素,由 201 个氨基酸组成,是由 α 和 β 两个亚单位组成的异二聚体,分子量为 32 kD。TSH 的生物活性主要取决于 β 亚单位,但是,β 亚单位需要与 α 亚单位结合才能发挥其生物学效应。TSH 的分泌在 TRH 影响下也具有日周期变化,其分泌在日间较少,睡眠后开始升高,午夜时达高峰。

TSH 与其相应的促甲状腺激素受体结合后,发挥的生物学效应主要是促进甲状腺滤泡细胞生长发育和促进甲状腺激素合成分泌两个方面。同时,TSH 的分泌还受到下丘脑分泌 TRH 对腺垂体的刺激作用和垂体促甲状腺细胞内 T_3 反馈抑制作用的双重调节。这两方面作用相互抗衡,相互影响,共同决定腺垂体 TSH 的分泌水平,从而维持外周血液中甲状腺激素的稳态。此外,还有一些激素,如下丘脑内的生长抑素、多巴胺和某些细胞因子也可抑制 TSH 的分泌;雌激素可增强腺垂体对 TRH 的反应性,从而使 TSH 分泌增加,进一步增加甲状腺激素的分泌;生长激素与糖皮质激素对TSH 的分泌则有抑制作用。

3. 甲状腺激素反馈调节

血中游离甲状腺激素水平是调节垂体 TSH 分泌的一个经常性的负反馈因素。这种调节通过两个角度来起作用,即甲状腺激素对下丘脑的长反馈调节与对腺垂体的短反馈调节,如图 7-2-7 所示。

(二)甲状腺功能的自身调节

甲状腺能根据血碘水平改变摄取滤泡细胞摄取碘以及合成甲状腺激素的能力,这个调节作用是通过自身调节而实现的。在血碘开始增加时(1 mmol/L),即可诱导碘的活化和甲状腺激素合成;但是,当血碘升高到一定水平(10 mmol/L)后,反而会抑制碘的活化过程,减少甲状腺激素合成。这种由碘过量引起的甲状腺激素合成受抑制的效应称为碘阻滞效应。该效应的机制主要是血液中高浓度的碘抑制了 I⁻ 的活化。但是,当碘过量摄入持续一定时间后,甲状腺激素的合成又重新增加,这种现象称为"脱逸"现象。这种"脱逸"现象的存在可以避免过度抑制效应的产生。相反,当血中碘水平降低,甲状腺"捕获碘"的机制则增强,从而增强甲状腺激素的合成。此外,在碘供应充足时,甲状腺产生的 T_4 与 T_3 比例约为 20∶1;而当碘缺乏时,T_3 的比例则升高,这也是甲状腺自身调节的一种表现。甲状腺这几个方面的自身调节的意义在于,机体可以根据食物中含碘量的变化而对量的摄取进行适应性调整,从而避免甲状腺激素合成与分泌发生大的波动。

(三)甲状腺功能的神经与免疫调节

与其他器官的神经调节一致的是,甲状腺也受到交感神经和副交感神经的双重支配,其中,交感神经的兴奋可促进甲状腺激素的分泌,而副交感神经的作用与交感神经作用相拮抗。而且,神经调节与下丘脑-腺垂体-甲状腺轴的调节作用相互协调。此外,支配甲状腺血管的自主神经还通过调节甲状腺血流量来影响其活动。

另一方面,甲状腺活动也受到免疫系统调节。例如,B 淋巴细胞可合成 TSH 受体抗体,表现为类似 TSH 阻断或激活的效应。因此,甲状腺容易发生自身免疫性疾病,如 Grave 病,患者体内存在激活 TSH 受体的抗体,而萎缩性甲状腺炎引起的甲状腺功能减退患者体内则存在阻断 TSH 受体的抗体。此外,TSH 受体发生突变会引起 TSH 受体的自发性激活,从而出现甲状腺功能亢进等。

综上所述,甲状腺功能活动受多种层次、多个水平的调节,当这些调节的环节发生变化时,易出现甲状腺分泌功能紊乱。

六、甲状腺常见疾病与预防

(一)甲状腺功能亢进症

1. 甲状腺功能亢进症的发病情况

甲状腺功能亢进症,简称甲亢,是指甲状腺腺体产生的甲状腺激素过多而引起的一类疾病。这类疾病比较复杂,病因不同者其各自的症状表现也不尽相同。根据不同的表现形式,甲亢可分为弥漫性毒性甲状腺肿(Graves 病)、甲状腺自主高功能腺瘤

(Plummer 病)、多结节性毒性甲状腺肿等。这类疾病的共同特征是甲状腺激素分泌增加,导致高代谢状态和交感神经系统兴奋性增加。

甲亢的发病率有逐渐增高的趋势,且女性发病率显著高于男性,女性病例比男性高 4~6 倍。多数甲亢病例起病缓慢,少数为急性发病。甲亢的病因和发病机制至今尚未完全被阐明,被广泛接受的两种学说如下。

(1)垂体促甲状腺激素分泌过多学说。该学说认为甲亢是垂体促甲状腺激素分泌过多所致。但是,有些证据并不支持这一学说,如有些患者血液中促甲状腺激素并不升高,反而偏低。

(2)免疫学说。该学说认为甲亢是一种自身免疫性疾病,甲亢的诱发与自身免疫、遗传、环境等因素有密切关系,其中,以自身免疫因素最为重要。甲亢是在遗传的基础上,由感染、精神创伤等应激因素诱发,是一种抑制性 T 淋巴细胞功能缺陷相关的、特异的器官自身免疫病。有统计资料显示,60%的甲亢患者有家族遗传倾向。

2. 甲状腺功能亢进症的危害

甲亢的危害主要表现在两个方面:其一,该疾病可引起一系列器官功能发生变化;其二,该疾病可引起一些严重的并发症。主要表现在以下几个方面。

(1)高代谢综合征:甲状腺激素分泌增多可引起交感神经兴奋性增高,新陈代谢加速。患者常表现为疲乏无力、怕热多汗、皮肤潮湿、多食善饥、体重显著下降等。

(2)全身各系统功能改变,主要包括:①精神神经系统表现,主要有紧张、焦躁、易怒、失眠不安、思想不集中、记忆力减退等;②心血管系统表现,主要有心悸气短、心动过速、血压升高,严重者可出现心脏功能障碍;③消化系统表现,主要为胃肠道功能异常,如稀便、排便次数增加,严重者可出现肝功能异常;④肌肉骨骼系统表现,主要为肌无力,严重者可出现甲状腺毒症性周期性瘫痪;⑤造血系统表现,主要为造血功能障碍,白细胞总数、血小板减少;⑥生殖系统表现,主要有女性月经减少或闭经、男性阳痿;⑦甲状腺肿大,大多数患者有程度不等的甲状腺肿大;⑧眼球变化,主要有单纯性突眼与浸润性突眼两种。

(3)如果甲亢没有得到及时、妥善的治疗,长期发展则会引起一些并发症,主要包括:①甲亢性心脏病,主要表现为持续性心跳加速,可能会出现心房纤维颤动,严重者甚至会出现心脏功能衰竭;②肌肉病变,甲亢因为代谢快,能量消耗快,可引起肌肉无力、肌肉萎缩;③骨质疏松,甲亢会促进骨骼代谢增加,长期则引起骨质疏松。

3. 甲状腺功能亢进症的预防

由于甲亢的病因与发病机制尚未完全清楚,虽然了解到其与遗传因素有关,但与其相关的遗传背景情况以及遗传的方式等也未被阐明;了解到其与免疫反应异常有关,但其免疫反应异常的机制与作用途径等也未阐明,因此,很难从遗传方面以及免疫反应方面进行精准预防。所以,对于甲亢,早发现、早治疗是很关键的。

对于一些可能诱发甲亢的环境因素,如创伤、精神刺激、感染、生活环境等,可以尽量避免,也能起到一定程度的预防作用。虽然甲亢主要与自身免疫、遗传因素有关,但是,发不发病却和环境因素密切相关。遇到诱发因素容易引发疾病,而避免诱发因素则可能避免发病。因此,对于有甲亢发病倾向的人,避免诱发因素可在一定程度上起到预防作用。

传统医学对甲亢还有另外一方面的认识,如其发病与情志和体质有直接的关系,而体质可以通过一定的调理得到改善。因此,甲亢患者可在专业中医师的指导下调理身体,缓解症状。

(二)甲状腺功能减退症

1. 甲状腺功能减退症的发病情况

甲状腺功能减退症,简称甲减,是指甲状腺腺体产生的甲状腺激素过少而引起的一类疾病。这类疾病的病因较复杂,以原发性发病者较多见,其次为腺垂体功能障碍引起,有些病例则继发于其他各种甲状腺疾病,如甲状腺的肿瘤、手术、炎症等。

原发性甲减的起病通常比较缓慢,早期表现为四肢无力、疲劳、体重增加、不能耐寒,继而出现嗜睡、反应迟钝,声音往往也变得粗而低沉,面色蜡黄,虚肿,皮肤干糙,毛发脱落,腹胀,便秘,月经紊乱,性欲下降,不育/不孕,体型异常,低血压,眩晕,呼吸异常等。

2. 甲状腺功能减退症的危害

甲减的危害可表现在机体的各个系统。值得重视的是,如果甲减发生在小孩身上,可引起严重的后果,会使孩子的神经系统发育不良而痴呆,同时,身体也因发育不良而停止生长。甲减的具体表现如下所示。

(1)神经精神系统表现:成年人会出现记忆力减退、多虑、头晕、头痛、耳鸣、耳聋、反应迟钝、嗜睡、智力下降、共济失调、腱反射迟钝等一系列神经系统兴奋性和功能减退的症状,重者甚至可出现昏睡、木僵、痴呆。如果甲减发生在小孩身上,可使孩子的神经系统发育不良而痴呆,而且这种痴呆是不可逆的,是由生长期错过了神经系统的正常发育所致。

(2)生长发育:如果在年幼期出现甲减,则除了神经系统发育不良而痴呆之外,孩子的身体也会因发育不良而停止生长,表现为身材矮小、性发育不良。

(3)心血管系统表现:出现心动过缓、心排血量减少、血压低、心音低钝、心脏扩大,还可并发冠心病,有时可伴有心包积液和胸腔积液,严重者会出现黏液性水肿性心肌病。

(4)消化系统表现:消化功能低下,出现厌食、贫血、腹胀、便秘,严重者可出现麻痹性肠梗阻。

(5)内分泌系统表现:女性患者出现月经过多、久病闭经、不孕不育;男性患者出现阳痿、性欲减退等。

(6)运动系统表现:肌肉软弱无力、疼痛,可伴有慢性关节炎、关节强直等。

(7)其他表现:一般情况较差,体温降低,往往会低于35℃,呼吸减慢,心动过缓,血压下降,四肢肌力松弛,反射减弱或消失;患者面色苍白,表情淡漠,呈痴呆面容,眼睑和颊部虚肿;全身皮肤干燥、增厚、粗糙、脱屑,呈非凹陷性水肿;病情严重时可因受到寒冷、感染等应激性刺激而出现黏液性水肿昏迷、休克、心肾功能衰竭。

3. 甲状腺功能减退的预防

由于甲减以原发性发病者较多见,其次为腺垂体功能障碍引起,因此,对甲减的预防主要是保护好甲状腺的功能。对继发于其他疾病的甲减的预防,关键在于预防其原发性疾病。同时,早发现、早治疗也是非常重要的。及时补充甲状腺激素进行替代治疗,可有效地终止上述各种症状及其相应的病理变化。

第三节　胰岛的功能及糖尿病的预防

胰岛是散在分布于胰腺内的内分泌组织。

胰腺兼有内分泌与外分泌两种组织与功能。形态上,胰腺是一个狭长的腺体,横卧于腹后壁1～2腰椎体平面,是一个呈灰红色、质地柔软的组织,可分为胰头、胰颈、胰体、胰尾4个部分。胰腺的外分泌功能详见消化系统部分,本节主要介绍胰腺的内分泌组织与功能。

一、胰岛的结构特点

胰岛在胰腺中以小岛样结构散在分布于胰腺内。胰岛的数量有100万～200万个。胰岛内分泌细胞至少可分为如下5种功能不同的细胞(图7-3-1)。

(1)B细胞:数量最多,约占70%,分泌胰岛素,降低血糖。

(2)A细胞:数量其次,约占25%,分泌胰高血糖素,升高血糖。

(3)D细胞:分泌生长激素抑制素(somatostatin,SS),以旁分泌的方式抑制A细胞和 B 细胞的分泌。

（4）D_1 细胞：分泌血管活性肠肽（vasoactive intestinal peptide，VIP）。

（5）F 细胞：也称 PP 细胞，数量很少，分泌胰多肽（pancreatic polypeptide，PP），抑制胃肠运动、胰液分泌和胆囊收缩。

本节主要讨论胰岛素和胰高血糖素，在调节血糖方面，它们是最重要的激素。

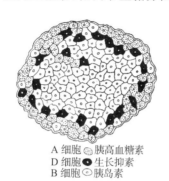

A 细胞 ⊚ 胰高血糖素
D 细胞 ● 生长抑素
B 细胞 ⊙ 胰岛素

图 7-3-1　胰岛各细胞的分布

二、胰岛素及其分泌

胰岛素是由 51 个氨基酸残基组成的蛋白质激素，其分子质量为 5800，含有 A、B 两条肽链，见图 7-3-2。其中，A 链含有 21 个氨基酸残基，B 链含有 30 个氨基酸残基，A、B 链之间借两个半胱氨酸的二硫键连接相连。

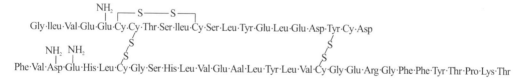

图 7-3-2　人胰岛素的氨基酸序列

在胰岛 B 细胞内最先合成一个含 110 个氨基酸残基的前胰岛素原，其在粗面内质网被水解为 86 肽的胰岛素原；然后，在囊泡内，胰岛素原再次水解为分子数量相等的胰岛素与连接肽，简称 C 肽（connecting peptide，C 肽），如图 7-3-3 所示。由于胰岛素与 C 肽两者释放时同时入血，两者的分泌量也呈平行关系，因此，测定 C 肽含量可反映 B 细胞分泌胰岛素的功能。

1965 年 9 月 17 日，中国科学院（上海）生物化学研究所的科学家人工合成了具有全部生物活性的结晶牛胰岛素（图 7-3-4），这也是第一个在实验室中通过人工方法合成的蛋白质。随后，美国和联邦德国的科学家也完成了类似的工作。

正常人空腹状态下，血清胰岛素浓度为 10 mU/L，或 69 pmol/L，或 40 ng/dL，其有结合型和游离型两种存在形式,且二者之间保持动态平衡。但是,只有游离型的胰岛素才具有生物活性。此外,胰岛素在血中的半衰期比较短,平均大约 6 min。胰岛素主要在肝脏中失活。其次,肾脏和肌肉也有灭活胰岛素的作用。

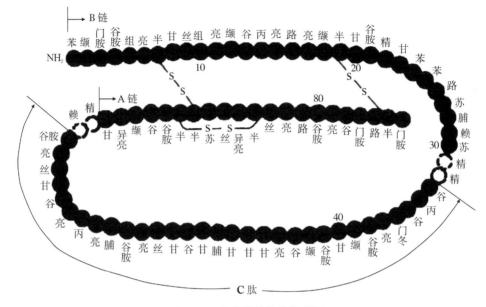

图 7-3-3　胰岛素的结构模式图

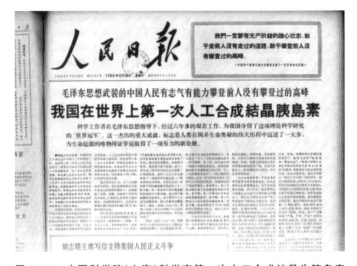

图 7-3-4　中国科学院(上海)科学家第一次人工合成结晶牛胰岛素

三、胰岛素的作用机制

胰岛素属于肽类激素,通过与细胞膜上的胰岛素受体结合而发挥生物学作用。体内几乎所有的细胞膜上都有胰岛素受体,但是,不同类型细胞膜上的胰岛素受体在数量上差异较大。例如,每个红细胞膜上的受体数目仅约有 40 个,而每个肝细胞、脂肪细胞膜上的受体数目可达 20 万~30 万个甚至以上。胰岛素受体的分布差异如此巨大,与不同类型细胞的代谢功能特点密切相关。换言之,在胰岛素敏感性高的组织细胞膜上分布的胰岛素受体数量多,而在胰岛素敏感性低的组织细胞膜上分布的胰岛素受体数量少。

胰岛素受体属于酪氨酸激酶耦联受体,是由两个 α 亚单位和两个 β 亚单位构成的四聚体,如图 7-3-5 所示。其中,两个 α 亚单位之间由二硫键相连,它们完全裸露在细胞膜表面,是受体结合胰岛素的主要部位。α 与 β 亚单位之间也由二硫键结合,而且,β 亚单位横跨细胞膜,其膜内侧为蛋白激酶结构域,有酪氨酸蛋白激酶活性和多个酪氨酸残基。在胰岛素敏感性高的组织细胞的胞质内存在两种胰岛素受体底物,即 IRS-Ⅰ和 IRS-Ⅱ。胰岛素与细胞膜的受体结合后可激活 β 亚单位上的酪氨酸蛋白激酶。该过程通过酪氨酸残基磷酸化而活化,并与胞质内 IRS-Ⅰ结合,使 IRS-Ⅰ酪氨酸残基磷酸化而被激活,激活的 IRS-Ⅰ与胞质内的蛋白激酶结合,并激活蛋白激酶。被激活的蛋白激酶参与物质代谢,并调节细胞的代谢与生长。

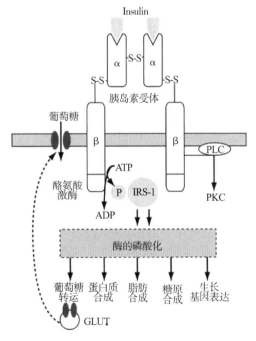

图 7-3-5　胰岛素受体及其作用机制

如果胰岛素受体介导的信号转导中某个环节出现问题,就可导致胰岛素抵抗的发生,如 IRS-Ⅰ磷酸化过程异常,或者表达缺陷,都可导致胰岛素抵抗,甚至引起 2 型糖尿病。

所谓胰岛素抵抗,是指胰岛素的靶器官,如肝脏、脂肪组织、骨骼肌等外周组织对胰岛素的敏感性以及反应性均降低,导致正常量的胰岛素产生的生物学效应低于正常水平。换言之,由于胰岛素的靶细胞对胰岛素敏感性下降,需要更大量的胰岛素才能产生正常的生物学效应,因此,患者出现高胰岛素血症,或者胰岛素不增高而血糖水平增高。由此可见,胰岛素抵抗与代谢性相关疾病的发生、发展密切相关;胰岛素抵抗也是高血糖、高血脂等疾病发生与发展的最重要、最根本的原因之一。

四、胰岛素的功能

胰岛素的功能是调节机体的代谢过程,包括糖类、脂肪、蛋白质三大能量物质的代谢过程,全面促进机体合成代谢;而且,胰岛素是调节血糖浓度最关键的激素。

(一)调节糖代谢

葡萄糖是机体重要的能源物质,一方面来源于食物,通过胃肠道吸收入血;另一方面来源于肝糖原、肌糖原的分解,即糖原是葡萄糖的储存形式,当机体需要时,糖原被分解为葡萄糖,从而为机体提供能源。此外,糖异生也是血中葡萄糖的来源之一。所谓糖异生,是指碳水化合物、蛋白质、脂肪等代谢过程中生成的非糖前体成分,经过一系列生物转化过程合成葡萄糖。这几个方面的作用加强均可使血糖升高。

血中葡萄糖的去路有两个方面:一方面,被组织细胞摄取、分解,成为机体完成各种功能的能量来源;另一方面,转化为脂肪等形式储存能源。

糖代谢受到许多激素的调节,有不少激素可使血糖水平升高,如糖皮质激素、甲状腺素、胰高血糖素等。但是,胰岛素是促进体内血糖降低的唯一激素,其降低血糖的作用主要通过增加葡萄糖的去路和减少葡萄糖的来源两个方面实现。

1. 增加葡萄糖的去路

胰岛素增加葡萄糖去路的途径主要包括:①促进全身组织细胞对血糖的摄取,尤其是加强胰岛素敏感组织肝脏、肌肉、脂肪组织等对葡萄糖的摄取,并加以氧化和利用,特别是糖酵解;②促进葡萄糖合成糖原并以糖原形式储存,同时抑制糖原分解;③促进葡萄糖转变为脂肪酸,储存于脂肪组织。

2. 减少葡萄糖的来源

胰岛素减少葡萄糖来源的途径主要包括抑制其他非糖物质通过糖异生途径转变成葡萄糖,以及抑制糖原分解成葡萄糖。因此,当胰岛素缺乏时,血糖升高。当血糖浓度超过肾糖阈时,滤过的葡萄糖中不能被肾小管重吸收的部分则出现在尿中,引起胰源性糖尿病。

胰岛素降低血糖的作用机制涉及几个关键酶的活性。

(1)葡萄糖生成方面:尽管体内大部分组织都可发生糖原分解,但只有肝脏和肾脏表达葡萄糖-6-磷酸酶,它是肝脏和肾脏内糖异生所必需的酶。胰岛素通过抑制糖原分解过程中必需的糖原磷酸化酶,从而直接限制肝葡萄糖输出。此外,胰岛素还通过间接作用减少肝脏糖异生,涉及的途径:减少糖异生前体物质和游离脂肪酸输入肝脏;抑制胰高血糖素的分泌,包括直接抑制胰岛 α 细胞中的胰高血糖素基因的表达。

(2)葡萄糖利用方面:胰岛素可刺激骨骼肌和脂肪摄取葡萄糖。在骨骼肌和脂肪组织中,葡萄糖借助葡萄糖转运蛋白 4(GLUT-4)穿过细胞膜。GLUT-4 在骨骼肌、脂肪细胞的细胞质中含量丰富,来自胰岛素的信号促使 GLUT-4 从细胞质转移至细胞膜,进而协助葡萄糖进入这些组织中。胰岛素还可增强脂肪、肌肉、肝脏等组织中的糖原合酶活性,通过增强糖酵解通路中的己糖激酶和 6-磷酸果糖激酶这两种关键酶的活性,提高骨骼肌和脂肪组织中糖酵解的速率。

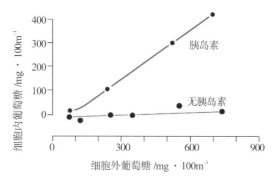

图 7-3-6　胰岛素对葡萄糖转运的影响

(二)调节脂肪代谢

胰岛素可以协调体内不同能源物质,如葡萄糖和游离脂肪酸的利用,来满足机体在进食、空腹以及运动时的能量需求。例如,进餐后有大量葡萄糖可用,此时胰岛素分泌增加,对脂肪来说,可促进甘油三酯储存至脂肪细胞,即胰岛素促进脂肪酸和脂肪的合成。具体途径包括:①促进肝脏合成脂肪酸,并转运到脂肪细胞储存;②促进脂肪细胞合成脂肪酸;③促进葡萄糖进入脂肪细胞转化为 α-磷酸甘油,并使脂肪酸与 α-磷酸甘油合成甘油三酯;④抑制激素敏感性脂肪酶的活性,减少脂肪的分解。因此,当机体缺乏胰岛素时,糖利用减少,脂肪分解增强,脂肪酸大量增加,而脂肪酸在肝内氧化生成大量的酸性酮体物质,严重时可引起酮血症与酸中毒。由于大量脂肪酸氧化产生乙酰辅酶 A,使胆固醇合成原料增加,而且肝脏利用胆固醇能力降低,因此,胰源性糖尿病患者常伴有高胆固醇血症,其发生动脉硬化及心血管系统疾病的风险也相应增大。

（三）调节蛋白质代谢

对于蛋白质的代谢,胰岛素可促进蛋白质的合成,抑制蛋白质的分解。其作用具体包括 3 个过程:①促进氨基酸转运入细胞;②加快细胞核的复制和转录,增加 DNA 和 RNA 的生成;③加速核糖体的翻译过程,使蛋白质合成增加。与此同时,胰岛素还可抑制肝糖异生,将用于糖异生的氨基酸转为合成蛋白质。

胰岛素能增强蛋白质的合成,对机体的生长发育具有促进作用。但是,只有胰岛素存在时,该作用并不强,其与生长激素协同作用才能发挥明显的促生长效应。此外,胰岛素可以透过血脑屏障,与中枢神经细胞的胰岛素受体结合,对神经元起到营养、支持、抗凋亡等作用,从而影响摄食行为、生殖等功能,并对学习、记忆、认知等大脑的高级功能产生影响。

五、胰岛素分泌的调节

胰岛素的作用主要是影响糖类、脂肪、蛋白质三大能源物质的代谢;反过来,这三大能源物质的代谢水平也会影响胰岛素的分泌;此外,还有一些其他激素也可影响胰岛素的分泌。

（一）血糖浓度的调节

血糖浓度是调节胰岛素分泌最重要的因素。胰岛 B 细胞分泌胰岛素的功能对血糖浓度的变化非常敏感:血糖浓度升高可直接刺激胰岛 B 细胞分泌胰岛素;血糖浓度下降可反馈性地抑制胰岛 B 细胞分泌胰岛素。血糖浓度对胰岛素分泌的调节作用非常敏感且迅速,可使血糖浓度在几分钟内恢复到正常水平。

血糖持续增高对胰岛素分泌的刺激作用可分为 3 个阶段:

(1)第一阶段:在血糖升高的 5 min 内,血液中胰岛素水平增加可达 10 倍,这个过程主要是 B 细胞内储存的胰岛素释放所致,因此这个阶段持续时间不会太长。作用机制:葡萄糖通过葡萄糖转运体 2(GLUT-2)进入 B 细胞,经葡萄糖激酶的作用促进细胞生成 ATP,进而抑制 ATP 敏感 K^+ 通道, K^+ 外流减少,细胞去极化,激活电压门控 L 型 Ca^{2+} 通道,使 Ca^{2+} 内流触发胰岛素释放,如图 7-3-7 所示。

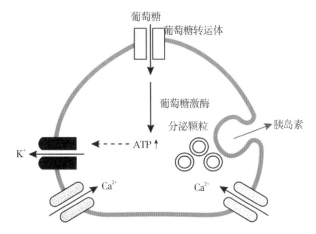

图 7-3-7　葡萄糖升高引起胰岛素分泌的细胞机制

（2）第二阶段：在血糖升高 15 min 后，血液中胰岛素水平第二次增多，在 2～3 h 达到分泌高峰，此阶段持续时间较久。其机制可能是细胞内葡萄糖代谢发出的信号激活了胰岛素合成酶系，从而促进胰岛素的合成与释放。

（3）第三阶段：血糖增高持续一周左右，血液中胰岛素水平可进一步增加。其机制可能是长时间的高血糖刺激使 B 细胞增殖，进而导致功能加强。但是，如果血糖长期维持在较高的水平，则胰岛素分泌受到长期刺激，最终可导致 B 细胞的功能衰竭，从而使胰岛素分泌转向减少，继而引起糖尿病。

（二）氨基酸和脂肪酸的调节

血中氨基酸水平升高也可刺激胰岛 B 细胞分泌胰岛素，其中以精氨酸和赖氨酸的作用效果最为显著。但是，只有氨基酸水平升高时，该作用效果微弱，而当血液中氨基酸水平与血糖水平都升高时，其刺激胰岛素分泌的作用产生协同效应，则胰岛素分泌显著增加。此外，脂肪酸和酮体对胰岛素分泌也可产生刺激效应，但其作用较弱。

（三）激素对胰岛素分泌的调节

1. 胃肠激素

体内某些胃肠激素，如促胃液素、促胰液素、缩胆囊素等可促进胰岛素的分泌，但是，它们并不是直接刺激胰岛 B 细胞的分泌，而是通过升高血糖间接地刺激胰岛素分泌。再如，十二指肠黏膜的 K 细胞分泌的抑胃肽也是一种重要的肠源性促进胰岛素分泌的因子。因此，在进食后，血糖升高，小肠吸收氨基酸、脂肪酸、盐酸等因素都能刺激抑胃肽的释放，进而促进胰岛素的分泌。

这些胃肠道激素促进胰岛素分泌对机体储备能源是非常有意义的，因为食物尚在肠道时就能通过胃肠激素的刺激作用使胰岛素分泌增多,这为胃肠道吸收各类营养物质提供了良好的条件。

2. 胰岛激素

如前所述,胰岛的不同类型细胞分泌不同的激素。这些不同的产物在功能上是相互影响,相互关联的,即胰岛 B 细胞分泌胰岛素,D 细胞分泌生长抑素,A 细胞分泌胰高血糖素,且这 3 种激素会相互影响。生长抑素与胰高血糖素均可通过旁分泌的形式作用于邻近的 B 细胞,其中,生长抑素可抑制 B 细胞分泌胰岛素;胰高血糖素则刺激 B 细胞分泌胰岛素;此外,胰高血糖素也可以通过升高血糖而间接地刺激 B 细胞分泌胰岛素。

3. 其他激素

除了上述两类激素外,还有一些激素也可以影响胰岛素的分泌,主要包括生长激素、糖皮质激素、甲状腺激素。其机制可能是这些激素都有升高血糖的作用,通过提高血糖水平而刺激胰岛素分泌。因此,长期大剂量应用这些激素可能会使 B 细胞持续受到刺激而加强分泌,最终发生失代偿而导致分泌功能衰竭,继而发展为糖尿病。

此外,下丘脑释放的某些激素也可促进胰岛素分泌,主要包括促甲状腺素释放素、生长激素释放素、促肾上腺皮质激素释放激素。而血管活性肠多肽、胰高血糖样肽-1等激素也能促进胰岛素分泌。与之相反的是,另外某些激素可以抑制胰岛素的分泌,主要包括肾上腺素、神经肽 Y、瘦素等。由此可见,激素之间存在着非常广泛的相互影响,且作用机制复杂。

(四)神经调节

与前述其他内分泌腺的神经支配一样,胰岛也受到副交感神经与交感神经的双重支配。当副交感神经兴奋性增高时,胰岛素分泌加强。作用途径:一方面,副交感神经末梢释放神经递质 Ach,通过 Ach 与胰岛 B 细胞的 M 受体结合,增强 B 细胞的功能而促进胰岛素的分泌,此调节作用可被其受体阻断剂阿托品所阻断;另一方面,副交感神经兴奋也可通过刺激胃肠激素释放,从而间接地促进胰岛素分泌。

交感神经兴奋对胰岛素的调节作用与副交感神经的作用相反,可释放递质去甲肾上腺素,与胰岛 B 细胞上的 α_2 受体相结合而产生抑制胰岛素分泌的调节作用。用药物阻断 α_2 受体也可以中断交感神经调节胰岛素分泌的作用。

六、胰高血糖素的作用与分泌调节

胰高血糖素是由 29 个氨基酸残基组成的直链多肽,分子量约 3.5 kD。胰高血糖素在血清中的浓度为 $50\sim100$ ng/L,在血浆中的半衰期为 $5\sim10$ min,主要在肝脏中失活,肾脏也有降解作用。

(一)胰高血糖素的生理作用

胰高血糖素是一种促进分解代谢的激素,主要靶器官是肝脏。胰高血糖素具有促进肝糖原分解和氨基酸转化为葡萄糖的糖异生作用,使血糖水平明显升高。胰高血糖素还可激活脂肪酶,促进脂肪分解,同时又可加强脂肪酸 β-氧化,使酮体生成增多。胰高血糖素还可抑制蛋白质的合成。

另外,胰高血糖素可通过旁分泌作用促进胰岛素和生长抑素的分泌。药理剂量的胰高血糖素可使心肌细胞内 cAMP 增加,增强心肌的收缩能力。

(二)胰高血糖素分泌的调节

影响胰高血糖素分泌的因素很多,血糖浓度是其中最重要的因素。血糖降低时,胰高血糖素分泌增加;血糖升高时,胰高血糖素分泌减少。一方面,血中氨基酸能刺激胰岛素释放,使血糖降低;另一方面,氨基酸也能通过促进胰高血糖素的分泌使血糖升高。这效应相反的两个方面共同发挥作用,对防止胰岛素分泌过多而引起低血糖有一定的生理意义。

胰岛素与胰高血糖素在对血糖的调节效应方面作用相反,两者之间相互作用的机制也比较复杂(图 7-3-8)。例如,胰岛素可通过降低血糖浓度间接地刺激胰高血糖素的分泌;也可通过旁分泌作用于邻近的 A 细胞,直接抑制胰高血糖素的分泌。在代谢调节方面,胰岛素和胰高血糖素之间的分泌比值称为胰岛素/胰高血糖素摩尔比率(insulin-glucagon molar ratio,I/G),I/G 比率的变动是为适应机体不同功能状态下的能量代谢需要。例如,在平衡饮食条件下,I/G 值为 2.3。当机体需要动员能源时,I/G 值降低,胰高血糖素作用占优势,糖、脂肪分解代谢增强,氧化供能。当机体需要储备能源时,I/G值升高,胰岛素作用占优势,糖、脂肪的合成代谢增强,促进能源储备。

此外,其他某些消化道激素也可以影响胰高血糖素的分泌,如缩胆囊素、促胃液素可促进胰高血糖素的分泌;而促胰液素、生长抑素则可抑制胰高血糖素的分泌。

胰高血糖素分泌也同胰岛素分泌一样,受到交感神经与副交感神经的调节。交感神经兴奋,释放去甲肾上腺素,作用于 A 细胞上的 β 受体,促进胰高血糖素分泌。迷走神经兴奋,释放Ach,作用于 A 细胞上的 M 受体,抑制胰高血糖素分泌。

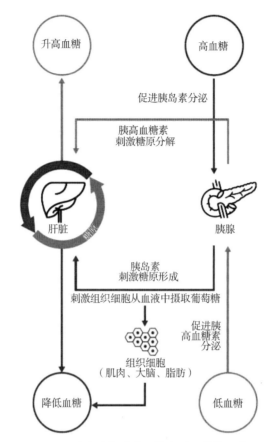

图 7-3-8　胰岛素与胰高血糖素对血糖的调节

七、糖尿病及其预防

糖尿病是一组以高血糖为特征的代谢性疾病。顾名思义,当血糖超过一定的水平时,从肾小球中滤过的糖不能完全被肾小管重吸收,使得部分葡萄糖从尿中排泄出来,故将其命名为糖尿病。而血糖水平升高的原因是胰岛分泌胰岛素的功能出现障碍,或胰岛素的生物学作用受损,或两者兼有。此外,如甲状腺激素、生长激素等,也可在一定程度上影响葡萄糖的代谢,但是,这些并不是导致糖尿病的因素,而是在一定程度上影响糖尿病的病情。

(一)糖尿病的发病情况

糖尿病的发病率逐年升高,与心血管疾病、癌症共同成为危害人类健康的"三大杀手"。有关资料显示,中国罹患糖尿病的人数约有 1.56 亿人,约占总人口的 11%,且这个数值还在逐年攀升。糖尿病成为严重影响人们生活质量的一个重要因素。

如前所述,当胰岛素的数量或功能不足时,葡萄糖的代谢就会出现障碍而引起糖尿病。影响胰岛素功能的因素主要可分为两大类,一类与遗传因素有关,另一类与生活方式或环境因素有关。前者引起的糖尿病称为 1 型糖尿病,后者引起的糖尿病称为 2 型糖尿病。

1.1 型糖尿病

1 型糖尿病也称胰岛素依赖型糖尿病,一般认为是由胰岛分泌的胰岛素量的绝对缺乏引起血糖升高,主要为免疫介导胰腺 β 细胞的破坏而导致其分泌功能低下。但是,在一些患者中并没有胰腺 β 细胞自身免疫性破坏的证据,称之为特发性 1 型糖尿病。这类疾病的病因目前尚未明确,一般认为是由遗传易感性和环境因素共同作用所导致的。常见的相关因素如下所示。

(1)自身免疫系统缺陷:在 1 型糖尿病患者的血液中可查出多种自身免疫抗体,这些自身免疫抗体可引起人体胰岛 B 细胞功能受损,从而导致 B 细胞分泌胰岛素的功能受损。

(2)与遗传因素有关:一般认为,1 型糖尿病与遗传缺陷有关,即 1 型糖尿病有家族性发病的特点。如果父母患有 1 型糖尿病,则其子女患 1 型糖尿病的概率明显高于家族中无此病史的人。

(3)其他因素:一些其他因素也可能成为 1 型糖尿病的诱因,如某些病毒感染、药物作用等。总的来说,1 型糖尿病的发病机制尚不清楚。

2.2 型糖尿病

2 型糖尿病也称为非胰岛素依赖型糖尿病,主要表现为胰岛素分泌相对不足。通常认为,2 型糖尿病与生活方式密切有关,特别是饮食习惯,是导致 2 型糖尿病发病的重要因素。饮用过量的含糖饮料可增大患病风险;饮食中的脂肪类型也是重要的影响因素,饱和脂肪与反式脂肪均会增大患病风险,而不饱和脂肪则有助于降低患病风险;此外,肥胖症和超重、身体活动量不足、不健康的饮食、压力过大、吸烟等,也会增大罹患 2 型糖尿病的风险。

(二)糖尿病的危害

机体胰岛素分泌量的绝对不足或相对不足,会导致葡萄糖代谢障碍,使得血糖水平升高,血浆渗透压增高,引起口渴;而过多的葡萄糖随着血浆被肾小球滤过而不能被肾小管全部重吸收,就会引起渗透性利尿(详见泌尿系统部分),从而出现尿多。更为严重的是,血管内皮细胞长期生存在高浓度的血糖环境中,其结构与功能会受到严重的损害。这种损害在小血管中体现得更为显著,如对肾脏的肾小球毛细血管、心脏小血管的损伤。因此,糖尿病可并发糖尿病性心脏病、糖尿病性肾病等严重的疾病,甚至引起心脏功能衰竭、肾脏功能衰竭等,危及生命。

(三)糖尿病的预防

由于 2 型糖尿病的发生与生活方式有显著的关系,因此,养成良好的生活方式对预防糖尿病的发生十分重要,关键在于合理饮食与适当运动。具体措施:①控制每日摄入食物的总热量,杜绝暴饮暴食;②日常饮食重视低脂肪、适量蛋白质与碳水化合物;③适当摄取高纤维食物;④清淡饮食,戒烟戒酒;⑤定时定量就餐;⑥坚持适当的体育运动。对于 1 型糖尿病,主要应做到严格按照医生的医嘱用药,控制好血糖,避免病情进一步恶化。

八、低血糖及其预防

低血糖是指空腹血糖低于正常水平。当发生低血糖时,主要表现为交感神经过度兴奋以及大脑功能障碍。交感神经过度兴奋通常表现为出汗、饥饿、心慌、颤抖、面色苍白等。大脑功能障碍通常表现为精神不集中、思维和语言迟钝、头晕、嗜睡、躁动、易怒、行为怪异等精神症状,严重者可出现惊厥、昏迷,甚至死亡。

引起低血糖的原因有器质性疾病或功能性疾病。对于低血糖的预防,主要是积极治疗其原发性疾病,并随身携带糖果、饼干等,以备不时之需。需要特别注意的是,对于糖尿病患者的血糖控制,尤其是合并心脑血管疾病的老年患者,应严格按照医嘱控制血糖,防止降糖不当引起低血糖。

第 三 篇

健康的心理

本篇以"健康的心理"为主题，介绍心理健康的概念、心理健康与生理健康的关系，以及常见的心理不健康及其预防，以便读者在日常维护身体健康的同时，也注重心理健康的维护，保持身心健康。

第八章
对心理健康的认识

第一节　心理健康的概念

对健康来说,心理健康是与身体健康并重的两个部分。本章将对心理健康进行进一步的讨论。

一、心理健康的含义

(一)心理学的基本概念

心理学是研究行为和心理活动的学科。具体来说,心理学是一门研究人类心理现象及其影响下的精神状态和行为活动的科学,具有较强的理论指导意义和广泛的实际应用意义。因此,人们把心理学大致划分为基础心理学与应用心理学。

作为学科来说,心理学的研究任务主要包括:

(1)描述心理事实:对各种心理现象进行科学界定,以建立和发展有关心理现象的一个完整的、科学的概念体系。

(2)揭示心理规律:从现象的描述过渡到现象的说明,并揭示某些现象所遵循的规律。不仅研究各种心理现象的发生、发展、相互联系及其表现出的特性和作用,还研究心理现象所赖以发生和表现的机制,包括心理机制和生理机制两个层面。其中,心理机制的研究对象是心理现象所涉及的心理结构组成成分之间的相互关系及其变化;生理机制的研究对象是心理现象背后所涉及的生理或生化成分之间的相互关系及其变化。

(3)指导实践应用:应用心理学理论指导人们在实践中了解、预测、控制和调节人的心理。

心理学的研究领域涉及人的知觉、认知、思维、人格、情绪、行为习惯、人际关系、社会关系乃至人工智能等许多领域。日常生活中的许多领域都与心理学有密切的关联，如健康、教育、家庭、社会等方面。此外，心理学还与临床医学、生物学、社会学、管理等、教育学等学科有关。因此，心理学的研究目的主要有：①认识人与社会的内、外世界，如了解人们为什么会做出某些行为，以及这些行为背后隐藏着怎样的心理活动；②调整和控制自身的行为，如当人们发现自己存在一些不良的心理品质和习惯时，可以运用心理活动规律找出诱发这些行为的内在与外在因素，积极创造条件，改变这些因素的影响，从而培养良好的习惯并改正不良的行为与习惯；③有意识地指导实际工作，如教师可利用教育心理学的规律来改进自己的教学实践活动，以提升教学效果。事实上，除了本能的反射之外，人的所有活动都与人的心理密切相关。因此，心理学的终极目标应该是通过描述、解释、预测和影响行为来达到提高人类生活质量的目的。

(二)心理健康的内涵

心理健康的基本含义是心理的各个方面及活动过程均处于一种良好或正常的状态，包括认知正确、智力正常、情感适当、意志合理、态度积极、行为恰当、性格完美、适应良好等。

在实际生活中，各方面都处于完全理想状态的心理健康的人的比例并不高，甚至有学者认为，绝对的健康是不存在的，因为心理健康是相较而言的，而且，人的心理健康状态是动态变化的，而非静止不动的。人们的心理健康状态处在健康和极不健康的两端中间的某一点上，可以从相对的比较不健康变成健康，也可以从相对健康变得不那么健康。因此，心理健康与否反映的是某一段时间内的特定状态，并不是固定不变的。

苏联心理学家 H.д. 列维托夫提出，人的心理活动可以分为心理过程、心理状态、个性心理特征3种形态。其中，心理过程是不断变化着的、暂时性的，个性心理特征是稳固的，而心理状态则介于两者之间，既有暂时性又有稳固性，是心理过程与个性心理特征统一的表现。换言之，心理状态是指心理活动在一定时间内的完整特征，如关注、紧张、忧伤、喜悦、疲劳、轻松等都是心理状态的体现。心理状态兼有心理过程和个性心理特征的特点，是心理过程和个性心理特征联结的中介环节，是展开心理活动的背景。一个人在特定时刻的心理状态，是当前事物引起的心理过程、过去形成的个性特征和以前的心理状态相结合的产物。

若个体能够适应发展的环境，具有完善的个性特征，而且，其认知、情绪反应、意志行为处于积极状态，并能保持正常的调控能力；在生活与工作中，能够正确对待外界影响，认识自我，自觉控制自己，使心理保持平衡协调，则该个体已经具备了心理健康的基本特征。

二、对心理健康的认识过程

(一)心理学的发展简史

心理学的发展历史用德国著名的心理学家 Ebbinghaus 的话来概括,就是"心理学有一个很长的过去,却只有一个短的历史"。自古以来,人们就对心理现象有着浓厚的兴趣。心理学一词来源于希腊文,意思是关于灵魂的科学。随着科学的发展,心理学的对象由灵魂变为心灵。在很长一段时间里,心理学一直隶属于哲学范畴,直到 19 世纪末,心理学才成为一门独立的学科,其标志性的事件是 1879 年德国学者冯特受自然科学的影响,在莱比锡大学建立了世界上第一个心理实验室。到 20 世纪中期,心理学才相对统一地被定义为研究行为和心理活动的学科。"心理是脑对客观现实的反映"这一科学命题蕴含了自然和社会的统一。

心理学在其发展期间经历了一些学派之争,如构造心理学、行为心理学、格式塔心理学、机能主义心理学、弗洛伊德的精神分析学等。到 20 世纪 30 年代,人们在争论中认识到心理学的复杂性,仅用某个理论模式来进行概括难免具有局限性。因此,人们结束了学派之争,而逐渐把主要精力转移到对心理现象规律的探讨上,新的心理学思想相继诞生。其中,最具有影响力的主要有人本主义心理学、认知心理学、生理心理学。

在国内,现代的心理学教学与研究开始于 1900 年北京大学心理学本科教育的开展,旨在培养具有科学精神、人文素养和社会责任感的具备基本的心理学理论和专业知识的心理学人才。1917 年,在著名教育家蔡元培的倡导下,北京大学创建了中国第一个心理学实验室,开始了心理学科的实验研究。1993 年、2012 年、2020 年,教育部分别对心理学专业招生进行了调整,在《普通高等学校本科专业目录》(2020 年版)中,心理学专业隶属于理学专业。

其实,古代的先贤们已经开始对心理学现象进行研究,并通过自己的观察和总结发现了一些带有规律性的现象。例如,孔子说:"性相近也,习相远也。"即认为人生而俱有的本性是相近的,后天生活造成人与人之间的差别,体现了先天遗传与后天环境对人的发展的影响。古人的一些思想观点和研究发现至今仍有参考价值。

(二)心理健康的评判标准

如前所述,人的生理健康是有标准的。同样的,人的心理健康也是有标准的。了解与掌握心理健康的评判标准对增强与维护人们的健康有重大的意义。一旦掌握了衡量人的心理健康的标准,就能以此为依据进行心理健康的自我诊断。如果发现自己的心理状况与心理健康标准有一定偏差,就可以有针对性地加强心理锻炼,提升心理健康水平。如果发现自己的心理状态严重地偏离心理健康标准,就要及时求医,以便早期诊断与早期治疗。因此,了解心理健康的评判标准是很有必要的。

但是,评判心理健康的标准有其自身的特点,因为,与生理健康标准能精准地量化不同,心理健康从不同的角度出发有不同的含义,衡量标准也有所不同;心理发展是一个与年龄有关的动态过程,不同年龄段的心理健康标准也有所区别。所以,判断一个人的心理是否健康一般从智力是否正常、情绪是否正常、意志是否健全、行为把控是否适度、人际关系是否融洽等几个方面进行考量。目前被广泛应用的心理健康评判标准主要有以下几类。

1. 评估心理健康的 3 个维度

许又新于 1988 年提出心理健康可以用 3 个维度进行衡量,同时也指出不能孤立地考虑某一个维度,要把 3 个维度联系起来综合地考察和衡量。这 3 个维度包括:

(1)体验标准,指个人的主观体验和内心世界的状况,主要包括是否有良好的心情和恰当的自我评价,等等。

(2)操作标准,指通过观察、实验、测验等方法考察心理活动的过程和效应,其核心是效率,主要包括个人心理活动的效率和个人社会活动的效率或社会功能。

(3)发展标准,指着重对人的个性心理发展状况进行纵向考察与分析。

2. 评估心理健康的 10 条标准

郭念锋于 1986 年在《临床心理学概论》一书中提出评估心理健康水平的 10 条标准,得到了心理学界的普遍认可。这 10 条标准包括:

(1)自信心。因为自信心是一种自我认知和思维的综合分析能力,这种能力在生活实践中可以逐步得到提高。所以,一个人是否有恰当的自信心能在一定程度上反映其精神健康状态。

(2)暗示性。受暗示性强的人通常容易被周围环境引发情绪的波动以及思维的动摇,表现为意志力薄弱,精神活动不稳定。

(3)意识水平。通常以注意力水平为评判意识水平高低的指标。如果一个人不能专注于思考与工作,思想经常开小差,或者注意力易分散而导致工作上频繁出差错,往往提示其可能存在心理健康方面的问题。

(4)周期节律性。人的心理活动在形式和效率上都有其内在的节律性。例如,人们通常在白天学习与工作,在晚上休息入睡,为第二天养精蓄锐。如果一个人每到晚上就睡不着觉,表明其心理活动的固有节律紊乱,长此以往其健康就会受损。

(5)心理自控力。人的情感的表达、情绪的强度、思维的方向和过程都是在其自觉控制下实现的。一个心理自控力较好的人,其心理活动也较为自如,不拘谨,不放肆,情感的表达恰如其分,辞令通畅,仪态大方。

(6)心理活动强度。心理活动强度通常用于描述人对精神刺激的抵抗能力。当人受到某种强烈的精神打击时,如果心理抵抗能力弱,往往会出现比较严重的后果或者遗留后患,甚至可能由一次精神刺激引起反应性精神病。而同样的精神打击对抵抗力强的人造成的后果要轻得多。

(7)心理活动耐受力。心理活动耐受力是指人的心理对现实生活中长期、反复出现的精神刺激的抵抗能力,是对一种慢性刺激的抵抗能力。虽然其刺激强度可能并不是很强,但是,长期、反复出现的刺激对心理活动耐受力弱的人也可能造成十分严重的后果。

(8)心理康复能力。心理康复能力是指人从心理创伤刺激中恢复到往常水平的能力。心理康复能力强的人比较容易从心理创伤中恢复,而心理康复能力弱的人则需要比较久的时间才能恢复,甚至不能很好地恢复,也可能一次打击就会将其彻底击垮而引发相应的病症。

(9)社会交往。人具有社会属性,一个人与社会中其他人的交往状态,也可在某个角度体现其精神健康水平。例如,一个人严重地、毫无理由地与亲朋好友断绝来往,或者变得十分冷漠,往往是其精神不健康的表现。反之,如果一个人狂热地醉心于社会交往,也是心理不健康的表现。

(10)环境适应能力。人都生活在一定的环境中,包括工作环境、学习环境、生活环境等。因此,心理健康的人能比较好地适应其生存环境,并且可以在一定程度上通过自身的努力去改造环境。

3. 按照不同年龄状况进行分类评估

由于心理发展是一个动态的过程,如儿童的心智成熟度低于成人,老年人的心智状态也低于其青壮年时期,因此,在评估不同年龄段人的心理健康状态时,应使用针对该年龄段人群适用的标准。

(1)针对儿童的评价标准:儿童处于生长发育期,而且,不同年龄的儿童其发育状态也不同,因此,对儿童心理健康的评估应主要侧重智力发育正常,能正确认识自己,保持稳定的情绪,建立良好的人际关系,形成稳定且协调的个性,热爱生活等。

(2)针对青少年的评价标准:青少年在个体发育方面比儿童有显著的提高,因此,对青少年心理健康的评估应主要侧重智力正常,情绪稳定且协调,行为协调,心理年龄符合实际年龄,具有健全的个性特征和较好的社会适应性,具备适度的心理耐受力、心理自控能力、自信心、反应能力,建立和谐的人际关系。

(3)针对中年人的评价标准:中年人处于人生的鼎盛时期,对这个年龄阶段的人的心理健康要求也相对高一些,包括:①感觉、知觉良好,判定事物不发生错觉;②记忆良好,不会像老年人一样健忘;③逻辑思维健全,考虑问题和回答问题时条理清楚明确;④想象力丰富,理解能力强,善于联想和类比,但不是胡思乱想;⑤学习能力无明显衰退,关心各方面的信息,善于学习新知识、新技能;⑥行为正常,生活自理能力强,能有效地适应社会环境的变化;⑦情感反应适度,碰到突发事件时处理恰当,情绪稳定;⑧情绪乐观,能自得其乐,能自我消除怒气,注重自我修养;⑨人际关系良好,乐于助人,也受他人欢迎;⑩意志坚强,办事有始有终,不轻举妄动,不压抑伤悲,并能承受住悲痛和欢乐;⑪与大多数人的心理基本一致,遵守公德和伦理观念;⑫保持某种业余爱好,保持有所追求、有所向往的生活方式。

(4)针对老年人的评价标准:老年人的机体较青壮年时期有一定程度的退化,针对这个年龄阶段的人的心理健康评估应主要侧重具有充分的安全感,充分地了解自己,生活目标切合实际,具有一定的学习能力,与外界环境保持接触,能适度地表达与控制自己的情绪,保持个性的完整与和谐,保持良好的人际关系,有限度地发挥自己的才能与兴趣爱好。

第二节　心理健康与生理健康的关系

一、人的心理的本质

讨论心理健康与生理健康的关系,首先要了解人的心理的本质是什么。从心理现象发生的主体的角度来看,人是自然属性和社会属性的统一;从心理现象产生的器官结构的角度来看,人的认识过程、情感过程、意志过程都是由人的大脑执行的,是脑组织的自然属性在人的社会生活方式的影响下产生的结果,是自然与社会的统一;从心理现象产生的内容的角度来看,人脑所反映的客观现实是自然现实与社会存在的统一;从心理现象表现的形式角度来看,它是自然的产物,也是社会的产物。"心理是脑对客观现实的反映",是自然和社会的统一。

具体来说,心理是脑的机能活动,脑是产生心理活动的器官。正常发育的大脑为心理的发展提供了物质结构基础。

(一)心理是脑的机能活动

1. 脑是产生心理的主要器官

人类很早就在探索身体与心理的关系问题。在科技欠发达的时代,人们曾把心理看作是不依赖于物质而存在的虚无缥缈的、不可捉摸的东西,认为人的思维、感觉等产生于"灵魂",受"上帝""神仙"的安排。后来,朴素的唯物主义世界观得到发展,人们对心理活动的探索从虚无的"灵魂"转到"唯物"上,寻求客观物质的解释。但是,由于科技水平有限,在我国古代很长一段时间内,人们以为心理现象是心脏活动的产物,描述心理现象的汉字的偏旁部首都是"心",如思、想、情、意、恨等,包括"心理"这个词,本身也源自"心"。随着科学的进步,人们逐渐认识到心理是神经系统功能的体现。神经系统分为中枢神经系统和周围神经系统。脑是中枢神经系统的高级部位,是产生心理活动的主要器官。即心理是脑的机能活动,是脑对客观现实的反映。

2. 心理的发生、发展与脑的发育紧密相关

脑是产生心理的主要器官,脑沟和脑回是进化的产物。对动物的研究表明,脑沟和脑回越多,脑的面积就越大,个体就越聪明。大象与鲸鱼的脑子的重量虽然都超过了人类,但其脑沟和脑回却不如人类多,因此,它们的智慧远不如人类。人类的大脑结构较其他动物更为复杂,脑沟和脑回特别多,且人的大脑结构精细微妙,所以人类具有高级心理活动。

研究资料显示,就个体的发育过程而言,儿童在出生时其大脑的结构已接近成人,大脑皮层上的神经细胞数与成人相近。但是,儿童的皮层比成人薄,皮层上的沟回也比成人浅,脑重量也较轻。婴儿出生时,脑的重量仅约为成人的 1/3;出生后大脑发育迅速,在 9 个月时已相当于成人脑重的 1/2;到两岁半至三岁时,儿童脑重量达 900～1000 g,为成人脑重的 2/3;到 7 岁时,儿童脑重量达到 1280 g,达到成人脑重的 9/10;到 12 岁时已接近成人。脑的发育程度与个体的心理发展状态是一致的。

从成熟情况来看,人的大脑皮层细胞机能有两个明显的"飞跃"时期:第一个飞跃时期在 6 岁左右,这时,全部脑皮层神经纤维的髓鞘化已基本完成;第二个飞跃时期在 13 岁左右,这时,脑电波的波形及频率开始与成人相同,大脑皮层细胞的机能已发展到相当的水平。到了 14 岁或再晚些,脑神经纤维仍在渐渐地变粗、增长和增多。与大脑皮层发育程度相一致的是,儿童的心理水平也随之提高,具体表现在从感觉阶段发展到表象阶段;从形象思维阶段发展到抽象思维阶段;从受外部控制发展到自我内部控制。

3. 脑组织破坏会引起心理异常

当人的脑组织由于外伤或疾病而遭受破坏时,人的心理活动也会全部或部分失调。例如,若人的头脑受到剧烈震荡,则会产生幻觉、错觉或遗忘;大脑半球的肿瘤会使人痴呆;无脑畸形儿生来不具有正常的脑髓,因此不能正常思维。脑的某个部位遭受到破坏也会引起相应的障碍,如脑的顶叶下部与颞叶、枕叶邻近的部位受损,会引起阅读困难;如果损伤的是左半球上中央后回下面 1/3 的区域,则辨别语言方面会发生困难,不能理解别人所说的话(详见心理活动的生理基础部分)。

4. 心理是脑的反射活动

现代科学研究表明,心理源于脑的反射活动。反射是指机体在中枢神经系统的参与下对内、外环境刺激所进行的规律性应答。著名的苏联生理学家巴普诺夫通过对动物和人的反射进行长期的科学实验研究,建立了高级神经活动的反射学说,为人们宏观地理解心理活动的生理机制提供了依据。概括地说,反射分为无条件反射与条件反射两类。无条件反射是动物和人先天具有的反射,条件反射是动物和人在无条件反射的基础上经过后天学习获得的反射(详见心理活动的生理基础部分)。心理反射是一类条件反射,是机体复杂多变的高级神经活动现象。

(二)心理是客观现实的反映

1. 客观现实是心理的源泉

大脑是心理活动的器官,但是,大脑产生心理活动离不开客观现实。正如一个加工厂的生产离不开原料,没有原料就生产不出产品。对于人脑,客观现实作用于感官产生的信息就是大脑进行加工的原料,如果没有客观外界的刺激,就无法产生心理现象。客观现实是指人的意识之外的一切客观存在的事物,包括自然界与人类社会。社会生活对人的心理活动起到非常重要的作用。例如,1920 年在印度发现的狼孩卡玛拉,从小跟着狼长大。尽管她出生时具有正常的人脑,但是,由于出生后不久便生活在狼群中,没有接受人类社会的影响,因此其只有狼的习性而没有人的心理。可见,"没有被反映者,就不会有反映"。心理现象的产生基于客观事物的存在,没有客观事物作用于人,心理活动便不可能产生。

2. 心理是人对客观现实的能动反映

人的心理活动就其产生的方式来说,是客观世界作用于人所引起的高级神经活动,是脑的反射活动。这种活动就其内容来说,是人脑对作用于人的客观现实的反映,即心理是对客观现实的反映。但是,心理对客观现实的反映不是镜子似的机械的反映,而是人脑对客观现实的主观能动的反映。因为心理活动对事物的认识,不仅包括事物的外部现象,还包括事物的本质和事物之间的内在联系,并用这种认识来指导人的实践活动,以此改造客观世界。所以,心理是大脑活动的结果,却不是大脑活动的产品。而且,由于心理是一种主观映象,这种主观映象可以是事物的具体形象,也可以是抽象的概念,甚至可以是一种体验,如不同的人对同一件事物所产生的心理活动可能是不一样的,因此,心理是主观的,而不是物质的,是人对客观现实的能动的反映。

(三)社会生活实践对人的心理起制约作用

心理是对客观现实的反映,人的心理的基础是人的社会实践,同时,客观现实也对心理发展产生影响。例如狼孩卡玛拉,虽然其大脑的组织结构没有遭到破坏,但由于从小脱离了人类的社会生活,因此在长到 8 岁被发现时,只有相当于 6 个月婴儿的心理发展水平。她用四肢行走,用双手和膝盖着地歇息,舔食流质食物,只吃扔在地板上的肉而不吃人递过去的东西,夜间视觉敏锐,害怕强光、火和水,完全不符合人的生活习性。在经过辛苦的悉心照料与教育后,她经过 2 年才学会站立,4 年学会 6 个单词,6 年学会走路,7 年才学会 45 个词,直到 17 岁临死时也只具有相当于 4 岁儿童的心理发展水平。在世界各地 30 多例与狼孩卡玛拉一样离开人类社会而被野兽哺养长大的野生儿中,无一例外只能发出不清楚、不连贯的声音,不能直立行走,体能强大,活动敏捷,跑跳攀爬出色,听觉、视觉和嗅觉也发展得很好。但是,即使经过很长时间的培训,他们都没能学会说话,更不能与人类正常地沟通与交流。由此可见,若个体从小脱离人类社会的生活环境,就不能形成人的心理,表明社会生活实践对人心理的发展起着明显的制约作用。

不仅儿童如此,即便长大成年后,如果长期脱离人的社会生活环境,原已形成的人的正常的心理也会失常。例如,日本在侵华期间曾经掳掠了我国许多同胞,其中有一个同胞刘连仁不堪忍受在日本矿山受到的非人的奴役,逃往北海道深山过了 13 年茹毛饮血的穴居野人生活。直到 1958 年被解救回国时,刘连仁的语言能力几乎丧失,听不懂也不会说,失去了正常人的心理状态。这表明,社会生活实践对人的心理制约作用还表现在对人的心理的维护方面。

充分认识到社会生活实践对人的心理起制约作用具有非常重要的现实意义,提示人只有参加各种社会活动,才能对客观事物保持正常的态度,明显脱离社会生活实践会导致个体心理失常。在当前的社会形势中,随着电子娱乐产品带来越来越多的愉悦和便捷,不少人沉浸在虚拟社会中,越来越"宅",与社会的联系越来越少,长此以往,其社会心理功能就会严重下滑。同样的,独居老人也是如此。当代老人的养老现状已经逐渐失去了儿孙绕膝、天伦之乐的环境,越来越多的老人处于独居养老的状态中,而社

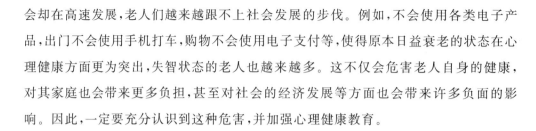

会却在高速发展,老人们越来越跟不上社会发展的步伐。例如,不会使用各类电子产品,出门不会使用手机打车,购物不会使用电子支付等,使得原本日益衰老的状态在心理健康方面更为突出,失智状态的老人也越来越多。这不仅会危害老人自身的健康,对其家庭也会带来更多负担,甚至对社会的经济发展等方面也会带来许多负面的影响。因此,一定要充分认识到这种危害,并加强心理健康教育。

二、心理活动的生理基础

心理是脑的机能活动,脑的解剖与功能是心理活动的生理基础。

(一)神经系统的基本概念

1. 神经系统的基本结构

人体是一个极为复杂的有机体,各器官、系统功能之间互相联系,互相制约,且都受神经系统调控。神经系统分为中枢神经系统和周围神经系统两部分。中枢神经系统又包括脑和脊髓。人的大脑高度发达,成为控制整个机体功能的最高级部位,并具有思维、意识等生理机能。

(1)神经元:又称神经细胞,是构成神经系统的基本结构和功能单位。神经元高度分化,数量巨大。各类神经元的大小、形态、功能差异很大,但其基本结构和功能有共同之处。典型的神经元由胞体和突起两部分组成,突起又分为树突和轴突,如图 8-2-1 所示。

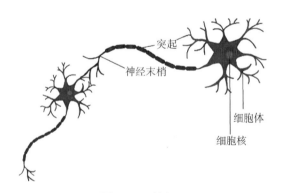

图 8-2-1　神经元

(2)突触传递:神经元之间或神经元与效应细胞之间相接触并进行信息传递的特殊部位称为突触,主要分为化学性突触和电突触两种类型。其中,化学性突触传递是神经系统主要的信息传递形式。图 8-2-2 为经典的化学性突触,由突触前膜、突触间隙和突触后膜 3 部分组成。

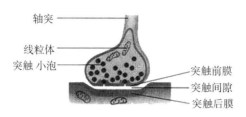

图 8-2-2　突触

神经元之间通过化学性突触定向传递信息,过程包括递质的释放、递质与后膜上受体结合、递质移除等。影响此过程的任何因素均可影响突触传递,从而影响神经元之间的信息传递和神经系统的功能。此外,突触具有可塑性,即突触的形态和功能发生改变的特性与现象。突触的可塑性普遍存在于中枢神经系统,尤其是与学习和记忆有关的部位,被认为是学习和记忆机制的生理学基础。

(3)神经递质:通过化学性突触传递信息的媒介称为神经递质,神经递质与其相应的受体结合后才能完成信息传递。因此,神经递质和受体是化学性突触信息传递的物质基础。

神经递质是指在神经元之间或神经元与效应细胞之间传递信息的特殊化学物质,由突触前膜释放,通过突触间隙与突触后膜上的相应受体结合而完成信号传递。并不是所有由突触前膜释放的化学物质都是神经递质,通常将具备下列条件的化学物质称为神经递质:①在突触前神经元内具有合成递质的前体物质与酶系统,并能合成相应的神经递质;②合成的递质储存于突触小泡内,以防止被胞质内其他酶破坏,当兴奋抵达神经末梢时,小泡内的递质能释放入突触间隙;③递质释放后,可作用于突触后膜上的特异性受体,产生特定的生理效应;④在突触部位存在使递质失活的酶或移除递质的机制;⑤具有特异的受体激动剂和拮抗剂,能模拟或阻断递质的传递效应。需要注意的是,一些后来被确定为神经递质的物质(如神经肽、一氧化氮等)并不完全符合上述条件。

神经递质的类别比较多,分布比较复杂。一些主要的神经递质在中枢神经系统的分布与功能简要汇总于表 8-2-1 中。

表 8-2-1　主要的中枢神经递质名称、主要分布部位及功能特点

递质名称	功能特点	主要分布部位
乙酰胆碱	与感觉、运动、学习、记忆等活动有关,多数表现为兴奋	脊髓、脑干网状结构、丘脑、边缘系统

续表

递质名称	功能特点	主要分布部位
单胺类		
去甲肾上腺素	对睡眠与觉醒、学习与记忆、体温、情绪、摄食行为以及心血管活动等多种功能均有作用,对躯体运动以抑制为主	低位脑干网状结构
多巴胺	与调节肌紧张、躯体运动、情绪活动等有关,多数起抑制效应	黑质纹状体、中脑边缘系统以及结节漏斗部分
5-羟色胺	与睡眠、情绪、内分泌、心血管、疼痛等活动有关	中缝核
组胺	与觉醒、性行为、腺垂体分泌、饮水、痛觉调节等有关	下丘脑后部结节乳头核区
氨基酸类		
谷氨酸	兴奋性递质	大脑皮层、小脑与纹状体
门冬氨酸	兴奋性递质	视皮层的锥体细胞和多棘星状细胞
γ-氨基丁酸	抑制性递质	大脑浅层、小脑皮层、浦肯野细胞层、黑质、纹状体与脊髓部
甘氨酸	抑制性递质	脊髓、脑干
肽类		
阿片样肽	调节痛觉、心血管活动	脑内、脊髓
脑肠肽	与摄食活动等有关	脑内
下丘脑神经肽	调节感觉、运动及智能活动	下丘脑
刺激肽	调节痛觉、心血管活动、躯体运动行为以及神经内分泌活动	黑质、纹状体、下丘脑、缰核、孤束核、中缝核、延髓和脊髓背角等

(4)受体:存在于细胞膜或细胞内的能与某些生物活性物质进行特异性结合并诱发生物效应的蛋白质。根据受体分布的部位,可以将其分为膜受体、胞质受体、核受体。神经递质需与突触后膜或效应细胞膜上的相应受体结合后才能发挥作用。神经系统的受体一般为膜受体,其种类繁多。神经递质的主要受体及其亚型的分布和拮抗剂简要汇总于表 8-2-2 中。

表 8-2-2　胆碱能和肾上腺素能受体及其亚型的分布和拮抗剂

受体及其亚型	主要分布部位	拮抗剂
	胆碱能受体	
N 受体		筒箭毒碱
神经元型 N₁ 受体	中枢神经系统内和自主神经节的突触后膜	六烃季铵

受体及其亚型	主要分布部位	拮抗剂
肌肉型 N_2 受体	神经-骨骼肌接头的终板膜	十烃季铵
M 受体	绝大多数副交感节后纤维支配的效应器（少数肽能纤维支配的效应器除外）以及交感胆碱能节后纤维支配的汗腺、骨骼肌的血管壁	阿托品
肾上腺素能受体		
α 受体		酚妥拉明
α_1 受体	皮肤、胃肠道、肾脏等内脏血管平滑肌，子宫、小肠、输尿管平滑肌，胃肠括约肌，支气管腺体，消化腺，汗腺，竖毛肌和扩瞳肌	哌唑嗪
α_2 受体	分布于肾上腺素能纤维末梢的突触前膜	育亨宾
β 受体		普萘洛尔
β_1 受体	心肌细胞	阿替洛尔、美托洛尔
β_2 受体	支气管、胃肠道、子宫以及冠状动脉、骨骼肌血管等平滑肌，睫状体肌，胆囊和胆道平滑肌	丁氧胺
β_3 受体	脂肪组织	

注：N 受体指烟碱型受体（nicotinicreceptor）；M 受体指毒蕈碱型受体（muscarinicreceptor）。

除表 8-2-2 中列举的胆碱能受体和肾上腺素能受体外，还有多巴胺受体、5-羟色胺受体、兴奋性氨基酸受体、抑制性氨基酸受体、阿片受体等。有一些受体的激动剂与抑制剂在临床上被用于治疗神经系统疾病。

2. 神经系统的基本活动

（1）反射：神经系统的功能活动以反射方式进行。反射指在中枢神经系统的参与下，机体对内、外环境刺激所做的规律性应答活动，是神经调节的基本方式，可分为非条件反射和条件反射两类。

①非条件反射：先天就具有的、同种族都有的、比较固定的、低级的反射活动。非条件反射的数量有限，如防御反射、食物反射、性反射等。这类反射是人和动物在长期的进化过程中形成的，无须大脑皮层的参与，通过皮层下各级中枢就可完成，能使机体初步适应环境，对个体生存与种系生存有重要意义。

②条件反射：在后天生活过程中，通过学习和训练而建立起来的高级反射。条件反射可以建立，也能消退，数量无限，可以不断增加。因此，条件反射的建立扩大了机体的适应范围，提高了生存能力。而且，条件反射较非条件反射具有更大的灵活性，更适应复杂多变的生存环境。

（2）反射弧：完成反射活动的结构基础，由感受器、传入神经、神经中枢、传出神经和效应器 5 个部分组成,如图 8-2-3 所示。反射活动的过程:①某种适宜刺激作用于相应的感受器,引起感受器兴奋;②兴奋以神经冲动的方式经传入神经传向神经中枢;③神经中枢对接收的信息进行分析与综合,产生兴奋;④神经中枢的兴奋经传出神经到达效应器;⑤效应器接收到信息并发生相应的活动。上述环节中的任何一环出现故障,反射活动就无法完成。

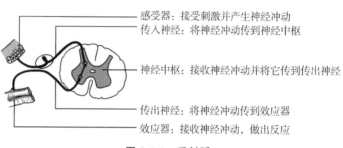

感受器:接受刺激并产生神经冲动
传入神经:将神经冲动传到神经中枢

神经中枢:接收神经冲动并将它传到传出神经

传出神经:将神经冲动传到效应器
效应器:接收神经冲动,做出反应

图 8-2-3 反射弧

3. 兴奋在神经中枢传递的特征

在中枢神经内,兴奋传递通过突触进行,而突触的结构决定了其传递兴奋时具有以下主要特征。

(1)单向传递:兴奋在单根神经纤维上传导时,可以沿着神经纤维向两侧传递,是双向的传递;而化学性突触只能从突触前膜向突触后膜方向传递,是单向传递。这意味着兴奋只能由一个神经元的轴突向另一个神经元的胞体或突起传递,而不能逆向进行。这是因为神经递质只能由突触前膜释放而作用于突触后膜上的受体。

(2)中枢延搁:兴奋信号在反射弧上传递的过程中,通过反射中枢时比较缓慢,历时相对较长,这个过程称为中枢延搁。其原因是兴奋通过突触时,要经历突触前膜递质释放、间隙扩散、递质与后膜上受体结合、离子通道活动等一系列过程,耗时较沿着传入神经、传出神经传递的时程长。

(3)总和现象:兴奋在中枢神经系统内传递时,由单根神经纤维传入的一次冲动所释放的递质量很少,仅能引起突触后膜局部兴奋,不足以发生扩布性兴奋。但是,如果在同一神经纤维上相继有多个神经冲动传导,或者多个神经纤维同时将冲动汇聚到同一个突触后膜,则可产生叠加效应;而当叠加效应达到阈值时,则可引起突触后神经元产生动作电位。这种叠加效应称为兴奋总和,其中,由同一神经纤维相继的多个神经冲动产生的叠加效应称为时间总和;由多个神经纤维同时将冲动汇聚到同一个突触后膜产生的叠加效应称为空间总和。

(4)兴奋节律的改变:由于突触后电位可以发生总和效应,因此,突触后神经元的兴奋节律与突触前神经元发放冲动的频率可以是不同的,这种差异称为兴奋节律改变。这种兴奋节律改变除了受突触前神经元冲动频率的影响,也与其自身的功能状态相关。

（5）后发放:在反射活动中,在刺激停止后的一定时间内,传出神经仍可继续发放冲动,这种现象称为后发放。后发放的产生有多个方面的原因,其中,中间神经元形成环状联系是主要因素之一。

（6）对内环境变化的敏感性和易疲劳性:在突触传递过程中,神经递质经历合成、释放、与受体结合、分解灭活等,这些过程有大量的酶与离子参与。内环境中的许多理化因素都会影响这些过程,如酸碱代谢失衡、电解质平衡破坏、低氧、二氧化碳蓄积、麻醉剂、药物作用等。

突触部位也是反射弧中最易发生疲劳的环节。因为递质的合成不仅需要各种原料,也需要一定的合成时间,而当突触前神经元反复受到较高频率的刺激时,储存递质大量消耗与合成不及时,代谢性抑制物积聚,突触前、后神经元内 Na^+ 和 K^+ 浓度改变等一系列因素的影响,会使得突触后神经元发放的冲动逐渐减少或消失,这种现象称为突触传递的疲劳。另外,疲劳也有防止中枢过度兴奋的保护性效应。

（二）神经系统的感觉分析功能

感觉由感受器与神经系统共同形成。各种刺激作用于相应的感受器,并被转换成神经冲动,通过特定的神经通路传向神经中枢,神经中枢对接收到的信号加以分析整理。换言之,各种不同感觉是由不同的专属感受器接收各自的适宜刺激,并将形成的神经冲动沿着各自特定的传入通路抵达各自的感觉中枢,最后在中枢进行信号分析整合而形成的。

感觉传导通路一般由三级神经元接替完成,其中,第一级神经元位于脊神经节或有关的脑神经感觉神经节内;第二级神经元位于脊髓后角或脑干的有关神经核内;第三级神经元在丘脑的感觉接替核内。

1. 脊髓的感觉传导功能

由脊髓上传到大脑皮层的感觉传导路径可分为浅感觉传导通路与深感觉传导通路两类。浅感觉传导通路传导痛觉、温度觉和粗略触压觉,深感觉传导通路传导肌肉本体感觉和精细触压觉,如图 8-2-4 所示。

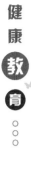

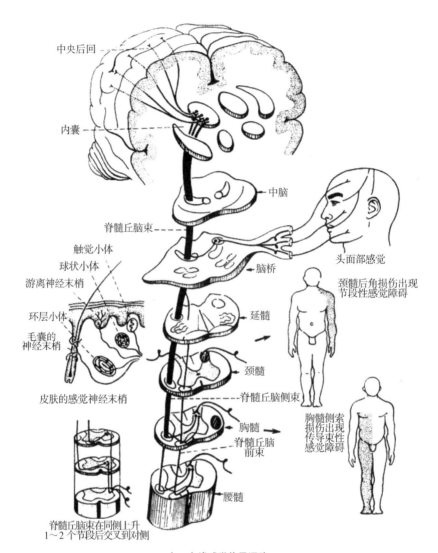

中央后回

内囊

中脑

脊髓丘脑束

触觉小体

球状小体

游离神经末梢

环层小体

毛囊的神经末梢

皮肤的感觉神经末梢

脊髓丘脑束在同侧上升
1～2个节段后交叉到对侧

脑桥

头面部感觉

延髓

颈髓

颈髓后角损伤出现节段性感觉障碍

脊髓丘脑侧束

胸髓

脊髓丘脑前束

胸髓侧索损伤出现传导束性感觉障碍

腰髓

（a）浅感觉传导通路

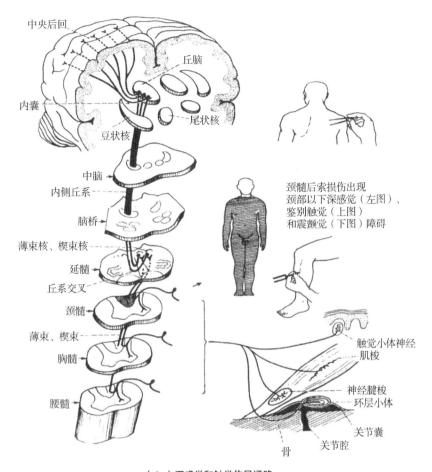

（b）深感觉和触觉传导通路

图 8-2-4 感觉传导通路示意图

2. 丘脑的感觉核团

丘脑是重要的感觉传导中继站,除嗅觉外的各种感觉传入都会通过丘脑,并且感觉传入需在丘脑进行初步的分析和综合。丘脑的核团可分为三大类:感觉接替核、联络核、非特异性核群。图 8-2-5 为丘脑神经核团的结构模式。

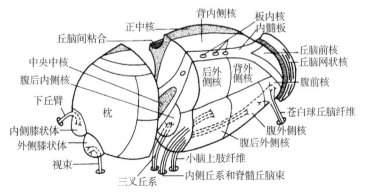

图 8-2-5 右侧背侧丘脑神经核团

3. 躯体感觉投射系统

根据丘脑各部分向大脑皮层投射特征的不同,可把感觉投射系统分为特异性投射系统与非特异性投射系统,如图 8-2-6 所示。两者的比较见表 8-2-3。

(1)特异性投射系统:经典的感觉传导通路,如头部的视觉、听觉(嗅觉除外)以及躯体感觉等,其传导路径是从脊髓投射到丘脑的感觉接替核,换元后投射到大脑皮层特定区域。由于这些感觉上传都有专门的途径,并投射到大脑皮层的特定区域,因此,每种感觉的传导投射系统都是专一的,具有特异的点对点的投射关系,故称为特异性投射系统,其主要功能是引起特定的感觉。

(2)非特异性投射系统:丘脑非特异性核群投射至大脑皮层的神经通路,其投射至大脑皮层时不具有点对点的投射关系,因此不能引起各种特定感觉,没有专一的感觉传导功能。但是,非特异性投射系统的分支广泛分布于皮层,与神经元形成广泛联系,从而起着维持与改变大脑皮层兴奋性、维持机体觉醒状态的作用。

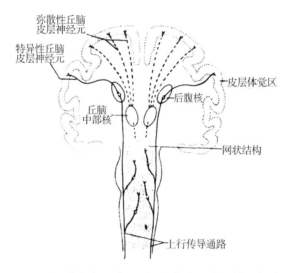

图 8-2-6　特异性投射系统(实线)与非特异性投射系统(虚线)

表 8-2-3　特异性投射系统与非特异性投射系统的比较

	特异性投射系统	非特异性投射系统
传入神经元接替	较少神经元	较多神经元
投射特点	点对点投射	非点对点投射
路径情况	专一感觉通路	多种感觉混合上传
突触联系	少,不易受药物影响	多,易受药物影响
投射范围	大脑皮层特定区域	大脑皮层广泛区域
主要功能	引起特定感觉	维持大脑皮层兴奋性和机体觉醒状态

4. 大脑皮层的感觉代表区

大脑皮层是神经系统的最高级区域,功能较为复杂。然而,其功能分区相对明确,不同的大脑皮层部位分别执行不同的功能,人们将其分为不同的功能分区,如图 8-2-7 所示(图中每个图的左侧为前侧,右侧为后侧)。

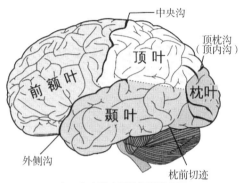

(a)大脑皮层的解剖学分区

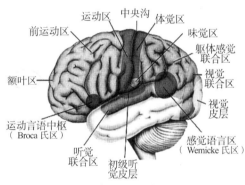

(b)大脑皮层的功能分区

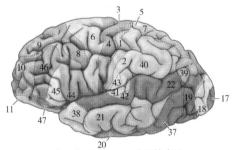

(c)Brodmann 分区外表观

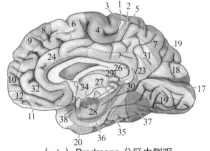

(d)Brodmann 分区内侧观

图 8-2-7 大脑皮层的分区

上传的感觉信号最终抵达大脑,大脑作为最高级中枢对信息进行分析处理。大脑皮层的特定区域对经特异性投射系统投射而来的传入信息进行分析加工,产生特定的感觉。这些区域分别是体表感觉区、本体感觉区、内脏感觉区、嗅觉区、视觉区、听觉区、味觉区等。这些感觉功能对应的 Brodmann 分区为:1 区、2 区、3 区为体感皮层(通常称为"312 区");5 区、7 区为体感联合皮层;17 区为初级视皮层,18 区为第二视觉皮层,19 区为视觉联合皮层;28 区为后内嗅皮层,34 区为前嗅皮层,35 区为旁嗅皮层;41 区与 42 区为初级听皮层和听觉联合皮层。

其中,体表感觉代表区的分布如图 8-2-8 所示,其感觉投射十分有规律:①躯体感觉投射为交叉性投射,即躯体一侧的传入冲动向对侧皮层投射,但头面部感觉的投射是双侧性的;②投射区域的大小与感觉分辨精细程度有关,分辨越精细的部位,代表区域越大,如手的代表区,特别是拇指和食指的代表区面积很大,而躯干的代表区面积则很小;③投射区域的空间排列是倒置的,下肢的代表区在中央后回的顶部,上肢的代表区在中央后回的中间,而头面部则在中央后回的底部,但在头面部的代表区内部,其排列却是正立的。

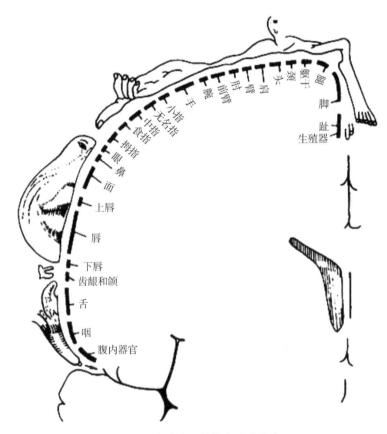

图 8-2-8 大脑皮层的体表感觉代表区

5. 中枢对内脏感觉的分析

内脏感觉的传入神经为交感神经和副交感神经。内脏受到机械性牵拉、痉挛、缺血、炎症等刺激时，会产生痛觉。与躯体疼痛不同的是，内脏痛通常具有以下特点：①定位不准确，如腹痛时患者常不能说出所发生疼痛的具体位置；②发生缓慢，持续时间较长，即主要表现为慢痛，可渐进性增强为剧烈疼痛；③空腔内脏器官，如胃、肠、胆囊、胆管等，对扩张性刺激和牵拉性刺激十分敏感，而对切割、烧灼等易引起皮肤痛的刺激却不敏感；④通常伴随着不愉快的情绪反应，甚至出现恶心、呕吐和心血管与呼吸活动的改变；⑤有可能出现牵涉痛。牵涉痛是指某些内脏疾病可引起远隔的体表部位发生疼痛或痛觉过敏。例如，心肌缺血时，可发生心前区、左肩和左上臂疼痛。

（三）神经系统对运动的调节

运动的基础是骨骼肌的收缩与舒张交替进行。骨骼肌完成各种精细复杂的运动有赖于中枢神经对运动系统的调节。中枢神经对运动的调节涉及脊髓、脑干、大脑皮层、基底神经节、小脑等各个部分的功能。

1. 脊髓对运动的调节

脊髓是躯体运动的基本反射中枢，许多反射可以在脊髓水平完成，如姿势反射、牵张反射、节间反射等。但是，在正常情况下，高位中枢对脊髓有着不同程度的控制，脊髓的独立功能通常难以体现。

2. 脑干对肌紧张和姿势的调节

在中枢运动神经系统中，脑干位于脊髓与大脑之间，各种运动与感觉的神经传导通路穿行其间，在功能上起着"上下沟通"的作用，可以通过直接调节运动神经元活动的方式来调节肌紧张，也可以通过调节肌紧张的方式对姿势进行调控。

3. 大脑皮层对运动的调节

大脑皮层是神经系统调控运动的最高级中枢，负责接收、整合各种感觉信息，并发起各种随意运动，也参与各种反射运动的调节。

运动功能对应的 Brodmann 分区：4 区为初级运动皮层，6 区为前运动皮层，8 区为动眼区。大脑皮层运动区的分布十分有规律。人或灵长类动物的大脑运动皮层主要位于中央前回和运动前区(图 8-2-9)，其对躯体的运动调控具有以下功能特征：①对躯体运动的支配具有交叉性，一侧皮层主要支配对侧躯体的肌肉，但是，头面部肌肉的支配多数是双侧性的，如咀嚼运动、喉运动及上部面肌运动的肌肉由双侧性皮层支配，而面神经支配的下部面肌及舌下神经支配的舌肌主要受对侧皮层控制；②运动代表区的大小与运动的精细复杂程度有关，越精细、复杂的运动肌肉，其在皮层的代表区面积也越大,如手的活动精细,其在皮层对应的支配区域也较大;③从运动区的上下分布来看,其位置呈倒置关系,下肢代表区在顶部,上肢代表区在中间部,头面部肌肉代表区在底部,但头的局部是正立的。

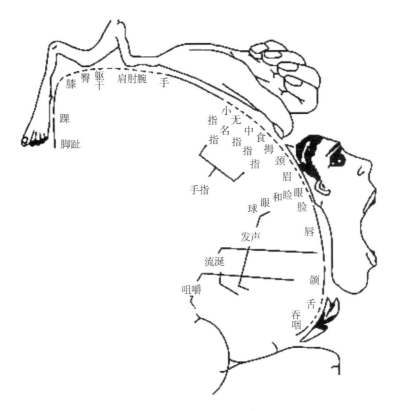

图 8-2-9　大脑皮层运动区

4. 基底神经节对运动的调节

基底神经节是指大脑皮层下一些神经核团的总称,如图 8-2-10 所示,其中与运动

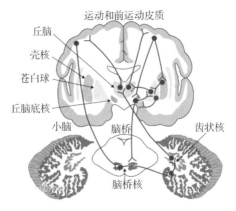

图 8-2-10　基底神经节

调控关系密切的主要是纹状体。而丘脑底核、中脑黑质由于在功能上与基底神经节密切相关,因此也被纳入基底神经节的范畴。在人与哺乳动物中,基底神经节是构成皮层与皮层下神经回路的重要脑区之一,参与运动的策划和运动程序的编制。基底神经节损伤会引起某些相关疾病,如帕金森病。

5. 小脑对运动的调节

小脑由皮层和髓质组成。小脑皮层按纵向可分为中间的蚓部和外侧的半球部,半球部可再分为中间部及外侧部。小脑皮层也可按裂横向分为前叶、后叶和绒球小结叶,如图 8-2-11 所示。根据小脑的传入神经、传出神经的联系,可以将小脑划分为前庭小脑、脊髓小脑和皮层小脑 3 个功能部分,它们的功能分别是参与维持身体平衡、调节肌紧张、协调随意运动。

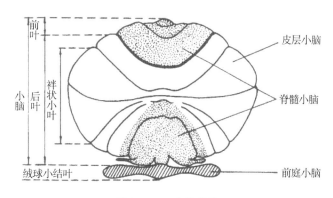

图 8-2-11　小脑结构

(四)神经系统对内脏活动的调节

人们把调节内脏各系统的交感神经与副交感神经称为内脏神经,因为它们的活动不受意识支配,所以也称为自主神经。虽然自主神经不受意识支配,但其依然受到其他相关脑区的调节。其中,下丘脑和边缘系统的调节作用十分重要,同时,它们也是调节本能行为和情绪的主要部位。因此,内脏功能的变化常伴随本能行为和情绪的变化。

1. 自主神经的结构特征与调节范围

自主神经由位于中枢内的神经元发出神经纤维(节前纤维),先进入外周神经节内换元,然后,由节内神经元发出节后纤维,调节心肌、平滑肌、消化腺、汗腺、部分内分泌腺的活动(图 8-2-12)。交感神经和副交感神经的递质主要是去甲肾上腺素和乙酰胆碱,它们作用于相应的受体而引发效应。仅有少量神经递质为肽类和嘌呤类物质。

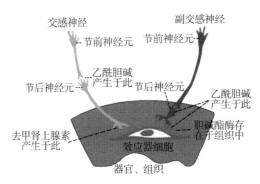

图 8-2-12　自主神经的结构特征

2. 自主神经系统的功能特征

交感神经与副交感神经发挥调节功能的特征：

(1)双重支配。大多数内脏器官都受交感神经和副交感神经双重支配,仅皮肤和部分肌肉的血管、汗腺、竖毛肌、肾上腺髓质、肾等不受副交感神经支配。

(2)相互拮抗。交感神经与副交感神经对效应器的调节效果是相互拮抗的,如对心跳的调节,交感神经兴奋使心跳加速,而副交感神经兴奋则使心跳减慢。

(3)紧张性作用。在安静时,自主神经不断向内脏器官发放低频神经冲动,使效应器维持一定的活动状态。

(4)受效应器功能状态的影响。例如,刺激迷走神经可使收缩状态下的胃幽门舒张,而使舒张状态下的幽门收缩;再如,交感神经兴奋对不同状态的子宫平滑肌效应也不同。

总体而言,交感神经系统活动在环境急剧变化时作用显著增强,如剧烈运动、失血、窒息、紧张、恐惧、寒冷时,交感神经兴奋,使心排血量增加,血液重新分配,呼吸气体更新加快,血糖浓度升高等,有利于人体提高对环境的适应能力。而副交感神经系统作用虽相对局限,但在促进消化吸收、积蓄能量、加强排泄和生殖功能等方面作用显著,有保护机体、促进机体恢复的作用。两者的主要区别见表8-2-4。

表 8-2-4　自主神经的主要调节效应

器官	交感神经功能	副交感神经功能
循环器官	心跳加快加强,外周血管收缩(骨骼肌部分舒张)	心跳减慢减弱,部分血管舒张
呼吸器官	支气管平滑肌舒张,有利于通气	支气管平滑肌收缩,促进黏膜腺分泌
消化器官	分泌黏稠唾液,抑制胃肠运动,促进消化道括约肌收缩,抑制胆囊活动	分泌稀薄唾液,促进胃肠运动、消化液分泌、括约肌舒张、胆囊收缩

续表

器官	交感神经功能	副交感神经功能
泌尿生殖器官	促进肾小管的重吸收,使逼尿肌舒张与括约肌收缩,抑制排尿,使有孕子宫收缩与无孕子宫舒张	使逼尿肌收缩与括约肌舒张
眼	使虹膜辐射肌收缩,瞳孔开大	使瞳孔缩小,促进泪腺分泌
皮肤	竖毛肌收缩,汗腺分泌	
代谢	促进糖原分解,促进肾上腺髓质分泌	促进胰岛素分泌

(五)中枢神经与本能行为和情绪的关系

本能行为是指人和动物在进化过程形成并由遗传固定下来的对个体和种属基本生存具有重要意义的行为。例如,与基本生存有关的摄食、饮水,与种族延续有关的性行为,与自我保护有关的攻击、防御等,都属于本能行为。人的本能行为是生物遗传信息作用的结果,具有先天获得性,但是,社会环境与后天学习的影响作用也较大。

情绪是指人和动物对客观刺激进行信息加工的过程中出现的特殊主观体验,以及相应的躯体、行为反应,主要表现为喜、怒、哀、思、悲、恐、惊等,这些表现为基本情绪,而多种基本情绪叠加之后可表现出焦虑、抑郁等复合情绪。复合情绪多与恐惧、发怒、愉快、痛苦有关。

在情绪活动过程中常伴随发生一系列生理变化,称之为情绪生理反应,主要包括自主神经系统功能活动改变与内分泌系统活动改变。例如,当心理应激导致痛苦、恐惧、焦虑时,则促肾上腺皮质激素、肾上腺皮质激素、肾上腺素、去甲肾上腺素、生长素、甲状腺激素、催乳素等多种激素在血液中的浓度升高。

与上述功能关系密切的中枢神经主要是下丘脑、边缘系统、脑干网状系统、垂体,如表 8-2-5 所示。

表 8-2-5 下丘脑的主要功能

功能	途径	功能部位
调节摄食行为	饥饿感,摄食行为	外侧区(摄食中枢)
	饱感,拒食行为	腹内侧区(饱中枢)
调节水平衡	饮水行为	外侧区,摄食中枢后侧(渴中枢)
	释放抗利尿激素调节水平衡	视交叉上核、室旁核
调节体温	散热	前部(散热中枢)
	产热	后部(产热中枢)
	调定点、整合中枢	视前区-下丘脑前部
调节情绪反应	恐惧或发怒的防御反应	近中线的腹内侧区

续表

功能	途径	功能部位
调节腺垂体的分泌	促进或抑制各种腺垂体激素分泌	神经内分泌细胞
控制生物节律	各种生命活动常按一定的时间顺序发生规律性变化	视交叉上核(主要)

(六)脑的高级功能

脑的高级功能主要体现在学习和记忆、语言和认知功能方面。学习是个体在一定情境下经过反复的体验,获得并发展出较为稳定的新行为的过程。记忆是对所习得行为进行编码、存储和提取的过程。学习和记忆相互联系,成为一切认知功能的基础。语言则是人类互通信息的重要工具,属于人脑的高级功能,包括言语、文字以及与其相关的全部智力活动。

1. 学习和记忆

(1)学习的形式:分为非联合型学习与联合型学习两大类。非联合型学习是一种简单的学习,指无须与机体反应之间建立联系的单一刺激即可形成较稳定的经验,如小孩子玩火被烫疼后就学会了不再玩火。联合型学习是一种复杂学习,指两个事件关联在一起重复发生,会在神经系统接受刺激与机体产生反应之间建立某种联系的过程。条件反射属于这类学习。条件反射有经典条件反射与操作性条件反射两类。

①经典条件反射由俄国生理学家巴甫洛夫首先发现。他在研究狗的进食行为时发现,狗吃食物时会分泌唾液,这是自然的生理反应,不需要学习,这种反应叫作无条件反射。引起这种反应的刺激是食物。如果在狗每次进食时播放铃声,一段时间后,狗听到铃声也会分泌唾液。播放铃声原本与唾液分泌无关,但是,播放铃声这个时间与投放食物关联在一起反复出现后,播放铃声就从一个无关刺激变成了一个条件刺激,从而使狗听到铃声时分泌唾液。

②操作性条件反射是由美国心理学家斯金纳(B. F. Skinner)在桑代克(E. L. Thorndike)的研究基础上创立的理论。斯金纳在他设计的一种动物实验仪器(即著名的斯金纳箱)中设置一杠杆,当杠杆被碰到时就会有一团食物掉进下方的盘中。在箱子内放进一只小鼠,小鼠在箱内可自由活动,当它压杠杆时就会有食物掉进盘中,小鼠就能吃到食物。一段时间后,小鼠会因为想吃食物而主动去按杠杆。

经典条件反射和操作性条件反射的相同之处:学习的最终结果都是建立某种刺激与某种反应之间的联结;都强调外在刺激和外在反应,而不重视内在的心理过程;都存在获得、消退和分化、泛化等规律。不同之处:联结建立的顺序不同,经典条件反射通过将无条件刺激与某一无关刺激结合一次或多次后,最终建立某一反应之间的联结,而操作性条件反射强调在某种刺激情境中,建立某一正确反应与某一强化刺激之间的联结;刺激的含义不同,前者指不引起反应的无关刺激,后者指具有奖励性质的强化刺激;反应的含义不同,前者主要指个体生来就有的情绪反应或内脏和腺体的一些反应,而后者指个体能够主动控制的肢体的外在反应;使用条件不同,前者主要用于解释人们的各种情绪性反应、内脏或腺体的反应是如何与各种无关刺激建立联系的,其内在机制是怎样的,而后者主要用于解释如何有效地建立、形成新的行为,尤其是如何利用强化手段来形成良好的行为或改变不良行为。

(2)记忆的形式:记忆是在头脑中积累和保存的个体经验的心理过程,是人脑对外界输入的信息进行编码、储存和提取的过程。人们曾经感知过的事情、从事过的活动、体验过的情感、思考过的问题等,都会在人们头脑中留下不同程度的印象,其中有一部分经验能保留较长的时间。

记忆的分类方法较多,根据记忆内容的变化,可以分为形象型记忆、抽象型记忆、情绪型记忆和动作型记忆:①形象型记忆,是以事物的具体形象为主要的记忆类型,如画家擅长视觉形象记忆,音乐家擅长听觉形象记忆;②抽象型记忆,也称词语逻辑记忆型,是以文字、概念、逻辑关系为主要对象的抽象化的记忆类型;③动作型记忆,是以各种动作、姿势、习惯和技能为主的记忆。动作记忆是培养各种技能的基础;④情绪型记忆,指客观事物带给人的一种深刻的可以牢固地保持在大脑中的记忆。

根据记忆内容的表达形式,可以分为陈述性记忆和非陈述性记忆:①陈述性记忆,指对有关事实和事件的记忆可以通过语言传授而获得,如各种理论知识的学习都属于这类记忆;②非陈述性记忆,指不依赖于意识或认知的记忆,对知觉技能、认知技能和运动技能的记忆等属于非陈述性记忆。例如,我们在学习游泳时,记住某些动作要领,这种记忆属于陈述性记忆;然后经过不断练习,把知识变成了运动技能,学会了在水中游泳,就形成了非陈述性记忆。

(3)记忆的过程:人类的记忆过程包括瞬时记忆、第一级记忆、第二级记忆和第三级记忆4个连续阶段(图8-2-13)。当记忆的内容不能保持或提取困难时,称为遗忘。人们每天从外界接收大量的信息,这些信息通过感觉系统进入大脑后,仅有很少的一部分能被长期记忆,绝大部分会被遗忘。

人们将记忆障碍称为遗忘症,主要有顺行性遗忘症与逆行性遗忘症。顺行性遗忘症表现为近期记忆障碍,不能保留新近获得的信息,但发病前的记忆依然存在。慢性酒精中毒可导致顺行性遗忘症。而逆行性遗忘症表现为遗忘过去的事情。

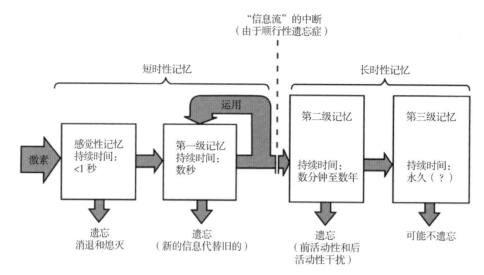

图 8-2-13　人类记忆过程与遗忘

（4）学习和记忆的机制：目前，对记忆的准确机制还在研究之中。已有的研究结果表明，学习和记忆是通过神经系统突触部位的一系列生理、生化和组织学可塑性改变而实现的。已经明确的结论包括：内侧颞叶对陈述性记忆的形成极为重要；纹状体参与某些操作技巧的学习；前额叶协调短时记忆的形成，加工后的信息转移至海马，而海马在长时记忆的形成中起重要作用。此外，大脑皮层联络区、杏仁核、丘脑、脑干网状结构等也参与了学习与记忆的过程。在记忆形成的过程中，突触的可塑性形成是重要的生理基础，建立新的持久突触联系是形成长时程记忆的重要过程。

2. 语言和其他认知功能

（1）优势半球和皮层功能的互补性专门化：人的两侧大脑半球的功能不是完全对称的，左右大脑有一定的分工，而且，这种分工与用手习惯有关。换句话说，两侧大脑半球在功能上的分工是在用手习惯的形成过程中建立的。人们将语言功能占优势的一侧大脑称为优势半球。对于右利手的成年人，优势半球在左侧大脑。左侧优势半球的功能主要表现在语言文字的识别、书写、理性地思考、精确地计算等方面；而右侧优势半球则对非语词性的认知功能，如空间的辨认、深度知觉、触觉、音乐分辨等表现出优势。如果左侧大脑皮层语言中枢受损，则可发生失语症，而右侧对称的部位受损并不会表现出失语症。由于优势半球是在用手习惯形成过程中逐步建立的，因此，在孩童时期，左侧大脑半球损伤尚有可能在右侧大脑皮层再建立语言活动中枢；而成年人的左侧优势已经形成，损伤后则难以在右侧大脑半球重新建立语言活动中枢。

虽然人类两侧大脑皮层的功能分布有所区别，但是，两者之间的联系非常密切，存在信息互通，相互配合，大脑两侧半球之间通过胼胝体联合纤维紧密相连，未经训练的一侧在一定程度上能获得另一侧皮层经过训练而获得的某种认知功能。例如,当右手学会书写某个字后,左手虽然未经训练,但也能在一定程度上写出来。

(2)大脑皮层的语言中枢:主要分为视觉性语言中枢、听觉性语言中枢、运动性语言中枢、书写性语言中枢等不同的功能区域(图 8-2-14)。某个区域受损可导致相应的语言功能障碍(表 8-2-6)。

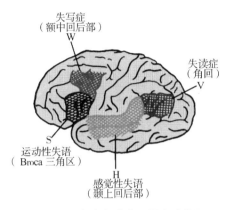

图 8-2-14　人类大脑皮层语言功能区

表 8-2-6　大脑皮层语言中枢受损情况

症状	受损区域	主要表现
运动失语症	Broca 三角区	可书写、看懂文字、理解别人说话,发音器官正常,但不能用语言进行口头表达
感觉失语症	颞上回后部	可讲话、写字、阅读文字,能听到别人发声,但理解不了话语的含义
流畅失语症	左侧颞叶后部或 Wernicke 区	说话正常,但有时说话过度却言不达意,杂乱无章,充满自创词,对别人的言语和文字也缺乏理解力
失读症	角回	能听懂别人谈话,能讲话,能书写,虽然视觉功能良好,但看不懂文字
失写症	额中回后部	会讲话,能理解别人说话,能看懂文字,手活动正常,但丧失写字、绘画能力

(3)大脑皮层的其他认知功能:除语言功能外,大脑皮层还具有其他与认知相关的功能。例如,顶叶联络皮层可能参与精细躯体感觉和空间深度感觉的学习;颞叶联络皮层可能参与听、视觉记忆;前额叶皮层可能参与情绪调节,并与短时程情景记忆有关。因此,当人的右侧顶叶皮层损伤时,虽然肌肉的功能正常,但穿衣困难,这种表现称为穿衣失用症。而右侧半球颞叶中部病变会引起视觉认知障碍,虽然视力正常,但不能辨认别人的面貌,有的患者甚至不认识镜子里自己的面貌,不过可以根据语音来辨认熟人,这种表现称为面容失认症。额顶部损伤可引起计算能力缺陷,称为失算症。

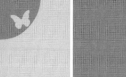

第九章
常见的心理不健康及其预防

第一节　心理不健康的概念

一、心理不健康的含义

人的心理活动可分为正常心理活动和异常心理活动两种。正常心理活动又可分为心理健康和心理不健康。异常心理活动包括变态人格、确诊的神经症及其他各类精神障碍，这类精神疾病属于医学的范畴，需由专业的精神科医生进行诊断与治疗，本章不做具体讨论。

换个角度讲，心理不健康的状态是与心理健康的状态相对的，也称为心理亚健康状态。虽然心理健康和不健康都属于正常心理活动，但是，心理不健康有可能发展为心理病态，两者之间的关系是量变与质变的关系，因此需引起人们的重视。本章所讨论的心理不健康是指处于心理亚健康状态，心理特点明显偏离心理健康的标准，但尚未发展到心理疾病的程度。它们之间的关系见表 9-1-1。通常将心理不健康分为一般心理问题、严重心理问题、神经症性心理问题 3 种类型。

表 9-1-1　心理正常和心理异常

	心理正常		心理异常
	心理健康	心理不健康（心理亚健康）	
分类	心理和谐	一般心理问题、严重心理问题、神经症性心理问题	神经症、癔症、性心理异常、人格障碍、精神障碍等
处理	无须处理	心理咨询、心理辅导	心理治疗、药物治疗

（一）一般心理问题

一般心理问题的确定应包括以下 4 个方面：

（1）现实的生活状态、工作压力、接触的事物等因素引起内心冲突；而且，这种冲突是常态化的,并由此带来不良的情绪体验。

(2)不良情绪持续时间不间断地延续一个月,或者间断性地持续两个月仍不能自行化解。

(3)不良情绪反应尚在相当程度的理智控制下,能始终保持行为不失常态,基本维持正常的生活、学习、社会交往,但其效率有所下降。

(4)不良情绪的激发因素始终局限于最初的事件,即便是与最初事件有关联的其他事件也不会引起此类不良情绪。

也就是说,一般心理问题是指由现实因素所激发,持续时间比较短,情绪反应尚未泛化,还在理智控制之下,不严重破坏社会功能的心理不健康状态。

(二)严重心理问题

严重心理问题的确认应包括以下4个方面:

(1)引起"严重心理问题"的原因是较为强烈的、对个体威胁比较大的现实刺激;内心冲突是常态化的,这种刺激给当事人带来痛苦情绪。

(2)产生的痛苦情绪间断或不间断地持续超过两个月,但一般不超过半年。

(3)遭受的刺激程度更大,反应更强烈,会短暂地失去理性控制,但在后来的持续时间里,痛苦可逐渐减弱;单纯地依靠"自然发展"或"非专业性的干预"难以解脱,并对生活、工作和社会交往有一定程度的影响。

(4)不仅最初的刺激能引起痛苦情绪,与最初刺激相类似的或者相关联的刺激也可以引起此类痛苦,即反应对象泛化。

也就是说,严重心理问题是由相对强烈的现实因素所激发的强烈、持续时间较长、内容充分泛化的情绪反应,有时还伴有某一方面的人格缺陷。

(三)神经症性心理问题

神经症性心理问题是比严重心理问题更严重的状态,往往也称为可疑神经症,这种状态已接近神经衰弱或神经症。也可以说,这种状态本身就是神经衰弱或神经症的早期阶段。

二、心理不健康的常见表现

心理不健康在实际生活中通常表现为性格缺陷和情感缺陷。

(一)性格缺陷

性格缺陷有多种表现形式,如有的人总处于低落的情绪中,表现为个人生活中总是闷闷不乐,任何有趣的事物都很难使其产生兴奋的情绪;有的人表现为在遇到难以处理的事情时不能够正确面对,采取逃避措施,且逃避后情绪会更加低落;有的人生性多疑,嫉妒心理严重,对身边的人有排斥心理,不愿与人沟通,甚至会伤害别人;有的人考虑问题以自我为中心,对别人比较苛刻,在工作中人缘较差,适应能力弱;等等。人们把常见的性格缺陷归纳为以下几种类别。

1. 不适应性格

这类性格的人主要表现为社会适应能力差,不善于处理人际关系,判断与思维能力相对不足,不良的社会环境影响容易激发其不良情绪,诱发不良行为。

2. 无力性格

这类性格的人在平常的学习、工作中容易出现疲乏的感觉,体力和精力明显不足,经常感觉身体不适,情绪不愉快,克服困难的勇气和精神相对缺乏,压力大时容易产生心理过敏反应,并可诱发心理疾病。

3. 偏执性格

这类性格的人很固执,敏感多疑,容易嫉妒他人,考虑问题时总以自己为中心,遇到不顺利的事情喜欢责备他人。这类性格缺陷如果不早期干预和纠正,容易发展为偏执性精神病。

4. 暴躁性格

这类性格的人待人接物不灵活,往往遇到一些较小的刺激就会暴跳如雷,易激惹,常发怒,让旁人无法忍受。

5. 分裂性格

这类性格的人非常内向,孤独怕羞,喜欢独处,不愿与他人交往,情感冷漠,人际关系与社会适应能力差。这类性格缺陷如果不进行适当调整,容易发展成精神分裂症。

6. 强迫性格

这类性格的人强迫追求自身的绝对安全和躯体健康,有一定程度的强迫思维和强迫行为。这类性格缺陷如果不能得到及时改善,容易发展成强迫症。

7. 癔症性格

这类性格的人心理发展不成熟,好表现自己,常以自我为中心,感情丰富,热情有余,稳重不足,容易接受暗示。这类性格缺陷如果不及早干预和进行调适,有可能发展成癔症。

8. 攻击性格

这类性格的人外向,好斗,情绪高度不稳定,容易兴奋、冲动,往往对人和社会表现出敌意和攻击行为。

(二)情感缺陷

情感缺陷的人群在心理不健康中有较大的比例。其表现形式多样,如有些人表现为抑郁,经常处于悲哀的情绪中,无法自我调节,生存欲望低,遇到问题时不能够自我处理与面对,不能自我调节;有些人在早起后会感到心情极差,食欲不振,遇到一点小事就会产生暴躁情绪,生活中不懂得分享,也缺乏同情心与爱心;有些人喜欢独处,从不参与集体活动;等等。人们把常见的情感缺陷归纳为以下几种类别。

1. 焦虑状态

这类情感缺陷的人对客观事物和人际关系常表现出焦虑、紧张、忧心忡忡、疑虑不决,具有强烈的生存欲望,对自己的健康与疾病状态存有忧虑。

2. 激情状态

这类情感缺陷的人经常呈现出激情状态,长时间地处于过度亢奋的状态,但其属于心理缺陷,不同于躁狂状态。

3. 躁狂状态

这类情感缺陷的人往往情绪高涨,兴奋,活跃好动,动作增多,交际频繁,声音高亢,有强烈的欣快感。这种状态容易发展成躁狂症。

4. 疑病状态

这类情感缺陷的人常常怀疑自己患有疾病,有疑病情绪反应和疑病性不适症状。他们往往自我暗示性强,求医心切。

5. 淡漠状态

这类情感缺陷的人对外界客观事物和自身状况漠不关心,无动于衷,在人际关系方面表现为孤独、不合群。

6. 抑郁状态

这类情感缺陷的人经常处于忧郁、沮丧、悲哀、苦闷的情绪状态中,常有长吁短叹和哭泣表现,往往缺乏人生的动力和乐趣,生存欲望比较低下。

7. 反常状态

这类情感缺陷的人情感反常,不协调,甚至出现矛盾的情感状态。

8. 幼稚状态

这类情感缺陷的人心理年龄明显落后于实际年龄,常表现出情绪幼稚化,呈现出"老小孩"式情感。

三、心理不健康的分类

常见的心理不健康状态按照其表现的形式,大体可以归纳为以下几种类型。

(一)怯懦心理

怯懦心理主要见于阅历较浅、涉世不深的人,他们性格内向,不善辞令,常因怯懦而使自己的计划与设想无法实现,并束缚自己的思想与行为,进而阻碍自己的人生发展。

(二)自卑心理

自卑心理的人容易产生自卑感,甚至会瞧不起自己,且缺乏应有的自信心;放大自己的短处,而对自己的长处认识不足,信心不足,无法发挥自己的优势和特长;甘居人下,没有自己的主见,在社会交往中习惯随声附和,办事无魄力。这种心理若不及时调整,久而久之,会逐渐磨损人的胆识、魄力和独特个性。

(三)逆反心理

逆反心理的人总爱与别人抬杠,以此表明自己的标新立异;对任何事情,不管是非曲直,你说一他偏说二,你说好他偏说坏,常使人反感和厌恶;而且,久而久之容易模糊是非曲直的概念。

(四)猜疑心理

猜疑心理的人容易猜忌他人,往往用不信任的眼光去审视对方和看待外界事物,甚至每看到别人讨论什么事情都会觉得是在讲自己的坏话。猜忌成癖的人,往往捕风捉影,节外生枝,挑起事端,其结果是自寻烦恼,害人害己,也会妨碍正常的社会交往。

(五)冷漠心理

冷漠心理的人对与自己无关的人和事一概冷漠对待,甚至错误地认为言语尖刻、态度孤傲、自命不凡、妄自尊大就是自己的个性,致使别人不敢接近自己,不能维持良好的社会关系。

(六)做戏心理

做戏心理的人待人不真诚,且喜欢吹牛,常把交朋友当作逢场作戏,往往朝秦暮楚,见异思迁,常常得不到真正的友谊和朋友。

(七)排他心理

排他心理的人往往表现为抱残守缺,拒绝拓展思维,将自己封闭在狭小空间里,不能很好地更新自己的知识、经验、思维方式等，生活、工作失去活力，也不思进取。

（八）贪财心理

贪财心理的人认为交朋友就是为了互相利用，因此，他们只结交对自己有用、能给自己带来好处的朋友，而且常常过河拆桥。这类人在人际交往中往往因为占便宜的心理使自己的人格受到损害。

四、心理不健康产生的机制

如前所述，脑是产生心理活动的器官，人的心理的本质是脑的机能活动，是脑对客观现实的反映，人的认识过程、情感过程、意志过程都由人的大脑来执行的。而且，社会生活实践对人的心理起制约作用。因此，心理的产生机制十分复杂，可以从"需求斗争奖赏规律"的角度了解一下心理不健康的产生机制。

（一）需求斗争奖赏规律

需求斗争奖赏规律是指具备不同现实条件的人，为着不同的需求而进行不同的斗争，结果产生不同的情感效应。长期重复这种状态，最终可形成不同类型、相对稳定的需求斗争方式和精神情感状态，而且，这种状态也影响着人的生活与身心健康状态。人生就是一场满足需求的斗争过程，人生的最大乐趣就是通过斗争获得自己想要的东西，当一个人不再有能够激起斗争兴趣和热情的主导需求时，他的生存空间也就被剥夺了。

时效波在《需求斗争奖赏与精神疾病》一文中对正常心理转向异常心理的原因进行了讨论。他阐述：需求、斗争、奖赏是人类正常生存、发展、进化的基础与前提。如果没有需求，没有斗争，没有奖赏，人类就不会进化和发展。换个角度讲，进化发展到今天的人类，如果迷失斗争方向，丧失了需求动机和斗争热情，不愿再进行斗争，或者违背自然规律，选错斗争对象，那么，即便斗争了，也毫无进展，不能获得愉悦奖赏，必然会产生负面的消极情绪，出现心理不健康，甚至发展为心理疾病。

（二）需求斗争奖赏与心理状态

"需求、斗争、奖赏"这三者是相互联系、相互作用的统一整体，不可分割，也不可偏废。如果严重分割，长期不协调，人的心理、行为活动就会偏离正常的需求斗争方式，就可能产生心理问题。按照需求斗争奖赏规律进行分析，可以将人的心理状态大体划分为以下几种主要类型。

1. 有正当的需求，进行合适的斗争，获得相应的奖赏

这种状态属于正常状态，为正常的需求而进行的合适斗争方式：为满足有价值的、合理的、主导需求，进行着有动机的、有兴趣的斗争，获得进展的奖赏。这样的人生充实，幸福，有意义。

2. 有主导需求，进行不合适的斗争，难以获相应的奖赏

如果有需求，但脱离具体斗争对象进行空泛的斗争，则难以获得相应的奖赏，会茫然无措。这样的人生会很纠结，生活焦灼郁闷，感觉虚无，容易发展为神经症，包括神经衰弱、强迫症、焦虑症等。

3. 有主导需求，不进行斗争，不期待奖赏

这种状态属于平庸困顿状态。劳动创造了人，人不能脱离真正意义上的劳动。如果脱离了劳动，则没有压力与动力，没有需求也不进行斗争，这样的生活是苍白索然的，这样的人生是空虚无聊的。

4. 有主导需求，不进行斗争，期待奖赏

如果有需求，不进行斗争，还期待收获，则是空想，是做"白日梦"，这样的生活虚幻潦倒，这样的人生迷惘困顿，容易发展为癔症。在遇到危机或压力时，癔症者也有趋利避害的主导需求，但他们却不自觉地采取了逃避斗争的方式，神游物外，蒙蔽视听。针对某种特定的场景和特定的对象，这种逃避斗争的方式或许暂时能起到一定的作用，对癔症者本人暂时有一定的好处，但绝大多数情况下，这种逃避斗争的方式是无济于事的，只能给患者带来更大的损失和伤害。

5. 无正当的需求，进行盲目的斗争，获得的奖赏有限

这种状态属于麻木颓废。随着生产力的不断发展，人们的物质生活水平不断提高，越来越多的人从繁重乏味的生产劳动中解放出来，去追逐更高层次的需求，以实现自我，实现个性的全面发展。但是，若"游戏人生"，把娱乐游戏当成人生常态，这种主导需求不积极、不健康，即便为满足这种需求而进行斗争时也能体验到相应的刺激和愉悦，但是，由于这种主导需求本身缺乏真正的价值，也难以产生正面的效应和建设性的贡献。因此，玩乐只能是一种业余的放松休闲方式，而不应该成为人生的常态，沉迷其中只会使人麻木沉沦，虚度年华。一辈子只有短暂的几十年，转瞬即逝，值得用心去体验和感受，用心去学习和工作，应该把主要的时间与精力用在社会的发展和人类的进步上，用在有价值的兴趣上，才算不虚此行，无憾终身。

6. 无主导需求，进行着无动机、无兴趣的斗争，无法体会奖赏

这类人当基本需求得到满足、某种目标得以实现或换了新环境后，就没有了能继续提起斗争兴趣和热情的主导性需求目标。虽然依然有必须斗争的心理和环境压力，

但是,体会不到解决问题对社会或个人具有的现实意义,因此也产生不了斗争的兴趣和热情,缺乏斗争的主动性与积极性。由于没有主导需求,机械性地进行着无兴趣的斗争,即便有时能取得成果,但对成果没有需求,没有渴望,因此也体验不到奖赏带来的愉悦,形成不了"需求斗争奖赏"的良性循环。这种状态通常表现为抑郁,或者极为孤独,或者疲于应付日常生活,不清楚活着的价值所在。

7. 无法正常斗争

这类状态通常是人脑的功能出现紊乱的体现,表现为精神病。因为意识是人脑的机能和属性,人脑是意识的生理基础。若脑功能出现问题,便不能像正常人一样进行正常的认知、感受、思维,因而也无法正常斗争。这种人思维紊乱,神志不清,出现精神病症状。

需要注意的是,虽然正常人的心理和行为一般处于整体平衡状态,偶尔也可能有所偏激,但通常是短时期的、过渡性的、应激性的行为,属于正常范围,不必大惊小怪、草木皆兵。但是,凡事有度,如果长期感受着不适的情感就要警惕了。因为,积劳易成体疾,积郁易成心疾,量变引起质变,长久地体验不良的情感则易引发心理疾病。

第二节　抑郁症与心理不健康的预防

抑郁症是当今社会最常见的一种心理疾病,发病率高,对社会产生严重的危害,是现代人心理疾病中最重要的类型。因此,认识、了解并积极预防抑郁症具有非常重要的现实意义。

一、抑郁症与"空心病"

抑郁症是一种常见的心理疾病,很多人常常将其与"空心病"混为一谈。其实,这两者有很大的区别,但又有一定的关系。

(一)抑郁症

1. 抑郁的含义

抑郁,是一种不良的情绪,这种情绪非常常见,是常见情绪中的一种,即抑郁情绪,属于人类七情六欲中正常的情绪范围。每个人都有可能在生活与工作的某个阶段遇到不顺心的事情而产生抑郁情绪。例如,某次重要的考试成绩不理想,或者付出了很多精力与时间去做某件事情却没有达到预期的效果等,都会使人感觉到郁闷、不快乐、心情不好,即产生抑郁情绪。这类情绪往往能通过一段时间的自我调整,如休息、旅游、看电影等而恢复正常。

但是,有些抑郁情绪程度比较严重,持续时间比较长,当事人无法自行调整而恢复正常,且抑郁情绪日益加重到无法自拔。例如,郁闷的心境已经持续 2 周以上,而且开始怀疑自我的价值,同时产生其他消极的情绪,如悲观、厌世、意志活动减退等,影响到正常的学习、生活、工作。这种状态可能已经发生了质的变化,应该考虑是否患上抑郁症,应该及时就医诊治,避免出现严重的后果。

换言之,作为一种情绪的"抑郁"与"抑郁症"两者之间只有一字之差,但含义不同。抑郁情绪是一过性的、强度不高的心境低落,是一类常见的情绪反应,属于正常范围内情绪。而"抑郁症"则是一个持久、超过一定强度的异常状态,属于一类精神疾病,它不仅会影响当事人的生活和工作,严重者还会危及生命,是需要治疗的疾病。因此,要正确地区分这两者状态之间差异,不要混为一谈。但又要重视这两者之间的联系,及时防止抑郁情绪向抑郁症方向发展。

2. 抑郁症的发病情况

抑郁症是当今世界的第四大疾病。有关资料显示,抑郁症患病率高达 4.4%。国内抑郁症发病率地区差异较大,近 30 年报告的抑郁症发病率显著升高,而且仍然呈上升趋势。尤其值得重视的是,抑郁症的发病以及自杀事件已开始出现低龄化趋势,甚至在中、小学生群体中也常发现抑郁病例。即便如此,人们对抑郁症的认识并不充分,或者存在较大的误区,因此,对抑郁症的科普、预防、诊治均亟待重视。抑郁症防治已被列入全国精神卫生工作重点。

3. 抑郁症的表现

抑郁症主要表现为情绪低落、兴趣减低、悲观、思维迟缓、缺乏主动性等以抑郁为特征的现象,根据其病情类型而有所不同。按照其发作形式可分为轻型抑郁症、无精神病症状抑郁症、有精神病症状抑郁症、复发性抑郁症。虽然不同类型的抑郁发作表现症状不尽相同,大体上可分为核心症状、心理症状群与躯体症状 3 个方面。

(1)核心症状:抑郁症以抑郁为特征,通常至少出现下列 3 个症状之中的一个。

①情绪低落。抑郁症患者的情绪基调是低沉、灰暗的,总是心情不好,高兴不起来,甚至对生活感到绝望,觉得自己无用、无助。

②兴趣缺乏。抑郁症患者对各种事物都缺乏兴趣,甚至对自己以前喜爱的活动也缺乏兴趣,如文娱活动、体育活动、业余爱好等。严重者会离群索居,不愿见人。

③乐趣丧失。抑郁症患者无法从生活之中体验到乐趣,或者称为快感缺失。

这 3 个症状是相互联系、互为因果的,可以在一个抑郁症患者身上同时出现,也可以单独出现某一种或者两种表现。有的抑郁症患者不认为自己情绪不好,只是对周围事物不感兴趣。他们有时也会在百无聊赖的情况下参加一些活动,然而,这些活动主要是自己单独进行的,如看书、看电影、看电视、进行体育活动等。表面上看,他们的兴趣仍然存在,但是,进一步了解就能发现,他们并不能在这些活动之中获得乐趣,参与这些活动也仅仅是为了消磨时间而已,或者是希望借助这些活动从悲观失望的情绪之中摆脱出来。

(2)心理症状群:抑郁症患者可出现一些心理学伴随症状,包括焦虑、自责、精神病性症状、认知症状,也可能出现精神性症状,甚至出现自杀念头和行为。其中,焦虑常与抑郁伴发,成为抑郁症的主要症状之一,甚至主观的焦虑还会引起一系列躯体症状,如胸闷、心跳加快、尿频、出汗等;而且,躯体症状还会掩盖主观的焦虑而成为主诉症状,从而影响诊断。精神病性症状主要表现为妄想或者幻觉。认知症状主要表现为注意力与记忆力下降。

相当一部分抑郁症患者自知力完整,会主动求治。但是,也有不少抑郁症患者自知力有所扭曲甚至缺乏,对自己当前的状态缺乏清醒认识,甚至完全失去求治愿望,存在明显的自杀倾向。

(3)躯体症状群:抑郁症患者的心理症状常伴随一系列躯体症状,包括睡眠紊乱、食欲紊乱、性功能减退、非特异性躯体症状,如疼痛、周身不适,以及自主神经功能紊乱症状等。其中,睡眠紊乱是抑郁状态最常见的伴随症状之一,不少抑郁症患者的主诉症状为睡眠紊乱,表现为早段失眠、中段失眠、末段失眠、睡眠感缺失等。其中以早段失眠最为常见,而以末段失眠,即早醒最具有特征性。另有一些不典型的抑郁症患者可能出现贪睡的情况。

食欲紊乱主要表现为食欲下降和体重减轻。其中,食欲减退的发生率为70%左右。轻者表现为食不知味,但进食量并不一定明显减少,因此,体重改变可能不明显。有些患者食欲下降严重,甚至完全丧失进食的欲望,导致体重明显下降,甚至营养不良。另有一些不典型的抑郁症患者则可能出现食欲亢进和体重增加。

性功能减退也是抑郁症患者常出现的表现,严重者性欲完全丧失。有些患者即便勉强维持性行为,也无法从中体验到愉悦感。

除此之外,抑郁症患者还可出现一些非特异性躯体症状,包括头痛、全身疼痛、周身不适、胃肠道功能紊乱、心慌气短、尿频等。

4. 抑郁症的危害

抑郁症会给患者个人带来非常严重的危害,严重影响患者的身体健康与生活品质,甚至危害患者的生命。而且,由于发病率高,因此其也给整个社会带来严重的负面影响。抑郁症对患者的危害主要表现在以下几个方面。

（1）残酷的睡眠剥夺。抑郁症患者常有顽固性睡眠障碍，表现为失眠、难以入睡、早醒、睡眠规律紊乱，睡眠质量差等形式。而睡眠障碍本身会给患者带来痛苦，而且，长期的睡眠障碍还会使机体的整体功能出现障碍。

（2）持久的情绪不良。抑郁症最常见的危害是让患者长期处于痛苦与恶劣的心境中，而且，这种悲观情绪无明显外因，非常难以解决或消除，使得抑郁症患者的心情总处于悲观厌世之中。同时，抑郁还会与焦虑伴随出现，使抑郁症患者不仅心情抑郁，还会出现莫名其妙的精神紧张、惊恐不宁的焦虑情绪。患者感受不到人生的乐趣与生活的希望。

（3）不断的肉体折磨。抑郁症患者不仅会出现精神健康的损害，还会伴随出现诸多的身体不适，而且，这些躯体症状往往难以消除。

（4）绝望的精神毁灭。抑郁症可以使一个原本充满精力的正常人整天陷入无精打采、呆若木鸡的状态，使患者对周围的一切事情失去兴趣，对工作、学习失去热情，对整个生活失去期待，对人生失去留恋，甚至对自己的生命也不再珍惜。

（二）"空心病"

人们常常将抑郁症与"空心病"相提并论。但是，它们是完全不一样的两种状态。

1."空心病"的含义

所谓"空心病"，并不是一种有着严格诊断标准的疾病，或者说，并非传统意义上的"疾病"，也完全不存在机体各系统、器官上的结构或功能上的缺失。"空心病"一词，最早由北京大学心理健康教育与咨询中心副主任徐凯文提出，是指当前部分人，特别是部分大学生，由价值观缺陷导致的一种心理障碍。

"空心病"的主要表现为价值观缺陷，由此对生活感到十分迷茫，不知道自己想要什么，觉得人生毫无意义，从而产生疲惫、孤独、郁闷等一系列不良情绪，存在感缺失，身心被掏空，对学习和生活失去兴趣，对前途迷茫，对未来没有期待，对人生感觉不到意义。

比较特别的是，这些患有"空心病"的年轻群体，一般从小就是好学生、乖孩子。他们特别需要得到别人的认可；而且，他们有强烈的自杀意念，却并不想自杀，他们只是不知道为什么活下去，活着的价值和意义是什么。其核心问题是内心空虚，缺乏支撑其意义感和存在感的价值观。

2."空心病"与抑郁的区别

空心病看起来很像抑郁症，情绪低落、兴趣减退、快感缺乏，很容易被诊断为抑郁症。但是,由于它并非真正意义上的机体器官系统的病变,因此,药物难以起到缓解效果。

虽然抑郁症的病因复杂,人们尚未完全了解其发病原因和机制,但是,大体上来说,抑郁症的产生与遗传因素、生化因素、社会-心理因素有关。而"空心病"严格来说,是一种不良社会现象引导的部分青年人内心空虚的恶果。

"空心病"的主要表现,从症状上看可能符合抑郁症诊断,表现为情绪低落,兴趣减退,快感缺乏。但是,与典型抑郁症不同的是,这些症状表现并不非常严重和突出,所以,外表上看起来可能跟正常人或其他大多数人并没有差别。他们会有强烈的孤独感和无意义感。这种孤独感源自跟这个世界和周围的人似乎并没有真正的联系,所有的联系都非常虚幻。更为严重的是,他们不知道为什么活着,也不知道活着的价值和意义是什么。究其原因,基本上是因为他们在成长的过程中没有被正确地培养人生观、价值观。例如,使用单一的分数标准评价学生,使学生面临很大的学业压力、升学压力,个性和兴趣得不到充分发展,从而产生厌学、倦怠情绪;被家长、学校等的强烈期待所推动,不知道自己真正想要做的是什么,缺乏自身的观念与目标,没有正确认识自己,不知道把热情投向何处。高等教育也存在类似的问题,对学生的需求没有给予充分的关注且缺乏正确的引导。有的学生在进入校园后遇到一些困惑,没能得到及时的指引,对学习与生活感到失望和迷茫,进而丧失人生的目标与追求。

3."空心病"的危害

虽然"空心病"者并不存在机体上的器官与系统的病变或功能障碍,但是,"空心病"者对生活丧失了目标与追求,每天空虚、抑郁地生活,这本身就是一种痛苦的状态,严重者也会发展成抑郁症,甚至出现自杀行为。因此,"空心病"是一种危害性非常大的状态。其对社会产生的破坏性也是巨大的。试想,家庭、学校、国家付出了大量的成本把孩子们培养成人,期待他们成为家庭的顶梁柱、国家的建设者,然而,他们却"空心"了,每天浑浑噩噩,昏昏沉沉,造成巨大的资源浪费,岂不是家庭、社会乃至国家的悲哀?

二、不健康心理的预防

心理不健康不仅给个人的生活与健康带来严重伤害,也会给社会带来巨大的负面影响,因此,重视对不健康心理的预防是非常重要的。预防措施主要从全民健康教育、全民健康体检、全民健身运动等方面进行。

(一)全民健康教育

健康教育是全民素质教育的重要组成部分,是实施"面向 21 世纪教育振兴行动计划"、落实"跨世纪素质教育工程"、培养跨世纪高质量人才的重要环节。同时,切实有效地进行健康教育也是当前社会的必然要求。只有当人们学习、了解了关于健康的基本知识,才能更好地预防疾病的发生。其中,要特别重视心理健康的教育,提高民众的心理素质,促进健全人格的发展,重视及时疏导自己的情绪,解决内部的人格冲突,让个人与环境的关系更舒适、协调,预防不健康心理的发生。尤其要重视对青少年进行预防抑郁症的健康教育,这是促进青少年全面发展、保障青少年身心健康的一项重要工作。教育部、中国国家卫生健康委员会对此高度重视,采取了一系列措施推进青少年预防抑郁症的教育工作。

(二)全民健康体检

健康体检有利于尽早发现不健康的苗头,并对其进行适当的干预,从而阻止不健康的状态向疾病方向恶化。由于不健康的心理往往最开始时比较隐匿,不像身体的其他疾病一样容易被感知、发现,因此,专业的检查显得尤为重要。按照全国政治协商会议提请的《关于进一步落实青少年抑郁症防治措施的提案》,中国教育部已明确将抑郁症筛查纳入学生健康体检内容,建立学生心理健康档案,评估学生心理健康状况,对测评结果异常的学生给予重点关注。

有关资料显示,教育部表示将多渠道推进青少年抑郁症防治工作,包括在试点地区各级党委政府领导下,卫生健康、宣传等部门加强协作,采用多种宣传手段,利用影视、媒体等多种渠道,广泛开展抑郁症科普知识宣传;医疗卫生机构加大抑郁症防治科普宣教力度,拍摄制作专业权威且通俗易懂的抑郁防治科普宣传片,普遍提升公众对抑郁症的认识,减少偏见与歧视;充分发挥专家队伍作用,深入学校、企业、社区、机关等,开展抑郁症相关公益讲座;在公共场所设立或播放抑郁症公益宣传广告,各社区健康教育活动室(卫生服务中心)向居民提供科普宣传资料;学校要向学生提供咨询检测点的分布、联系方式等信息,引导学生主动寻求咨询检测服务等。

同时,教育部还表示,将建立全过程青少年抑郁症防治服务、评估体系。各级医疗卫生机构要规范、持续地开展抑郁症防治等相关知识培训。加大对非精神专科医院医师的培训,提高其识别抑郁症的能力。各类体检中心在体检项目中纳入情绪状态评估,供体检人员选用。各高中及高等院校均设置心理辅导(咨询)室和心理健康教育课程,配备心理健康教育教师。

通过上述的心理健康体检措施,可以对各类不健康心理进行更有效的预防。

(三)全民健身运动

体育锻炼是一种公认的有效的心理保健与治疗方法。运动促进心理健康的作用途径包括:①体育运动能促进身体各系统的功能发展,为心理健康提供了良好的身体素质基础;②运动有助于释放压力;③体育锻炼能产生丰富的情绪体验,改善情绪状态;④体育锻炼有助于发展想象力和思维能力;⑤体育锻炼能培养良好的思想情操和意志品质;⑥体育锻炼有助于发展人的个性。因此,适当的体育锻炼有助于预防和治疗心理疾病。

第 四 篇

健康的生活

本篇以"健康的生活"为主题，介绍健康的生活方式以及健康生活方式的管理，并从传统的养生学角度以及健身运动角度对大众日常保健进行指导，倡导读者共同努力，做健康的中国人，实现美好的中国梦。

第十章
健康的生活

第一节　生活方式

生活方式涉及团体或个人的生活模式,包含工作模式、社交互动模式、消费模式、娱乐模式、穿着模式等涉及生存活动的方方面面,通常也反映出整个社会或者个人的生活态度、价值观或世界观。

一、生活方式的基本概念

生活方式是指不同的个人、群体或全体社会成员在一定的社会条件制约和价值观念指导下所形成的满足自身生活需要的全部活动形式与行为特征的体系,其概念有广义和狭义两种。

(一)广义的生活方式

广义的生活方式指人们一切生活活动的典型方式和特征的总和,即劳动生活、消费生活、精神生活(如政治生活、文化生活、宗教生活)等活动方式。一般来说,人们的生活方式由生产方式所决定,因为生产方式不但是生活必需资料的生产与人们个体存在的再生产,而且"在更大程度上是这些个人的一定的活动方式,是他们表现自己生活的一定方式"。

(二)狭义的生活方式

狭义的生活方式指个人及其家庭日常生活的活动方式,包括衣、食、住、行以及闲暇时间的利用等。相对于广义的概念,其区别主要是:①仅指日常生活领域的活动形式与行为特征;②仅指个人由兴趣、爱好和价值取向决定的生活行为的独特表现形式。

生活方式原本属于日常用语,作为科学概念出现在学术著作中则始于 19 世纪中叶。马克思与恩格斯在创建历史唯物主义原理时提到了生产方式、生活方式这两个概念。他们指出,在社会生产的每个时代,都有"这些个人的一定的活动方式、表现他们生活的一定形式、他们的一定的生活方式"。他们应用生活方式的概念,揭示了一定历史时期的社会关系和社会过程,并阐述了有关生活方式的重要思想。

随后,各国学者开始关注对生活方式的研究。例如,美国未来学家阿尔文·托夫勒(Alvin Toffler)通过对生活方式的研究,预言了在后工业社会中,随着社会多元化的增加,将会有一波生活形态的大爆发。美国等西方学者主要针对西方社会中人们急剧变化的价值观念和各种人生理想冲突的现实,试图通过对生活方式的选择问题的研究寻求解决各种价值冲突的答案。同一时期的苏联和东欧国家社会学家也对生活方式做了大量的、系统的研究。其研究内容较为广泛,涉及生活方式理论体系建构本身,探讨各领域、各阶级、各阶层的生活方式,以及生活方式在社会经济发展中的作用,关注新技术革命将给人们的生活方式带来何种改变,寻求建立一种"平衡的"生活方式的途径。

中国学者对生活方式的研究始于 20 世纪 80 年代初,学者们结合中国的社会改革和现代化建设实际,对变革中的中国社会的生活方式各领域的问题,尤其是在建设中国特色社会主义的大前提下人们的生活方式的变化与社会的进步进行研究。

二、生活方式的构成要素

在讨论生活方式时,应该有一个明确的对象与明确的状态,关注"谁,在怎样的环境里,以什么形式"在生活。因此,生活方式包括 3 个基本要素,即生活活动主体、生活活动条件、生活活动形式。

(一)生活活动主体

生活方式的主体在生活方式构成要素中具有核心地位,按照其范围从大到小可以分为社会、群体(从阶级、阶层、民族等大型群体到家庭等小型群体)、个人 3 个层面。任何社会成员的全体、部分群体或者个人,都是作为生活活动的主体在进行着生活。而且,人的活动还具有能动性、创造性。在相同的社会条件下,不同的主体会构建不同的生活方式。

在不同的主体构建不同的生活方式的过程中,其世界观、价值观、生活观在其中起着根本性的调节作用,确定了生活方式的选择方向。而传统、时尚、社会风气、社会心理等因素也对生活方式的形成具有很强的导向作用,成为影响生活方式的深层力量。

（二）生活活动条件

在人类发展的每一个历史时代的进程中，都有其特定的生产方式，并由此决定了其特定的社会生活方式。其中，生产力发展水平对生活方式具有最终的决定性的影响。我们每一个人都能感知到当代的科学技术与生产力的迅猛发展给人类生活方式带来的变革。另一方面，一定社会的生产关系以及由此而决定的社会制度，则确定着该社会占统治地位的生活方式的社会类型。不同的文化传统、思想意识、社会心理、政治法律等多种因素也从不同方面影响着生活方式的具体特征。例如，当前世界上存在着资本主义与社会主义两种社会制度，与此相对应，也存在着与这两种制度相适应的社会生活方式。

处于同一社会的不同群体，如居住在不同气候、山川、地貌等地理环境中的居民，其生活方式具有不同的风格、习性和特点。而且，不仅宏观社会环境会对不同的群体和个人生活方式及其形成产生影响，人们直接生活于其中的微观社会环境也会对群体与个人的生活方式产生显著的影响。例如，人们的具体的教育程度、经济收入、劳动条件、家庭结构、人际关系等条件的差别，往往也会造成同一社会中不同的阶层、职业群体以及个人的生活方式形成明显的差异。此外，个人的价值取向在个人的生活方式的确定中起着越来越重要的作用，特别是在当前科技高度发达、物质日益丰富的社会中，人们生活方式的选择也越来越个性化。

（三）生活活动形式

生活活动主体在一定的生活活动条件下以特定的生活活动状态或者模式而展现出其具体的生活活动，使生活方式具有可见性和固定性。因此，生活活动形式成为生活方式的构成要素之一。不同的民族特征、职业特征、文化特征等主观和客观因素所促成的特有的生活模式，通过某种典型的、稳定的生活活动形式呈现出来，成为显示某些阶层或社会群体的一个标志。

三、生活方式的基本特征

如前所述，"生活方式"是一个涉及面非常广泛的概念，其内涵丰富、复杂，归纳而言，生活方式作为概念具有以下几个特性。

（一）社会属性与自然属性

生活方式具有社会形态属性，因为不同的社会形态产生不同的生活方式，而且，不

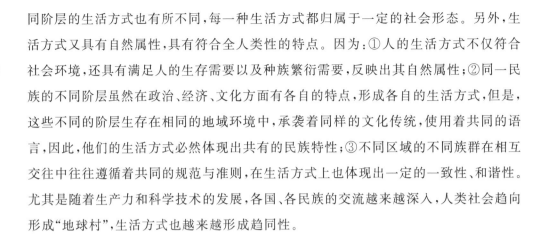

同阶层的生活方式也有所不同,每一种生活方式都归属于一定的社会形态。另外,生活方式又具有自然属性,具有符合全人类性的特点。因为:①人的生活方式不仅符合社会环境,还具有满足人的生存需要以及种族繁衍需要,反映出其自然属性;②同一民族的不同阶层虽然在政治、经济、文化方面有各自的特点,形成各自的生活方式,但是,这些不同的阶层生存在相同的地域环境中,承袭着同样的文化传统,使用着共同的语言,因此,他们的生活方式必然体现出共有的民族特性;③不同区域的不同族群在相互交往中往往遵循着共同的规范与准则,在生活方式上也体现出一定的一致性、和谐性。尤其是随着生产力和科学技术的发展,各国、各民族的交流越来越深入,人类社会趋向形成"地球村",生活方式也越来越形成趋同性。

(二)综合性与具体性

生活方式涉及面非常广泛,既包括物质生产领域,也包括精神生活领域。物质生产领域属于客体范畴,有具体性;而物质生产活动以外的政治生活、精神生活等领域则是个外延广阔、层面繁多的综合性概念。因此,生活方式也具有综合性与具体性的特点。

(三)质的特征性与量的确定性

在生活方式的表现形式中,有些方面可以用十分明确的量来进行衡量,如饮食、住房等消费水平;而有些方面却无法用具体的量来衡量,如欣赏舞蹈、音乐带来的愉悦等,表现为生活方式质的属性,不能用具体的量来描述。因此,生活方式具有质的特征性与量的确定性两个方面。

(四)稳定性与变异性

生活方式在一定的客观条件制约下有着自身的独特发展规律,它的活动形式和行为特点具有相对的稳定性和历史的传承性。一个民族在数千年的发展历史中虽然经历了多个不同的社会经济形态,但是,该民族固有的生活方式与文化特征则一直延续下来,成为该民族文化共同体的一个重要标志,体现了生活方式的稳定性。同时,各民族的文化传承中又有历史变迁的体现,如我们的汉字的传承与演变充分地体现了生活方式的稳定性与变异性。

四、生活方式的分类

由于生活方式的概念涉及面十分广泛,因此,人们在对其的研究与应用中,通常从不同的角度将其划分为不同的类别。

（1）根据时代特征，可将生活方式分为传统社会生活方式与现代社会生活方式。

（2）根据主要经济形式，可将生活方式分为自然经济生活方式与商品经济生活方式。

（3）根据领域范围，可将生活方式分为政治生活方式、宗教生活方式、社会交往生活方式、劳动生活方式、消费生活方式、闲暇娱乐生活方式等。

（4）根据社区范围，可将生活方式分为城市生活方式和农村生活方式两大类。在发达国家，城市人口占很大比重，城市生活方式成为绝大多数居民人口的生活方式；而在发展中国家，农业人口比重较大，农村生活方式占优势。需要注意的是，近些年，随着科技的发展和社会的进步，整个社会的工业化、城市化的进程趋势越来越强，城市化的生活方式也越来越普遍。但是，这个发展趋势对一些传统的民族社会方式造成很大的冲击，一些国家与地区为了尽可能地保存一些传统的民族文化与生活方式而采取了一系列的保护措施。

（5）按主体群体层面，可将生活方式分为社会生活方式、群体生活方式和个人生活方式三大类型。

社会生活方式是该社会全体成员生活模式的总体特征。在人类历史进程中依次出现了原始社会、奴隶社会、封建社会、资本主义社会、社会主义社会，这些社会模式所处的政治、经济、文化模式各不相同，其对应的生活方式分别称为原始社会生活方式、奴隶社会生活方式、封建社会生活方式、资本主义社会生活方式和社会主义社会生活方式。

群体生活方式所指的范围较小。将社会按照某种标准划分为不同的阶级、阶层、民族、职业集团甚至家庭等不同的群体，由于不同群体的政治、经济、文化水平不尽相同，因此，不同群体的生活方式也不尽相同。

个人生活方式所关注的重点不是群体或社会，而是每个个体自身的生活方式。按照每个人的心理特征、价值取向、交往关系、个人与社会的关系等进行分类，可分为内向型生活方式与外向型生活方式、奋发型生活方式与颓废型生活方式、自立型生活方式与依附型生活方式、进步的生活方式与守旧的生活方式，等等。

上述社会、群体、个人 3 种生活方式反映的是该社会中生活方式的普遍的、特殊的和个别的表现形式。对不同类别的生活方式的研究，可以揭示不同问题的本质，或者说，可以从不同的角度探索人类社会。本篇重点关注个人的生活方式，希望读者能够建立更好的生活方式，从而提升自身的健康水平。

第二节　生活方式的管理

一、健康生活方式

如前所述,生活方式的含义有广义与狭义两个方面。狭义的生活方式,即个人与家庭的日常生活的活动方式,包括衣、食、住、行、工作与休息以及闲暇时间的利用等。所谓健康生活方式,即有益于身心健康的生活方式,其核心内容是养成良好的生活习惯。具体来说,健康生活方式是养成良好的习惯化的行为,要有健康的人生观与世界观,一分为二地看待世界上的事,摆正自己在社会生活中的位置;同时,衣、食、住、行、休息、娱乐、学习、工作等生活中的各项活动,都要满足与社会相适应、与环境相和谐、与身心健康相吻合的要求,摒弃不良的习惯。

二、健康生活方式的管理

(一)生活方式的现状

在精神生活方面,时代在变,观念也在变。一方面,精致生活已经成为主流的生活方式。精致生活指注重品位和质量的日常生活习惯,属于人们心理对生活的感知范畴,其内容包括独特的个人爱好、事业观念、感情观念、生活品质观念、世界观、人生观、价值观等,同时也包括对衣食住行、休闲娱乐等方面的精致要求。另一方面,社会的变更带来的快节奏、精致生活与生存压力的冲突等,也给人们带来了负面的影响,其中一个显著的表现是当前抑郁症等精神疾病的发病率越来越高。

在物质生活方面,随着当前科学技术水平与社会经济高速发展,人们的生活越来越便利,生活水平也不断提升,生活方式也随之改变。例如,随着生活的便捷性提升,人们的体力活动逐渐减少;随着速食工业与快递行业的发展,人们的饮食方式发生了很大的变化;随着电子信息技术的发展,人们的工作方式与娱乐休闲方式也发生了很大的变化。从对健康影响的角度来审视当前人们生活方式的现状,可以总结为"总体情况良好,但也存在严重问题"。

对于存在的问题,主要体现在"文明病"的发生率越来越高,已经成为危害人们健康乃至生命的主要因素。这些疾病主要包括高血压、高血糖、高血脂、高尿酸血症、冠状动脉粥样硬化性心脏病、脑血管病、癌症、抑郁症等。这些疾病的发病率随着当前社会的发展日益增高,故被称为"文明病"。而且,研究结果已经明确地表明这些"文明病"的发生、发展与不良的生活方式密切相关。例如,抽烟是一项不良的生活习惯,与肺癌的发生呈非常明确的正相关。大量的医疗实践证明,不良生活方式所致疾病无法单纯靠药物而得到控制,也不能通过接种疫苗来预防,必须在改善相应的不良生活方式和行为的基础上,辅助以药物治疗才能取得最佳的效果。研究还发现,对于那些正在服用药物的患者,及时干预生活方式能明显减低疾病加重的风险。即便患者以前的生活方式不健康,生活方式改善后也能带来显而易见的好处。因此,养成良好的生活方式可以在很大程度上提高人们的健康水平。

(二)生活方式的管理

根据世界卫生组织发布的信息,总结出影响健康的各类因素所占的大致比例:健康＝60％生活方式＋15％遗传因素＋10％社会因素＋8％医疗因素＋7％气候因素。可见,生活方式在很大程度上影响着人们的健康状况。因此,对生活方式进行管理可以起到提升个人健康水平的作用,成为人们管理健康的一个重要策略。

健康生活方式管理的核心是个体对自己的健康负责,强调个人选择行为方式的重要性,个人可通过自我卫生保健活动维护自己的健康。培养健康的生活方式可以通过以下几个途径进行。

1. 健康教育

通过教育宣传,使人们认识到健康的生活方式对提高个体健康水平的重要性,重视并积极主动地参与健康生活方式的管理。通过宣教健康保健知识,提高人们的认识水平,在健康生活方式管理过程中不被错误的传言所误导,使保健工作落到实处。

2. 训练指导

对于一些有动作的活动方式,如体育锻炼,需要进行必要的训练指导,使参与者能正确地掌握动作要领,以便达成锻炼的目的。不正确的方式不但达不到保健的目的,甚至还会造成身体的损伤。在全民健身运动的倡导下,当前很多单位开展八段锦教学,这就是一个训练指导的有效实施方案。

3. 正面激励

正面激励机制可以使人们更加欣喜地接受健康的生活方式带来的积极效应,并以饱满的热情积极主动地维持健康的生活方式,从而取得长期的、良好的社会效应,达到提升全民健康水平的目的。

4. 社会营销

通过社会营销的技术,全面地宣传健康的生活方式,推广健康行为,营造促进全民健康的大环境,促进个体改变不健康的行为。

简而言之,生活方式管理的核心是养成良好的生活习惯。而养成好习惯与克服掉坏习惯,都需要执行者靠毅力自觉执行,外界的力量可以起到辅助的作用。随着移动互联网的发展,生活方式管理方法正在发生变化,移动生活方式管理工具也为人们提供了便利,使得健康生活方式的培养变得更加有趣,更加有动力。

第十一章
养生文化与全民健身

　　中华民族传统文化非常重视人们的健康,并且健康保健文化经过数千年的延绵不断的传承与积累,形成了独特的养生文化。可以说,养生文化属于中华民族传统文化的一个重要组成部分,源远流长,生生不息,至今仍然具有非常强大的生命力,为国人的健康保驾护航。

第一节　养生学的概念

　　我国传统医学对养生保健的研究由来已久,从两千多年前的《黄帝内经》开始,历代都有众多的医家对养生之道进行了详细且深刻的研究,他们在前人的经验上不断发掘、总结与拓新,为后世留下了许多宝贵的著作,并逐步形成了一套相对完整的中医养生理论体系。

一、养生学的概念与特点

　　从概念上讲,所谓养生,是指根据生命发展的规律,采取能够保养身体、增进健康、减少疾病、延年益寿的一系列的保健活动。养生又称摄生、道生。所谓生,即生命、生存、生长之意;所谓养,即保养、调养、培养、护养之意。因此,"养生"的具体内容是指通过蓄养精神、调节饮食、锻炼形体、保持温暖等综合性的活动来达到强身健体的目的。

　　从理论上讲,传统的养生学是以中华民族文化为主体背景发展起来的,以中国古代哲学理论为基础,汇集儒、道、佛的思想精华,凝聚传统中医学中丰富的知识与理论,形成的一套以指导人们保障身心健康为目的,在健身、修炼与防病、治病方面有章可循、切实可行的独特的学科体系。其以博大精深的理论和丰富多彩的方法而闻名于世,概括而言,具有以下几个方面的特点。

(一)整体观

　　中医养生理论经过数千年的发展与沉淀,已经形成了一套独特的、完整的理论体系。其核心是"天人相应""形神合一"的整体观，以和谐的、发展的观点去认识人体生命活动及其与自然、社会的关系。中医养生学在理论上注重人与自然环境、人与社会环境的协调，注重人体的身、心和谐以及体内的气化升、降协调。其从阴阳平衡的角度，应用形气学说、脏腑经络理论来指导人们的养身保健，形成了"法于阴阳，和于术数""起居有常"等顺应自然的养生之道。

（二）辩证观

世界不是静止的，万物都在变化着，在变化中寻求动态的平衡与统一，这种辩证观也是养生学的一个核心观念。一方面，不同个体的状态并非完全一样，因此，养生的方法需要因人制宜，反对千篇一律，应针对各自的特点做到有的放矢。另一方面，即便是同一个人，在不同的年龄、不同的时段的状况也并不相同，要根据个当下的状态进行调节。因此，健康保养并非靠一朝一夕、一功一法的摄养就能实现，而需要针对人体的各个方面，辩证地采取相应的调养方法，并且持之以恒地审因施养，才能达到目的。历代养生学家都主张养生要因人、因时、因地制宜，顺乎自然变化，四时养生。

（三）普适性

养生保健适应范围广泛，每个人都可以应用适合自己的养生保健方法。人生自妊娠于母体开始直至耄耋老年，每个年龄阶段的身体状态都不同，所需要的养生内容也不尽相同。人在未病之时、患病之际、病愈之后，存在不同的养生需求；而且，对于不同体质、不同性别、不同地区的人，相应的养生措施也不尽相同。因此，养生针对不同的个体可有不同的应用措施。换言之，养生保健可以广泛地应用于不同的群体，让人们的健康水平得到有效的提升。

（四）实用性

虽然养生学的理论精深且广博，涉及生活中的方方面面，但每一个具体操作都是切实可行的，有些甚至是非常便捷的，在日常生活中就可以完成，非常具有实用性。事实上，数千年来，养生已经成为中华传统文化的一部分，贯穿广大民众的日常生活。例如，夏天泡菊花茶，冬天喝红枣姜茶等，都是民众日常生活中的保健措施。

二、养生学的作用与意义

养生学的作用是提升正气、强身健体、预防疾病。防微杜渐治未病是养生的核心。因此，对卫生事业来说，养生的作用可以归纳到预防医学的范畴，尤其是在一些慢性病的发生、发展中可以起到有效的预防效果,特别是针对当前由不良生活方式引起的疾病发病率越来越高的现象。

当代医学模式早已由单纯地从生物学角度治疗疾病的生物医学模式,演变为"生物-心理-社会"相结合的医学模式,对医学的关注从临床治疗扩展到疾病预防,从生理健康的关注拓展到生理与心理并重。医学不再只是医护与患者的事情,整个社会群体都参与到疾病的预防中。其中,社会预防是主干,是预防的前沿,基本思想是防患于未然,采取的主要手段是增进健康和采取特殊的预防保健措施。而中医养生学的思维方式与现代医学发展的理念完全一致,而且,中医养生学一直起着维护人民健康的重要作用,今后也将在人类防病保健事业中占有重要地位。

三、养生学的内容与原则

(一)协调脏腑功能

机体的五脏六腑之间的功能相互影响,相互协调,如血压会影响肾脏的尿生成过程,反之,尿液的生成与排除也会影响循环血量等。在传统医学中,脏腑之间的影响被描述为"相互制约、生克制化",有生有制,它们保持一种动态平衡,以保证生命活动的正常进行。任何一个环节发生了故障,都会影响整体生命活动从而导致疾病发生。因此,脏腑功能的协调在生理上的重要意义决定了其在养生中的作用,从而成为养生的重要内容之一。

从养生角度而言,协调脏腑之间的功能可以通过一系列的养生手段和措施得以实现。其中包含两个方面:其一,强化脏腑的协同作用,增强机体新陈代谢,加强机体的活力与生命力;其二,纠正脏腑功能之间出现的偏差。若脏腑之间偶尔出现失和的情况,应及时给予调整,以纠正其偏差。例如,在饮食养生中,强调注重五味调和,不失偏颇;在精神养生中,注重情志舒畅,避免情志失调伤害五脏;在四时养生中,注重春养肝、夏养心、长夏养脾、秋养肺、冬养肾;在运动养生中,运用的八段锦、五禽戏等功法,都是遵循协调脏腑功能的原则而进行的。

(二)畅通经络运行

经络学说是中国传统医学中独有的医学理论之一,是指气血运行的通畅在人体机能中的作用。中医认为,只有在经络通畅的前提下,气血才能循环于全身;而且,只有经络通畅,才能达到阴阳协调、脏腑功能相通,从而确保新陈代谢旺盛,生命活动顺利进行。因此,经络通畅与生命活动息息相关。一旦经络阻滞,则气血运行受到阻碍,进而影响脏腑功能的协调。所以,畅通经络运行成为养生的重要内容。而且,在《素问·调经论》中有"五脏之道,皆出于经隧,以行血气,血气不和,百病乃变化而生"。

从养生角度而言,畅通经络的主要作用有两个方面:其一,活动筋骨,以求气血通畅,如八段锦、五禽戏等,就是通过动作活动筋骨,以达到气血通畅的目的,而气血脏腑调和,则身健而无病;其二,畅通任、督二脉。任脉行于腹面正中线,其脉多次与手足三阴及阴维脉交会,总任一身之阴经,被称为"阴脉之海";督脉行于背部正中,其脉多次与手足三阳经及阳维脉交会,能总督一身之阳经,被称为"阳脉之海"。《奇经八脉考》中描述:"任督二脉,此元气之所由生,真气之所由起。"因此,任督二脉相通,可促进真气运行,协调阴阳经脉,增强新陈代谢的活力。

(三)清心节欲养神

中医理论认为,精是生命活动中十分重要的物质;各种生理功能都需要神的调节,神容易被耗散,导致机体功能受损。因此,养精与养神都是养生中十分重要的内容,正如《内经》中所述:"善养生者,必宝其精,精盈则气盛,气盛则神全,神全则身健,身健则病少,神气坚强,老而益壮,皆本乎精也。"

养精包括两个方面:其一是节欲,是指男、女之间的性欲要有节制,虽然性欲是正常的生理需求,但不可放纵,要注意适度、节制;其二是保精,此处指广义的精,精由先天禀赋,后天濡养,收藏于五脏,保精是指通过保养五脏功能而达到养精、保精的目的。

养神需要静养,正如《素问·病机气宜保命集》中所描述:"神太用则劳,其藏在心,静以养之。"《素问·痹论》中也说:"静则神藏,躁则消亡。"它们的意思相同,要静心养神,强调了清静养神的养生保健意义。清静养神以清静为方法,以养神为目的,包括3个方面的内容:其一,以清静为本,无忧无虑,"静神而不用,则气可绵绵而生";其二,少思少虑,用神而有度,不过分劳耗心神;其三,保持乐观,无邪念妄想,用神而不躁动,安神定气。

(四)综合调养气息

中医理论中的养气包括两个方面:其一是保养元气,其二是调畅气机。元气充足,则生命有活力,气机通畅,则机体健康。调养气息首先要做到顺应四时变化,使阳气得到保护,不致耗伤。保养正气,则有赖于机体各系统的功能维持正常。

人是一个复杂的有机体,是一个统一的整体,无论哪一个部位发生了故障,都会影响整体的生命活动,进而影响健康。因此,养生需要从整体全局着眼,注意到生命活动的各个环节,全面考虑,综合调养。

四、学习养生需避免的误区

养生学是中华民族传统留下来的文化瑰宝,在维护健康、预防疾病中起到了重要的作用,是值得我们继续学习并发扬光大的理论体系。然而,在学习传统的养生学时,要正确地、全面地领会其理论精髓,正确地应用养生学的方法,避免误用与滥用。在学习、应用养生学时要注意:①适度的养生能增进健康,益寿延年;②养生讲求平衡,勿过量,勿过偏;③因人、因时、因地,有针对性地综合调养。

以下是需要注意避免的几个常见的养生误区。

(一)误区一:食疗能"百病皆除"

"食疗"确实是很好的中医养生方法,但是,没有哪一种方法是万能的,食疗也一样,不能成为包治百病的灵丹妙药。一定要具体问题具体解决,尤其不能讳疾忌医,以免贻误病情。

(二)误区二:"依葫芦画瓢"养生

中医的特点之一是"辨证论治",通过望、闻、问、切了解每个个体的阴阳、寒热、表里、虚实的问题,根据个体所处的年龄、季节、身体状况,使用相应的保健与治疗措施。治病强调"因证而异",养生也要"因人而异",切忌"依葫芦画瓢"。因为每个人的体质不尽相同,养生保健要注意个体差异,只有适合自己的方法才是最好的养生方法。

(三)误区三:生病了再养生

中医养生讲究调理,重点在于"治未病",强调无病防病。自认为身体健康,不需要保养身体,等生病了再治疗,这是完全错误的。

(四)误区四:似是而非的"伪科学"

中医养生学是一门古老而又新兴的学科。说它"古老",是因为它是在传统的历史文化背景下建立与发展而来,已有数千年的历史;说它"新兴",是因为随着现代科学技术的发展,人们对健康的认识也有了新的发展,并将现代的理论知识应用于健康维护中。但是,我们在学习过程中,要注意传统的理论体系与现代的西方医学体系有差异,表达的方式也不同。因此,在学习的过程中,要认真掌握其内涵与本质,不能被某些似是而非的表达带入"伪科学"的陷阱中。人们经常通过一些非专业的途径获得一些"伪科学"的养生指导,如"水是生命之源,专家推荐每天喝八杯水,这样才能够补充身体中的水分"，如前所述，机体处于不同状态下时水代谢是不一样的，过多地摄入水对机体也会带来负面影响。所以，从"水是生命之源"这个基本概念演变出的"每天喝八杯水"的解读是不严谨、不科学的。

综上所述，传统的养生学是以中华民族文化为主体背景所形成的一套以指导人们促进身心健康为目的的独特的学科，在学习的过程中不仅要把古人养生的宝贵遗产很好地继承下来，还应在实践中运用现代科学知识与方法进一步发展中医养生学。若想了解中医养生学更系统、更深入的理论知识，可阅读由专业中医师编撰的教材与著作。

第二节　健身运动

一、运动养生

（一）运动养生的概念

运动养生是指用活动身体的方式实现维护健康、增强体质、延长寿命、延缓衰老的养生方法。其中，运动是形式，养生是目的。形式灵活多样，且可以自创，只要能够达到健身的目的即可。然而，传统养生学中所说的运动养生是指运用传统的体育运动方式进行锻炼，以活动筋骨，调节气息，静心宁神，畅达经络，疏通气血，调和脏腑，从而达到增强体质、益寿延年的目的。这种养生方法又称为传统健身术。其中的运动形式，往往指那些经典的、被广大群众所接受与喜爱的活动形式，而且，这些活动往往有相对固定的套路，活动过程中的一招一式都有定式，能对机体产生相对确定的影响。

（二）运动养生的机制

在传统医学理论中，精、气、神是与人体生命息息相关的"三宝"，因此传统运动养生的核心是通过躯体的运动调节人体的精、气、神。调节意识以养神；以意识引导呼吸以练气；以气行推动血运；以气导形，通过形体、筋骨关节的运动促进经脉畅通，改善机体功能，由此提升机体健康水平，保持旺盛的生命力。

从现代的生理学角度进行描述，即经常而适度地进行体育锻炼可促进机体的以下功能：

（1）增强肌肉关节的灵活度，使人的动作更加灵活轻巧，反应敏捷、迅速，充满活力。

（2）促进血液循环,改善神经系统的代谢环境,促进神经系统的功能,大脑的功能得到改善,从而有助于保持旺盛的精力、稳定的情绪、健康的心理。

（3）促进心脏的功能,心脏收缩力加强,促进血液循环,改善各器官的微循环以及末梢循环,并增强肺循环,加强肺的气体交换功能。

（4）增强胸廓肌、膈肌、腹肌的力量,改善呼吸功能,促进胃肠蠕动,有利于消化吸收。

（5）促进机体内脏器官的血液循环,有利于改善内脏各器官的代谢环境,提高各器官的生理功能。

（6）提高机体的免疫机能及内分泌功能,使机体生命力更加旺盛。

（三）运动养生的形式

传统的养生运动形式多样,种类繁多,包括:

（1）形成民俗的健身方法,如运动量较小的、较轻松和缓的散步、郊游、荡秋千、放风筝、踢毽子、保健球等;运动量适中的跳绳、跑步、射箭等。这些主要是在娱乐中进行的趣味性较强的运动,简便易行,形式多样,是民间喜闻乐见的健身方式。

（2）带有竞技性质的锻炼方法,如拔河、摔跤、赛马、跷板、走高跷、舞龙灯、跑旱船以及各种各样的舞蹈等。

（3）一招一式的锻炼方法。

（4）自成套路的健身方法。

不同地区的人们在不同的季节会有不同的偏好。这些运动不仅能起到强身健体的作用,还丰富了民众的生活。

另有一类运动健身方法是在一定的理论指导之下,有目的,有具体要求,需要经过学习和训练才能掌握的健身法。由于这些运动由一系列的、有明确意图的、连续的动作构成,在这些运动中,人体各部分能得到较为全面、系统的锻炼,因此它们成为传统运动养生法中较高层次的、经典的健身运动。这些健身功法大多源于道家和佛家,由于它们的一招一式都有一定的理论指导,在世代相传中又不断得到充实和发展,因此逐渐形成了不同的流派。其中,佛家健身术源于禅定修心,为保证"坐禅"的顺利进行,便采取了一些手段,以活动筋骨、疏通血脉,由此逐渐形成了佛家的健身功法,具有代表性的运动有达摩易筋经、天竺国按摩法、罗汉十八手、心意拳、少林拳等中国武术;道家健身术的理论源于老子、庄子,主张以养气为主,以提高生命能力,提出了"导引""养形",强调了练气以养生的观点,代表性的运动有华佗的"五禽戏"、马王堆出土的"导引图"、太极拳、八段锦等。

二、全民健身运动

（一）全民健身运动及其意义

"没有全民健身就没有全民健康，没有全民健康就没有全面小康。"这个理念已经深入人心，开展全民健身已经上升为国家战略。而全民健身运动受到人民大众的欢迎，是因为其能够促进民众个体的身体健康，能够促进社会发展。

1. 全民健身运动促进个体身体健康

既然运动可以促进身体健康水平的提升，那么何乐而不为呢？人们常说身体好是革命的本钱。在国家发展日新月异、国民生活水平越来越高的时代背景下，国民对健康的意识也越来越高，对健身热情高涨。全民健身的时代对我们每个人都有很重大的意义。设想一下，没有一个健康的身体，如何能愉快地学习与工作？如何能享受日益提升的幸福生活？更别说为社会做出贡献了。

另外，随着当今社会的发展，国民越来越富裕，吃穿用度的水平也越来越高，生活越来越便利，与之相伴而来的是人们的肚皮鼓了起来，血糖、血压、血脂高了起来，高血糖、冠心病、癌症等也多了起来，使个人和家庭深受疾病痛苦和钱财散尽的折磨。可以想象，若一个家庭里出现了一个患者，整个家庭的生活水平就会被拉低，生活的幸福感就会降低。因此，运动健身已经成为社会的需要，成为人们享受美好生活的需要。

国家的快速发展需要我们的共同努力，需要我们每个人保持良好的健康水平。因此，通过全民健身运动来提升每个人的健康水平具有重要的现实意义。

2. 全民健身运动促进社会发展

个人与家庭是社会的细胞，个人的健康水平提升也会促进社会的发展。全民健身也是社会事业的重要构成部分，能够对推动国民经济发展和促进社会进步做出贡献，具体体现在：①促进经济发展——全民健身运动推进相关体育产业的发展，如北京冬奥会推广了滑雪运动，全国各地建立滑雪场，全国人民的娱乐生活水平得到提高；②提升社会功能——全民健身活动的成果在社会活动中得到体现，如广场舞的推广促进了老人们的身体健康，降低发病率，使社会与家庭投入医疗方面的经济支出减少，家庭可以有更多的费用改善生活，提升生活品质与幸福感。若人们的身心健康，就业机会增加，不良情绪给社会带来的负面影响就会减少。因此，通过全民健身运动可以有效地促进社会的发展与进步。

在中华人民共和国成立之初，开国领袖毛泽东于 1952 年 6 月 10 日为中华全国体育总会成立大会题写了"发展体育运动，增强人民体质"12 个大字。毛主席题词的目的是增强人民体质,体现了共产党为人民服务、为人民群众谋利益的最高宗旨,也指明了新中国体育事业的根本目的和发展方向,转变了人们"体育不过是打打球、玩一玩"的肤浅认识,极大地激发了人民群众发展体育运动的积极性和主动性,推动了我国体育运动的发展。体育总局也推出了广播体操,全国人民都在学习与工作的间隙跟着广播做体操,全民健身已经成为人们日常生活中的一部分。人民健康水平日益提高,人们的平均寿命也显著增加。

党的十八大以来,中共中央总书记、国家主席、中央军委主席习近平高度关心和重视体育事业,始终从中华民族伟大复兴和人民群众对美好生活向往的高度引领体育事业健康有序地发展。习近平指出:"体育承载着国家强盛、民族振兴的梦想。""体育是社会发展和人类进步的重要标志,是综合国力和社会文明程度的重要体现。""建设体育大国和体育强国,是中国人民实现'两个一百年'奋斗目标的重要组成部分。""加快建设体育强国,就要把握体育强国梦与中国梦息息相关的定位,把体育事业融入实现'两个一百年'奋斗目标大格局中去谋划,深化体育改革,更新体育理念,推动群众体育、竞技体育、体育产业协调发展。"党的十八大以来,习近平亲自谋划和推动全民健身事业,把全民健身作为全面建成小康社会的重要组成部分,更好地发挥全民健身在实现中华民族伟大复兴中的积极作用。

(二)全民健身运动的措施

1949 年中华人民共和国成立之后,民众体育运动受到政府高度重视并全面开展起来。

1995 年 6 月,国务院颁布《全民健身计划纲要》;同年 8 月,全国人民代表大会常委会通过《中华人民共和国体育法》。此后,又有一系列法规和规章相继出台,群众体育和全民健身运动得以沿着健康的轨迹发展。旨在全面提高国民体质和健康水平的"全民健身计划",以青少年和儿童为重点,倡导全民做到每天参加一次以上的体育健身活动,学会两种以上的健身方法,每年进行一次体质测定。为推动全民健身运动,国家体育总局采取多项措施,期望锻炼身体成为更多人的自觉行动与日常习惯。包括每年一次的"全民健身宣传周"活动在内的一系列有效措施,使"全民健身计划"得以迅速开展,群众的体育健身意识逐渐增强,体育活动普及程度显著提高。

1994 年开始,国家体育主管部门实施《社会体育指导员等级制度》,各级社会体育指导员达 20 余万名,建立并逐步完善国民体质测定系统,加强国民体质检测和科学指导,群众体育科学化水平已有明显提高。

近年来,国家体育总局在各阶段针对全民健身运动颁布了一系列政策与条例(表

11-2-1),指导人们进行健身活动,取得了良好的成效。

表 11-2-1　关于全民健身的政策与条例

序号	标题	发文字号	成文日期	发布日期
1	国务院关于印发全民健身计划(2021—2025 年)的通知	国发〔2021〕11 号	2021 年07 月 18 日	2021 年08 月 03 日
2	国务院办公厅关于加强全民健身场地设施建设发展群众体育的意见	国办发〔2020〕36 号	2020 年09 月 30 日	2020 年10 月 10 日
3	国务院办公厅关于促进全民健身和体育消费推动体育产业高质量发展的意见	国办发〔2019〕43 号	2019 年09 月 04 日	2019 年09 月 17 日
4	国务院办公厅关于加快发展健身休闲产业的指导意见	国办发〔2016〕77 号	2016 年10 月 25 日	2016 年10 月 28 日
5	国务院关于印发全民健身计划(2016—2020 年)的通知	国发〔2016〕37 号	2016 年06 月 15 日	2016 年06 月 23 日
6	国务院关于印发全民健身计划(2011—2015 年)的通知	国发〔2011〕5 号	2011 年02 月 15 日	2011 年02 月 24 日
7	国务院办公厅转发国家体育总局民政部公安部关于加强健身气功活动管理有关问题意见的通知	国办发〔1999〕77 号	1999 年08 月 29 日	2010 年12 月 29 日
8	全民健身条例	国令第 560 号	2009 年08 月 30 日	2009 年09 月 04 日

最近的《全民健身计划(2021—2025 年)》体现了以习近平新时代中国特色社会主义思想为指导,贯彻落实党的十九大和十九届二中、三中、四中、五中全会精神,坚持以人民为中心,坚持新发展理念,深入实施健康中国战略和全民健身国家战略,加快体育强国建设,构建更高水平的全民健身公共服务体系,充分发挥全民健身在提高人民健康水平、促进人的全面发展、推动经济社会发展、展示国家文化软实力等方面的综合价值与多元功能。

与之前的全民健身计划相比,《全民健身计划(2021—2025 年)》制定了 15 项新政策举措。

1. 在健身设施方面

(1)推进国家步道体系和体育公园建设。

(2)推进"2511"健身设施建设,即新建或改扩建 2000 个以上体育公园、全民健身中心等健身设施,补齐 5000 个以上乡镇(街道)全民健身场地器材,配建一批群众滑冰场,数字化升级改造 1000 个以上公共体育场馆,推进智慧健身设施建设。

(3)开展公共体育场馆开放服务提升行动。

2. 在健身赛事活动方面

(1)举办全国全民健身大会、全国社区运动会。

(2)以北京冬奥会为契机巩固拓展"三亿人参与冰雪运动"成果。

(3)大力发展"三大球"运动,推动县域足球运动开展。

3. 在健身指导方面

(1)开设线上科学健身大讲堂,征集推广体育科普作品。

(2)支持全国性单项体育协会制定面向大众的运动水平等级标准及评定体系。

(3)深化社会体育指导员管理制度改革,实施注册制,降低准入门槛,扩大队伍规模,提升指导服务率和科学健身指导水平。

4. 在体育社会组织方面

(1)对队伍稳定、组织活跃、专业素养高的"三大球"、乒乓球、羽毛球、骑行、跑步等自发性全民健身社会组织给予场地、教练、培训、等级评定等支持。

(2)将运动项目的推广普及作为单项体育协会的主要评价指标。

5. 在营造社会氛围方面

探索建立全国统一的"运动银行"制度和个人运动码,开发标准统一的科学运动积分体系。

6. 在全民健身安全保障方面

(1)对各类健身设施的安全运行加强监管,建立全民健身赛事活动安全防范、应急保障机制。

(2)建立户外运动安全分级管控体系。

7. 在全民健身智慧化服务方面

建立国家全民健身信息服务平台和公共体育设施电子地图,推动省、市两级结合实际建立本级全民健身信息服务平台,丰富线上健身设施查询预定、体育培训报名、健身指导等服务。

总之,没有全民健身就没有全民健康,没有全民健康就没有全面小康。推进全民健身运动需要大家的共同努力,做健康的中国人,实现美好的中国梦。

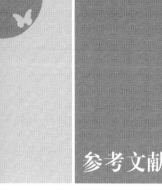

参考文献

[1]白剑峰.把人民健康放在优先发展战略地位(奋进新征程 建功新时代·伟大变革)[N].人民日报,2022-06-20.

[2]中华人民共和国中央人民政府.中共中央 国务院印发《"健康中国2030"规划纲要》[EB/OL].(2016-10-25).http://www.gov.cn/gongbao/content/2016/content_5133024.htm.

[3]健康中国行动推进委员会.健康中国行动(2019—2030年)[EB/OL].(2019-07-15).http://www.gov.cn/xinwen/2019-07/15/content_5409694.htm.

[4]叶本兰,明海霞.生理学[M].北京:中国医药科技出版社,2016.

[5]叶本兰,王焱,王挹青,等.循环系统[M].厦门:厦门大学出版社,2019.

[6]朱妙章,叶本兰,等.心血管生理学基础与临床[M].2版.北京:高等教育出版社,2011.

[7]JOHN E H. Guyton and Hall Textbook of Medical Physiology[M].13th edition. St Louis:Elsevier,2016.

[8]中华中医药学会.亚健康中医临床指南[M].北京:中国中医药出版社,2006.

[9]张湖德,王铁民,曹启富.黄帝内经[M].北京:中国科学技术出版社,2018.

[10]韦恩·韦登.心理学导论[M].9版.高定国,译.北京:机械工业出版社,2016.